# 核心崩解

THE CENTER CANNOT HOLD

MY JOURNEY THROUGH MADNESS

ELYN R. SAKS

艾倫・薩克斯——著
黃致豪——譯

一位教授

與思覺失調症奮戰並共存的人生

目次

獻給

威爾與史蒂夫

生命，即是心智的活動。

——亞里斯多德，《形上學》

# 序曲

時間是週五晚上十點。我正跟兩個同學坐在耶魯法學院圖書館裡。身處此地，他們並不算開心——畢竟已經是週末了，本來多的是其他有趣事情可做。不過，我已下定決心要開小組會議。我們有一份備忘錄作業；非做不可，非完成不可，非生出來不可，非……等等。等一下。我宣布：「備忘錄，就是探視權；它們提出了某些觀點，但真正的重點在你們身上。你們有殺過人嗎？」

我的小組夥伴看著我的樣子，就如同他們——或我——被當頭淋了一盆冰水。「你在說笑，對吧？」其中一個問我。「艾倫，你在講什麼？」另一個問。

「喔，老樣子。天堂啊，地獄啦。誰等於什麼，什麼等於誰。嘿！」我說，一邊從椅子上跳起來。「我們上屋頂去！」

我幾乎是直衝向最近的大窗，爬出去，然後向外爬往屋頂。過了片刻，我那些不情願的共犯夥伴跟上來了。「這才是真正的我！」我大聲宣布，雙手在頭上揮舞。「來佛羅里達的檸檬樹！來佛羅里達的陽光灌木！那裡出產檸檬；那裡有惡魔。嘿，你們怎麼回事？」

「你嚇到我了。」其中一人脫口而出。過了一陣不太確定該作何反應的時刻後，另一人說：「我要回裡面去了。」他們兩人看來都頗受驚嚇。是看到鬼還是什麼了嗎？嘿，等一下——他們正在爬窗回屋內去。

「你們進去幹嘛？」我問道。可是他們都已經進室內了，只剩我一人。幾分鐘後，雖然不太情願，我也爬窗回去。

等我們再次圍坐在桌邊，我小心翼翼地將我的書疊成一座小山，然後把我的筆記活頁重新排序。然後再排一次。我知道問題在哪了，但是我不知道如何解決。這很令人擔憂。「我不知道你們是不是跟我一樣有過這種經驗，字詞在紙上到處亂跳，」我說。「我覺得有人滲透到我這份案例裡面。說到案例，我們一定要去踩點偵察一下，打通關節。關節對我來說完全信不得。不過它們確實能讓你的身體不會四分五裂。[1]」我從紙堆中抬起頭來，正好對上兩個同學盯著我看的目光。「我……我得先走，」其中一個說。「我也是，」另一個說。他們速速收拾東西準備離開，一邊含糊其詞地承諾會回頭再找我一起進行備忘錄作業，看起來挺緊張的。

我就此遁入眼前的這堆紙山中，坐在地板上跟自己說話，直到午夜都過了良久。身旁愈來愈安靜，燈也漸漸關了。由於害怕自己被反鎖在內，我終於起身，小碎步跑出幽暗的圖書館，一路在光影間躲躲藏藏，生怕被保全發現。外面一片漆黑。我不喜歡走回宿舍那種感覺。反正回去我還是睡不著。我的腦內充斥著各種聲音，太多了。太多的檸檬，法律備忘錄，以及我必須負起責任的、那些未來會發生的大屠殺事件。我得工作。我沒辦法工作。我連思考都沒辦法。

次日，我在一片恐慌之中衝去找M教授，求他展延作業繳交期限。「那些備忘錄的案例素材都被滲透了，」我跟他說。「這些素材到處跳來跳去。跳遠曾經是我拿手項目。因為我高。我掉下來。

大家把東西放進去，然後都說是我的問題。我曾經是上帝，只是後來被貶入凡間了。」我開始唱我的小小佛羅里達果汁廣告歌，在教授研究室裡旋轉；我的雙臂如同鳥翅一般開展。

M教授抬頭看我。他臉上的表情難以解讀。他也怕我嗎？我可以相信他嗎？「我有點擔心你，艾倫。」他說。他是說真的嗎？「我現在還有點工作要忙，之後，你要不要過來跟我還有我家人共進晚餐？你覺得你可以嗎？」

「當然好！」我說。「等到你準備好可以走，我就在屋頂那邊！」他就這樣看我再次往外爬上屋頂。這地方看起來正是我的歸宿之地。我發現幾公尺長的鬆脫電話線，就拿它為自己做了一條有型的腰帶。然後我看到一根很棒的長釘，十五公分左右吧，又順手把它放進口袋裡。你永遠不知道何時需要保護自己。

想當然，在M教授家的晚餐進行得不太順利。細節太瑣碎了，你大概只要知道：三小時後我進了耶魯紐海芬醫院急診室，把我的電話線腰帶交給看起來很和善的工作人員（他說他覺得腰帶超美），這樣就夠了。不過，釘子不行，我絕不會把這麼特別的釘子交出去。我把手放在口袋裡面，緊緊用手指環握著釘子。「有人想謀害我，」我向他解釋。「他們今天已經殺我好多次了。小心，這也可能擴散到你身上。」他就只點點頭。

醫生進來時，他還帶了備援人力——另一位工作人員，這個人就沒那麼和善了，他既不好言相

1 作者最初說到案例（case），接著說起踩點偵查、打通關節（case the joint），順勢開啟了關節（joint）的話題，可看出作者雖將同樣的字詞連著說下去，但句子之間沒有關聯。——編注

勸，也不願讓我保留釘子。他硬掰開我的手指拿走釘子時，我也完了。幾秒之後，醫生與他的整個急診團隊衝進來抓住我，把我從椅子上抬起，用力摔在臨近的病床上，力道之大讓我眼冒金星。然後他們用厚厚的皮帶把我的雙手雙腳綁在金屬床上。

我身上竄出一種我從未聽過的聲音——半呻吟，半尖叫，幾乎不像人，飽含恐懼。接著那聲音再次從我身上竄出，似乎是從我的肚腹深處某一點奮力衝出來的，直接刮磨著我的喉嚨。過了一段時間後，我因為咬牙拒飲某種有苦味的液體而不斷嗆到，但終究沒有成功。他們逼我吞下去了。他們逼我。

我汗流浹背地經歷這場噩夢，這也已經不是第一家我待過的醫院了。但這次是有史以來最糟的狀況。我整個人被綁在床上，完全不能動彈，被灌了藥。我可以感覺到自己在緩緩地溶解消逝。我終究還是無力的。喔，你看看，門的另一側，從窗戶探頭探腦看我的，那是誰？那個人是真的嗎？我就像是一隻螻蟻，被針穿刺而過，在某人正考慮要把我的頭擰下來時無助地掙扎著。

有人正在監看我的一舉一動。不是人，有**東西**，在監視我。它等這一刻到來已經等了許多年，它不斷嘲弄我，把未來事件的景象傳送給我。之前，我總是可以設法回擊，把它往後推，直到它退後——不是完全退去，但已經退了大部分，退到像是我眼角一個微不足道的惡意小汙點一般，靜靜戍守在我目光所及的角落裡。

可是，現在，我的手腳都被綁在金屬床上，我的意識逐漸坍塌成一團爛泥，也沒有人會注意到我不斷試著提出的警告；反正，已經沒什麼可以做的了。我已經無能為力。**接下來的日子，將會野火四起，數以百計甚至千計的人們會曝屍街頭。這一切——一切的一切——都是我的錯。**

# 1

我還是個小女孩時，幾乎每天睡醒睜眼所見就是一片晴朗藍天，以及來自鄰近大西洋的藍綠色海浪。那是五〇到六〇年代初期的邁阿密——當時還沒有迪士尼樂園，南灘裝飾藝術區（Deco）也尚未重建風華；當時，所謂古巴「入侵」，也不過就是幾百個驚慌的難民利用舢舨小船偷渡而來，而不是驚天動地的文化轉變。在大多數狀況下，邁阿密不過是讓紐約客在冬天逃來避寒之處，是我來自東岸的雙親在二戰後各自遷居之地，也是我母親上大學第一天與我父親相遇之處，就在堅斯維爾（Gainesville）的佛羅里達大學。

每個家庭都有自己的傳說，那些有如護身符的傳家故事將我們編織在一起，無論是夫妻，親子，或手足。族裔淵源、最愛的食物、藏在閣樓上的木箱或剪貼簿，或是某次祖母講了什麼，抑或是弗雷德叔叔[2]何時當兵上前線、回來時又如何……對我的兄弟們與我來說，我們被講述的第一個故事，就是我的雙親如何一見鐘情。

我的父親高大，聰明，努力保持身材精實。我的母親也高挑，也聰慧美麗，有著一頭深色捲髮，

2 弗雷德叔叔（Uncle Fred），流行於一九三五至六一年間的喜劇虛構人物，關於他的故事曾改編為多齣電視劇與廣播劇。——編注

性格外向。他們相遇後不久，我父親便進入法學院就讀，而且表現傑出。他們隨後結婚並生了三個小孩：我，我大弟華倫（小我一歲半），還有小弟凱文（小我五歲）。

我們住在北邁阿密市郊一棟低層住宅，周遭圍著籬笆，庭院中有金桔、芒果樹和朱槿。我們也養過幾隻狗。第一隻狗老是把我們的鞋叼去埋起來，第二隻則是會騷擾鄰居。直到第三隻，一隻小胖胖名字叫「魯迪」的臘腸犬，終於得以留下成為家庭一員；到我上大學時，牠還在我父母身邊。

在我跟弟弟的成長過程中，我父母曾經制定一條週末的規定：週六，是專屬他們倆的時間（不管是兩人獨處、出門與朋友共度，或者去當地的夜店用餐跳舞）。週日，則專屬孩子們所有。那段時間，一天的序幕往往是以全家在爸媽的大床上疊成一堆、推擠搔癢笑鬧開始。然後，大家可能會前往葛雷諾斯公園（Greynolds Park）或大沼澤地國家公園（Everglades），要不就去邁阿密動物園或溜直排輪。我們也很常去海灘。我父親熱愛運動，也負責帶我們進行當日的活動。十二歲時，我們家搬進了更大的房子，它有個游泳池，全家會一起在那裡玩樂。有時，我們會搭水上摩托艇去滑水，然後在離岸不遠處的一個小島上共進午餐。

我們幾乎都窩在一起看電視——《摩登原始人》（*the Flintstones*）啦，《傑森一家》（*the Jetsons*）啦，《天才小麻煩》（*Leave It to Beaver*）啦，《曠野奇俠》（*Rawhide*）啦，還有一堆西部牛仔劇。週日晚上則是看《蘇利文劇場》（*Ed Sullivan*）及迪士尼秀。《梅森探案》（*Perry Mason*）開始重播時，我每天放學都準時收看，看梅森[3]律師一面替人辯護，一面設法解決劇中犯罪事件，我深感折服。我們全家也會一起窩在客廳裡，邊收看《週末夜現場》（*Saturday Night Live*），邊吃著奧利奧餅乾與洋芋片，直到爸媽以健康之名要我們改吃水果、優格，與沙拉為止。

無論何時，音樂總會在家中各處迴盪。我父親尤其是個爵士樂迷，他曾向我們解釋，在他年輕時公開承認自己對爵士樂的熱愛，是一件何等叛逆之舉。我自己的唱片收藏則與華倫有不少重複之處，像是披頭四，克勞斯比、史提爾斯與納許（Crosby, Stills & Nash），珍妮絲・賈普林（Janis Joplin）等。我跟他在音樂品味這方面可以用頑童合唱團（Monkees）作為分水嶺（我愛這樂團，他則完全無法接受）；他也會毫不留情地嘲笑我臥室牆上的彼得・努恩（Peter Noon；出身自赫爾曼隱士樂團 Herman's Hermits）海報。

在電影方面，我父母則試著根據適合度來做分級監管：他們覺得讓我看《歡樂滿人間》（*Mary Poppins*）還有《真善美》沒問題，不過若想看部〇〇七電影（我不記得是哪部，只記得由史恩・康納萊主演），則不啻是在我和父親之間開啟一場生死戰。畢竟當時我未滿十七歲，而龐德總手持馬丁尼，女友身穿三點式泳裝晃來晃去，這對我父親來說已經太超過了。

高中時期有陣子，我在一家本地電影院的餐飲吧打工（「要不要來杯可樂呢？」），這代表我可以看所有我想看的電影，其中許多還看了不只一次。單單《比利・傑克》（*Billy Jack*）這部片，我大概就看了不下二十幾次。不過，沒多久我就確定驚悚或緊張元素太多的電影不會是我喜愛的類型，至於恐怖片則是確定出局。當年克林・伊斯威特那部《迷霧追魂》（*Play Misty for Me*）的瘋狂女跟蹤狂，

3 派瑞・梅森（Perry Mason），知名小說與改編影集《梅森探案》中的主角。是美國偵探小說中最著名的律師偵探，往往透過調查，最終在庭審階段出其不意、反敗為勝。——譯注

就把我嚇得半死，長達數週驚魂未定。後來有次電影院經理在晚上打烊後被搶，我父母也就順理成章要我辭去這個工作。

我跟大弟華倫之間充滿精力旺盛的手足之爭，這我倒是承認。身為長姊，我盡力保持領先地位，努力試著在弟弟還不懂的領域表現傑出。我首先學會騎腳踏車，一旦華倫也開始騎車，我就騎得更快、更遠。我先學會滑水，然後怎麼滑就是要比弟弟激烈。我拿好成績，而且非讓華倫知道不可，從之後他就會一樣拚命取得好成績。父親不是那種輕易開口誇人的類型（他覺得誇人會招天忌），從不開口講別人的好處。不過，母親就不一樣了，因此我和華倫都在競爭，希望贏得母親更多關注。

至於小弟凱文，由於我跟他歲數相差夠多，以至於有很長一段時間我總把他看作**我的**小孩。對此我最早也最清晰的記憶之一，就是他開始會爬的時候，還有看著他自己設法從一處移動到另一處時，我有多麼開心。也不完全是因為凱文在我們三人中年紀最小，事實上他的本性也更和善可親、更好相處，而且比起相互競爭，他更有興趣的是跟我們玩在一起。

作為還算遵守猶太教律的一家，我們也會去猶太教聖殿以及過崇聖日[4]。我們幾個小孩被送去上希伯來文學校，家裡也照猶太教習俗為我們舉行女性與男性成人禮（Bat and Bar Mitzvah）。雖然從未有人直接挑明了說，不過我漸漸從生活中認識到：在許多場合與狀況下，猶太人不太受歡迎；因此身為猶太人，就必須設法兼顧審慎低調與受人敬重，才能在生活中取得成功。我們家並未奉行猶太潔食（Kosher）戒律（但我的祖父母有），在有關我父母的傳說中，有另一則是這樣：我母親的原生家庭根本從未守過猶太潔食戒律，並不真的清楚戒律內容，但在我父親初次帶她見父母的當晚，為了讓未來的公婆留下嚴守戒律的好印象，母親竟誤打誤撞地點了龍蝦。[5]

如此說來，從表面上看，我們的家庭生活似乎相當愉快——就像是以諾曼．洛克威爾[6]插畫為雜誌封面的風格，或像五〇年代的情境喜劇。事實上，我母親正是那種在今時今日會被稱為家庭主婦的媽媽類型。每當我們放學回家，她總在家迎接我們，並確保我們有點心可吃。直到今日，冷麥片仍舊是撫慰我心的療癒食物。我們家永遠是一起進餐，雖然我母親並不很常下廚（多半是管家，而我父親及時接手這份工作——他手藝好極了），但糕點櫥裡總有蛋糕（有些是店裡買的），冰箱裡總有新鮮水果，衣櫃中也總有乾淨衣物。

不過，在令人愉悅的表象下，實際狀況稍微來得複雜些，家務事總是如此，難以避免。就像所有父母，我的雙親也各有其優缺點。他們兩人極為親近；事實上他們非常享受彼此的陪伴，遠超過其他人——意思是，有時候孩子們也在「其他人」之列。以許多五〇年代夫婦的風格而言，他們兩個看起來根本就是連體嬰。我母親在公眾場合總是與父親肢體上非常親暱，父親比較不會如此親熱，但也絕不會表現出拒絕或失禮的樣子。這看來就很明顯了：他才是一家之主。對我母親來說，

4 崇聖日（High Holy Days），指的是猶太信仰當中最重要的節日，一般以狹義而言則是指新年與贖罪日（Yom Kippur）。——譯注

5 依據舊約聖經《利未記》所衍生的猶太潔食戒律，原則上可以拿來作為肉食用途的潔淨動物，多限於特定的肉類（可反芻並腳趾分蹄的動物），禽類（已經馴化的家禽），與魚類（須有鱗有鰭）。龍蝦自然不在此列。——譯注

6 諾曼．洛克威爾（Norman Rockwell, 1894-1978），美國畫家，作品大多刊登於《星期六晚郵報》，他的風格傳達出濃厚的美國價值觀，奠定了大眾對「理想美國」的形象。——編注

永遠是一句話：「親愛的，照你的意思。」——一如她自己的母親。雖然她後來在跟父親共創的古董生意中扮演核心角色，不過，就算她當年上大學時有什麼具體的事業心，我也永遠不知道那是什麼。不管怎麼說，他們倆的互動模式在後來那些年都沒什麼改變。最近，我母親甚至宣布她決定放棄自己的政治立場，藉此與父親的立場一致。

就我父親而言，雖然他有種近乎低級的幽默感，不過在自身的意見與反應方面，他倒可能相當絕對。此外，當他與別人互動時，也總帶幾分疑心，尤其是事涉金錢時。就這點而言，其實他跟祖父也沒有兩樣。

我父母對於宗教或種族偏見的厭惡都相當直言不諱。舉例來說，小孩想講什麼髒話都可以，但如果口出種族或族裔相關的惡言，那就是絕對紅線。以當年邁阿密給人印象之落後（我父親常說這地方有一切大都市的缺點，但優勢全無），市內非裔美人與古巴移民之間關係之緊繃，還有七〇年代的那些暴動（我家的非裔管家就曾在這段時期遭警方騷擾），在在都讓我們見識到：就算是自身熟悉的鄉里，也可能因為偏見誤解的影響而變得暴力、難以預期。

不論他們（或小孩）有什麼不是，在我兒少時代總不缺來自父母的「我愛你」，至今也從沒少過。他們依然公開對我們表達親暱，甚至連我的友伴都難免領教到愛屋及烏式的親吻與擁抱。我父母從不會以殘酷或懲罰性的手段管教我們，體罰更是從來沒有。他們所做的，不過是讓我們從年幼起就明白，他們對我們的言行舉止抱著高標準期待，一旦未能達標，他們就會盡快糾正，讓我們重回標準之上。

在物質面，我們從不虞匱乏。我家堪稱是堅實的中產階級，隨著時間流逝，情況也只是變得愈來愈好。我父親的法律業務主要是針對不動產、土地，以及一些個人與遺產的財務規劃，這些業務也隨邁阿密的擴張而成長。我十三歲時，我父母在離家約五分鐘距離之處開了一家小小的古董藏物店。這個小生意後來的業績也蒸蒸日上，於是他們開始蒐藏買賣來自歐洲的古物，這代表每年要去法國兩三趟，以及要在紐約市花上不少時間。

換句話說，我家從來毋需擔憂缺乏良屋美食，或者年度家庭假期該往何處去。我們家的孩子上大學是預期中事，由雙親負擔教育費用也是理所當然。我的父母慈愛、勤勞，（無論對自己或孩子）都抱著穩健的期待，而且大多數時候也相當善良。從心理學文獻中借個詞彙來形容：他們已經「夠好」了。他們把三名子女教養成正派的人，無論在那年代或任何年代，皆非易事。我的兩個弟弟長大後都出類拔萃：華倫在華爾街擔任交易員，凱文則是在邁阿密擔任土木工程師。他們二人在各自崗位上都頗有成就，與妻兒之間也都深愛彼此。至於我勤奮工作的志趣以及成功對我的強大驅動力，我自己清楚，可以直接追溯到我的雙親身上。

簡而言之，他們賦予我也教會我如何把自身才情與長處發揮到極致。同時，他們也給我生存所需的一切（雖然當時我無法預見或理解這件事對我的人生會有多重要）。

八歲時，我突然萌生一種渴求：我需要用不同於父母所希望的方法做事。於是乎，我就此發展出，怎麼說呢，一些小小的怪癖。舉例來說，有時候，除非我所有鞋子都在衣櫃內（或在床邊）整齊排好，否則我就不能從房間出來。有些晚上，除非書架上的書都整整齊齊，否則我不能關掉寢室燈。又或者有時候，在洗手時，我一定要洗兩次或三次。不過以上這些都不會影響到我日常生活的正軌——該上學就上學，該吃飯就吃飯，該出去玩就出去玩。只是，這一切都有賴預作準備，一種特殊的……預防措施。因為這些事是非做不可的，沒別的理由，就是這樣。只是，這樣的狀況也相當考驗我身邊人的耐性，無論他／她是站在房門或浴室外等我。「艾倫，快點，我們要遲到了！」要不就是「你快趕不上公車了！」或者「你不是四十分鐘前就已經上床了嗎！」

「我知道，我知道，」我回答，「可是我只是需要把這做完，然後就沒問題了。」

在這些小小怪癖變成我生活的一部分後，不久，充滿驚懼的夜晚也加入了生活，即使不管我如何預作準備、如何整理整頓，驚懼照常襲來。未必每一晚都是如此，可是頻率已經高到足以讓我不喜歡睡覺。一旦燈光關掉，房內突然一片黑暗，這讓我幾乎難以忍受。哪怕我還是可以聽到樓下父母的聲音（如果我能忽略自己如雷的心跳聲），哪怕我一直記得父親身形高大強壯，而且無所畏懼，都沒有用。我就是知道窗外有人正在靜靜等待正確的時機，等待大家都進入夢鄉那一刻，無人留心的那一刻。**窗外那個人會不會突然進來？他會做什麼？是不是會殺了我們全家？**

在這種狀況出現三、四個夜晚之後，我終於鼓起剩下（不知道能不能算）的勇氣去跟母親說這件事。「我覺得有人一直在我房間窗外，」我的聲音微弱而顫抖。「就在院子那邊。那個人在等你跟爹地晚上入睡，然後想要進來，想要害我們。媽咪你要想辦法叫人把那個人趕走。你覺得我們應該叫警察嗎？」

她面容的溫柔表情是如此慈和，以至於我很難直視她的目光。「喔，寶寶貝女兒（她對我的暱稱）——外面沒人啊，樹叢裡面沒有人。沒人會來害我們的。只是你的想像而已。唔，或許我們不該在你睡前講太多故事。還是我們太晚吃晚餐了，讓肚肚不舒服影響到你心理？現在先別想太多囉。」就她的立場而言，這件事大概就這樣告一段落。

我試著相信她，真的。我也趁著只有我跟華倫單獨在家時，向他坦承我的恐懼；我們盡力試著讓彼此安心——我們會一起鼓起僅存的勇氣，到前門外去看看到底是不是真的有人站在那裡。當然，結果空無一人。問題是，我的憂懼並未因此離我而去；也因此，很長一段時間以來，入睡就像是緩緩沉入無助之中。我每晚都在與這種感覺對抗，把頭埋在毯子下，直到最後，讓精疲力竭以及發育中的疲憊身軀將我拖入深淵。

那時我七歲吧，還是八歲，站在我們舒適家中雜亂無章的客廳裡，往外看去，眼底盡是一片晴朗。

「爸，我們可以去外面池畔小亭，下水游泳嗎？」

他突然對我發火。「就跟你說我有事要忙，艾倫，反正等一下可能會下雨啊。同樣的事我到底要跟你講幾次？你有沒有在聽？」

我的心隨著他的語調而緩緩下沉：我讓他失望了。

接著發生了怪事。我的覺知（對自己，對他，對房間，對我們身旁與身外的物理現實）立刻變得模模糊糊起來。或者說是搖搖晃晃。我覺得我開始消融。我覺得——我的內心覺得——自己像一座沙堡，隨著潮水退去，沙粒紛紛滑落崩塌。**我是怎麼了？這太可怕了，可以讓它快快過去嗎！**我以為，或許只要我一動不動地安靜站著，事情就會停止。

相較於極度的害怕或驚恐，要描述這樣的體驗更加困難，也更加怪誕。大多數人都能理解真正感到害怕是怎麼回事，就算沒有親自體驗過，至少也看過電影、讀過書，或者跟感到害怕的朋友談過——至少他們還能想像。可是，想要去解釋我後來稱之為「崩解」（disorganization）的這種體驗，則是全然不同層次的難題。意識逐漸失去它的一貫性。一個人的自我核心讓位坍塌。這個核心不再得以把持。所謂的「我」，化為一片迷霧，而原本堅實的自我核心，那個你我藉以體驗真實的媒介，則如同收訊不良的無線電訊號般破碎不堪，斷斷斷續。此後，不再有一個居高臨下的牢固位置，可藉此向外瞭望、領會事物，審情度勢；不再有核心可將事物加以聚攏，並透過它來作為觀看世界的透鏡，或做出決策，理解風險。隨機而斷裂的時間一段又一段出現，首尾難繼。視覺、聲音、思緒、感覺，全都各走各的。沒有足堪發揮組織功能的原則能把各個斷碎的連續時刻以連貫的方式放在一起，從而產生意義。而這一切，全都以慢動作發生。

當然，我父親並沒有注意到發生了什麼事，因為這些全都只發生在我之內。我當時雖然驚慌，但我直覺了解到這件事不能讓他知道，也不能讓任何人知道。那樣的直覺——必須守住這個祕密的想法——還有其他我學著用來處理自己疾病的偽裝技巧，最終成為我在思覺失調症歷程的核心體驗。

大概我十歲左右吧，某日傍晚，其他人都已經出門一陣子了；為了某種現在已然不復記憶的原因，我獨自一人待在家中，等著大夥兒回來。瞬間，日頭已然降下；下一刻，屋外已經一片黑暗。大家到底去哪裡了？他們明明說這個時間要回來的……突然間，我極為確定我聽到某人闖入屋內的聲音。事實上，與其說是某種確然的聲響，不如說是一種覺察，一種威脅。

**就是那個人，**我這樣告訴自己。**他知道現在家裡沒有大人，他知道我獨自一人在家。我該怎麼辦？我就躲在衣櫥裡好了。一定要安安靜靜。輕聲呼吸，輕聲呼吸。**

我在衣櫥內等待，被黑暗圍繞，心中充滿恐懼，直到我父母終於回家。或許經過了一小時吧，但感覺起來卻像一輩子。

「媽！」我大口喘氣，打開衣櫥門出來，讓他們嚇了一跳。「爸！有人進來家裡面！你有看到他嗎？你們兩個都還好嗎？為什麼……你們去了這麼久？」

他們兩人面面相覷，然後我父親搖了搖頭。「艾倫，沒有人進來，」他說。「沒有人進來家裡過。這都是你想像出來的。」

但我堅持。「不，不是，我有聽到他的聲音。有人啊。求求你，去看一下好嗎？」我父親嘆了氣，在家裡走了一圈。「根本沒人。」聽起來是在打發我，而不是要讓我心安。我那時時刻刻有危險的感覺從未稍歇，不過與雙親談論這件事時，可怕的感覺就會停止。

大部分的孩子都有過類似的恐懼，在獨自一人身處空屋或空房內時，哪怕是熟悉的臥室，一旦熄燈，也可能看來相當怪異。其中大多數人隨著年紀漸長，得以漸漸脫離這些恐懼，或者至少設法讓理智發揮功能，擋住自己對恐怖怪人的不安。可是，我從來就做不到。於是就算我與手足間有著熱烈的良性競爭，就算我的成績傑出，就算我覺得我在滑水和騎腳踏車方面的表現充滿活力，隨著身體長得愈來愈高，我的內在卻在寸寸凋萎。我很肯定其他人看得到我有多麼懼怕、羞澀，與不足。我很肯定他們在我離席或到場時，總是在談論著我。

當我十二歲，正為了青春期帶來的體重增加（以及一路衝向一百八十公分的身高）而苦惱之際，我刻意進行了快速節食。當時，我的父母基本上已經不再食用任何麵包類，也不斷嚷嚷著要計算卡路里，還有維持體態健康、精瘦，有吸引力的必要性。在那種氛圍下，體重過重是件壞事——代表欠缺吸引力，代表過重的人若非貪婪成性，就是欠缺自制力。無論如何，他們對於全家人所吃進的每一樣食物都管控得相當嚴格。

當時，體重控制尚未蔚然風行，人們對個人飲食（包括食物履歷、蛋白質與碳水化合物含量，或者對胰島素的影響等）的概念還不如現時那麼有覺知。當時人們對飲食障礙也還十分不理解；沒有人會去注意身邊的誰有厭食或暴食的現象，理所當然也就不會有人因體重增加或減少，或任何這類問題，而去尋求醫生或精神衛生專業人士的協助。那時我只知道：我變胖了，而我必須回復原本瘦削的模樣。因此，我就動手那樣做了。

我把飲食的份量減半。我把盤子上的食物推過來推過去，弄出一副看起來我有在吃的模樣。我拒絕食用馬鈴薯，週日也不吃早餐。在學校，則是省略午餐。我把肉類切成小片，然後再不斷切成更小片。我完全謝絕零食點心，打死不碰甜點。體重開始隨之下降，而在一段期間內也沒人注意到這件事。等到有人發現時，我已經是一個一七八公分高，但體重僅有四十五公斤的女孩了。

某夜，在晚餐後的餐桌上，我父親清清喉嚨（我很清楚這代表有場嚴肅的親子談話即將開始），說道：「男生們，你們可以先下餐桌去寫功課了。」我警醒地看向華倫。這一次又要談什麼了？「你母親和我要跟你們大姊談些私事。」弟弟們下了餐桌，少不了給我一副他們在行的「哈哈你慘了你」的表情。我雙手交疊在膝上，準備好面對此事。

「艾倫，」我母親開始說道，「你爸跟我有點擔心——」

我父親直接打斷她。「你吃太少了，」他說。「你太瘦了。你得吃多一點。」

「我很好，」我抗議道。「我吃的跟你們一樣。跟大家都一樣。我不過就是在成長期而已。」

「不，你不是，」我父親說。「你是有變高沒錯，但你沒有在長。你的膚色蒼白不健康，在餐桌上看起來昏昏欲睡，你吃的份量連小老鼠都活不下去。你看起來就像難民。除非你真的身體不舒服——而我很樂意帶你去看醫生檢查狀況——否則你每天一定要吃三餐。因為就算你現在沒生病，再這樣下去生病也是遲早的事。」

我不斷地抗議、爭辯。我試著維護自己的飲食習慣。「我知道自己在幹嘛，而且我覺得一點問題也沒有，」我說。

「你的態度實在很令人失望，」我母親說。「這種一意孤行的態度。更別提你外表看起來的樣子了。你根本就已經失控。我們不希望看到你這個樣子；事實上，這是不是正是你這樣做的理由？」

接下來的幾天，乃至於幾週，這類對話的各種版本不斷冒出來。他們基本上就是盯著我吃每一口，沒吃進去的也斤斤計較。他們會提早叫我起床，為我做好早餐，然後坐在餐桌旁看著我把早餐吃掉。週末的時候，他們會帶我外出午餐，然後再帶我去吃晚餐。面對我的固執，他們則是以提前宵禁時間以及削減電影觀賞配額的威脅來應對。據他們的說法，他們會被迫「採取特定手段！」他們好說歹說；威脅利誘。在這種監視與持續說教所形成的強大壓力下，我覺得自己不斷萎縮。

終於，我受夠了。「你們快把我逼瘋了！」我提出抗議。「我沒有病，我不會死，我好得不得了。我知道我在幹嘛。反正，我既然能減重，就有辦法自己增重回來。」

我父親臉上出現了老謀深算的表情。「**好**，你就證明給我看，」他說。「如果你覺得你本事這麼好，就證明它。把體重增加回來。」

我完全被激怒了。我父親終於（而且巧妙地）把我拐到這幾星期以來他一直想要我掉進去的立場：他看穿了我的底牌。我別無選擇，只能按照他的要求去做；不然他就有理由說我已經失控，然後他便可以有正當理由進行他認為恰當的所有措施（雖然他從未說明要做什麼）。

於是，我只好下定決心盡力飲食。其實也沒那麼糟，因為反正我本來就不討厭吃東西，不管是哪種食物，何時進食——我不過是不想變胖。經過三個月，我又回到了正常體重。「看到沒？」我嘎聲大叫。「就跟你們**說過**我知道自己在幹嘛！我說我做得到，我也做到了！」感覺像是一場大勝仗——我用力把自己逼到一端，一旦遇到質疑，我再用力把自己逼到全然相反的彼端。從頭到尾，一切都在我掌控之中——至少我那時是這樣想。

我有時仍會想起那個年輕女孩，那個年輕時的我。當時的她還算不上青少年，但卻已經擁有令人欽慕的強大意志力。她或許算是固執，或者凶悍，或者強大，或者無畏——又說不定，她就是很難搞而已。不過，其實有樣東西，她並未擁有——就是對她身心內正在發生的變化，她並未全然掌控。日後，她將不得不透過更艱難的方式，去理解這一點。

# 2

在我高一升高二的那個暑假，我和一些同學一起去了墨西哥的蒙特雷（Monterrey），參加一個西班牙語言文化的密集夏令課程。那個學校的名字挺令人印象深刻：蒙特雷高等研習技術學院（Instituto Tecnológico de Estudios Superiores de Monterrey），也簡稱為蒙特雷學院。雖然我經常跟父母一起旅行，也自己參加過夏令營，不過我從未隻身離家如此之遠。而這趟旅程，則是在相對少有成人監管的情況下，前往國外校園。

一部分的我對於這次旅行感到興奮，這是我從父母的嚴加看管底下暫時逃脫的機會；另一部分的我則感到有點憂慮，甚至害怕。會有這些感覺，並不是因為這個進階語言課程的挑戰，那時其實我的西班牙文口說與閱讀能力尚可，而且西班牙在許久以前曾與古巴人息息相關，古巴人後來又遷至邁阿密，我真心對這個國家感到好奇。問題是，在一個全然陌生的環境，遠離我習以為常的安適流程，還要照顧我自己——這一切讓我覺得猶如胃裡有個大洞，使我惴惴不安。等我在宿舍安頓下來，開始認識環境了，這個洞是有略為變小，但它從未完全消失。

學院的學生來自世界各地。雖然這段期間被密集的課堂作業以及偶爾的田野旅行（例如，去墨西哥市的古蹟）所填滿，不過晚上與週末的時段大多屬於我們自己。漸漸的，我們向外探索的範圍變大，會去小食堂或甚至大型、嘈雜的自助餐館用餐。早餐往往以一杯加奶咖啡開始，或許再加上一塊裹著層層墨西哥黑巧克力的濃醇糕點。到了晚上，我們則會試著解讀菜單，點一些墨西哥雞肉玉米捲餅、餡餅，或者墨西哥捲餅，搭配萊姆蘇打一起下肚（或者，少數幾個更大膽的冒險者可能會搭配冰涼的龍舌蘭酒）。之後，有人會提議到當地的夜店去晃晃（在這種狀況下，我通常就是站著當壁花），雖然我熱愛音樂，但我到了舞池總覺得格格不入，更難忍受有人盯著我的一舉一動，特別是那些我不認識的人。

有時在傍晚時分，我跟朋友也會直接在那些據稱「安全」的市區漫步，那裡鄰近主廣場，也就是墨西哥憲法廣場（zócalo）一帶。女孩跟當地的墨西哥男孩彼此眉來眼去，總有許多的打情罵俏，花枝亂顫的咯咯笑聲。每天晚上總有幾個孩子會在遠比家裡宵禁時間晚了許多個小時之後，才醉步蹣跚回到宿舍。

在我那群高中朋友裡面，我是唯一從未使用大麻的人。我總覺得抽菸已經很嚴重了，本來就不應該；抽大麻甚至可能會下場淒慘。可是，後來連我身邊最後一個不抽菸的朋友也淪陷了，開始嘗試大麻。就這樣，眼睜睜看著他們吞雲吐霧好幾晚之後，我終於棄守。

我看著朋友從他隔壁的人手裡拿來一根點燃的大麻菸，放入口中，深吸一口。「憋著，憋著，還不要吐出來！」有人在旁指導。「等幾秒。好，現在可以了。」我朋友隨即呼出一大口煙霧。之後過了幾秒，然後又是幾秒。「嗯？」我問。「有什麼感覺嗎？」我還沒抽，但是胸口已經有種奇怪的騷動，就好像我在等待我朋友的頭爆出一團火焰似的。

「嗯，有點感覺，」我朋友說。「很……溫和。我是說，會嗆，但是感覺又挺溫和的。」

**喔，什麼鬼**，我想。「拿來，給我，我要試。」

我不確定一個人在抽自己人生的第一口大麻時，有沒有某種特定的優雅方式。畢竟，它是用火點燃的，有煙霧，也有灰燼。當然，這並不合法，所以整件事大致上是祕密進行，甚至有點令人神經緊張——就好像你在進行某種祕密社團的入會儀式時，正想竭力集中精神讓自己看來別那麼蠢（或者更糟，不酷），但你心中揮之不去、不斷播送著的清單卻是大麻的種種危險。

當我把大麻放到嘴邊的那一秒，毫不懷疑我的父母會如魔法般地突然冒出來，然後——怎樣？**管他的**，我想。**根本無所謂**，**他們遠在千里之外**。然後，我深深吸了一口。結果，我也免不了嗆咳了一下，兩眼因為煙霧燒灼而淚眼汪汪。然後我又吸一口，等了等。沒錯，嗆辣又溫和，描述得很完美。隨即我聽到自己笑了一下。因為基本上，它讓我覺得想發笑。接著，原先有關大麻的巨大疑慮便煙消雲散了。「都好，沒問題，」我跟朋友們說。「我沒問題。」之後我就把大麻還給遞給我的人。

接下來幾天，我斷斷續續地想到我所做的事。我並**沒有**特別不喜歡這件事，但我也不覺得有需要立刻衝動地再抽一口。還可以；不過也夠怪的，這就是我全部的感覺了。大致上，我還滿高興自己有了這樣的體驗。

不過，其實我更有興趣的，是男生（以那年夏天我所得到的美好體驗來說），以及苦甜參半的黑巧克力，還有那些無需因為任何事對任何人負責的日子。我交了些新朋友，獲得非常好的成績，也把美麗的墨西哥好好遊歷了一番。拿一兩根大麻做點實驗，其實也不過就是美好夏日的一小段浮光掠影而已。

在我從墨西哥回國後幾個月（當時已是高二的我，正緊張著申請大學的SAT測驗以及索取各大學簡介），某個週末夜，我跟一群朋友去了汽車電影院。我們在某人的車上；我有駕照，但我知道自己的駕駛技術有多爛（我第一次跟我母親一起開車就差點撞到貓），所以我通常寧可當別人車上的乘客。

「我這邊有些麥斯卡林[7]，」有人突然大聲說。「有人要來點嗎？」

有個朋友格格顫笑；另一個人則突然說：「好啊，當然，有何不可？」我只是在原處呆坐了一分鐘，從擋風玻璃看向外面銀幕上不知在演些什麼的電影，思索著該怎麼做比較好。思索著，決定我**想要**怎麼做。

「好啊，」我終於說。「我可以。我也來一點。」

我用微溫的可樂把小藥丸沖下去，以便吞嚥。車內充滿了一種怪誕的寂靜（除了透過車窗上的揚聲器所播放的電影聲響之外）。感覺上好像所有人都屏住了呼吸。等待。我的胃在翻攪——是神經？是藥丸？還是什麼我不清楚的原因？然後，突然我的胃部感到一陣溫暖，這股暖意迅速輻射到我的肩膀。我原本雙拳緊握，現在只感覺到一隻隻指頭不再蜷曲緊縮，雙掌自然攤放在膝上。然後，我們大家不約而同發出一聲緩慢悠長的：「喔——看——！」

大銀幕上的影像逐漸晃動起來，就像是流動水彩顏料，至少我看到的是這樣，其他人描述的則又多少有些不同。在我眼裡，藍綠色流淌成橘粉色，黃色則慢慢與綠色與棕色碰撞，而演員們臉上的色彩開始看起來像是延展開來的培樂多彩色黏土。車窗已經全部搖下，夜的空氣在我的手臂與臉上感覺宛若液體，如同我正漂浮在溫暖的游泳池上。窗外成群的飛蟲如夢似幻地在閃爍燈光下飄浮。

「我要吃東西！」一個朋友急促地說。「我們去找東西吃！」嗯，我想。**這主意聽起來不錯**。我緩慢地離開車子，開始往小吃攤位的大概方向前進，我的朋友則是走在我前面幾步。突然間，我對她大叫，「小心！小心那個圍籬！」她跳了一下，環顧四周後笑了。「沒有什麼圍籬啦，艾倫，那是你的幻覺。我也有，不過不是圍籬！」

我們回到車上後，又把另外一個音箱拿進車裡，邊看著一部電影，邊聽著另外一部電影。沒有人知道我們眼前或體內究竟是什麼狀況。無所謂。單單這種不調和本身已經夠令人震撼了。

在那晚的下半夜，直到隔天，我眼前一直浮現明亮的色彩，變動的圖案飄浮在我身旁的空間——有圓形、線段，還有某種看似橡皮筋之類的東西，晶瑩透亮，非常尖銳，就像大片的碎玻璃。這些影像都在躍動著，看來都有某種聲響搭配著——雖然這些聲音像是來自非常遙遠的他方。**說不定音波看起來就是像這樣**。我尋思。

一開始，這所有不同的感受都讓我覺得很是迷人有趣，甚至舒適——我身旁與體內的一切都是如此美麗。可是，隨著時間經過，一切開始轉變，不知怎地變得陰暗。先前看起來不過是溫和曲線

7 麥斯卡林（mescaline），一種從仙人掌提煉而得的致幻劑。——譯注

的，現在邊緣都變得銳利。有東西正在迫近，而且並不友善。很快地，我只希望這種感覺離我而去。我沒有辦法把它關閉，也不能調低，但我已精疲力竭，就好像我的腦子裡已無空間讓我再去看或聽任何事物。到了晚上，幻覺似乎已隨著時間散去，逐漸縮減消失。我的雙親並沒有察覺任何不對勁，而我的弟弟們那時本來就已不太把注意力放在我身上。飽受教訓的我，向自己約法三章今後再也不會用這類藥物進行實驗。我無法接受自己進入一個改變了的世界。就這麼簡單。

問題是，沒那麼簡單。就算幻覺已經停止，我似乎還是無法讓自己的身體與腦袋正常運作。我從來沒宿醉過，但我猜這大概就是宿醉的感覺。我感到身如千斤重，幾乎是頭暈目眩。我身體不太舒服，甚至有點悲傷與鬱悶，提不起勁上學、社交，或者做任何事。這種狀態持續幾天之後，我真的嚇到了。我很害怕。我把身體的某個部分搞壞了嗎？我的大腦是不是出了什麼問題？

因此，在同等偏執與莽勇的驅使之下，我決定告訴父母有關我用藥的事，但僅限大麻那部分；我打死也不會承認我用麥斯卡林。我不知道我希望他們做些什麼——安慰我、讓我冷靜下來，或者帶我去看醫生，讓醫生立刻開點藥之類的。我只知道我沒辦法如此面對這種感覺，甚至連拿起一本書閱讀字句時都會覺得天旋地轉。這樣下去不行，得有人停止這個狀況。

那是週四下午放學後。我們全家原本計畫週五要前往巴哈馬群島度週末（從邁阿密過去不到一小時）。我父親還未回到家。我不知道他何時才會回來，但是我等不下去了。

「媽，」我說，隨著話語出口，我也感覺身體瑟縮了一下，「我要告訴你一件事，你聽了可能不會高興。」

她的表情看起來警覺得恰到好處。「怎麼了?」她問。

「我……我用了一些東西。在墨西哥。我呼了一些草。回到家之後我又用了幾次。我想我可能因為這樣有點不舒服。」

她的雙眼圓瞪。「不舒服,什麼意思?呼草?大麻?喔,艾倫,親愛的。」

「並不是真的生病那種身體不舒服啦。就只是……不太對勁。不是想要嘔吐之類。就是覺得怪怪的。」

她點點頭,臉上的表情非常關切。我很訝異她看起來並不特別生氣。「這件事很嚴重,」她說,「而且令人很不舒服。我們必須要深入談談這件事。但我認為我們應該等到全家從巴哈馬度假回來之後,再跟你父親說。我們先度過一個愉快的家庭週末,回來後再面對這件事,好好談談。」

我感到一陣輕鬆;她的想法有道理。我們先去美麗的白沙海灘,在碧海藍天下游泳,度過悠閒放鬆的週末假期,等到週一,或許我會覺得好很多,說不定根本不用跟我爸說。

但是當然,事情不會如想像的那樣順利。我們全家一度假回來,我母親就堅持我們必須要「談談」,然後她把原因告訴了我父親。

「艾倫,這件事非常嚴重,」我的父親說,語氣中帶著某種急迫感,六〇年代的父母在知道他們的孩子使用大麻時常常出現的那種急迫感。「毒品非常危險,不是隨便拿來開玩笑的。你不知道這種東西最後會把你帶到哪裡。你一定要答應我今後絕不再犯。」

那個時候,致幻劑的藥效已經完全消退,我不再覺得害怕或者不適。我身上有著曬痕,腦筋非常清晰，而且沒心情聽大道理，所以我不想乖乖聽話。「不，我不答應。現在一切都沒事了，爸，真的。不過是一點大麻菸而已，沒什麼。我自己可以搞定。」

他完全無法接受這種說法。事實上，我的態度——這種自以為勇敢、對他的關切只想滿不在乎地打發，還有聲調中所顯現的欠缺尊重——在在都只是提油救火。「這我完全不能接受！」我父親說道，現在他真的生氣了。「你顯然連什麼對你是好是壞都分不清楚。今天要是我不能讓你立誓不再用毒品，我就一定會採取行動。」

這種狀況，讓我回想起幾年前有關我飲食狀況的不愉快回憶——我父親語意模糊地威脅要「採取行動」迫我就範。於是，我並沒有對他說謊，或者試圖去安撫他（或去注意到我母親臉上愈來愈驚恐的表情），反而挺直了我十七歲的背脊。「爸，我想做什麼就做什麼，」我說。「我的成績很好，我從不製造任何麻煩，而且我夠聰明，知道自己在做什麼。如果我想要抽大麻的話，那我就會抽。這件事你管不著。」

理所當然的，這下子天下大亂了。先是父親拔高了音量，接著母親也開始大聲斥責。然後我則是加碼宣稱，這樣的話，我連成績也可以不在乎，反正這件事本來就很蠢。

這種反應當然不會是心懷關切的父母在與子女嚴肅對談施用藥物問題時會希望聽到的；不過現在回想起來，我想這跟大多數孩子會做的沒太大不同——虛張聲勢，蠻幹逞能，無視後果。另一方面，如果一個女孩真的有意要用藥以及／或者希望雙親別再緊盯著她，以常識而言她絕不會挑明這種立場。除此之外，當時是六〇年代晚期，對於父母來說，大麻似乎具有某種神祕的魔力，讓他們覺得既恐懼又困惑。那是文化在各種層面內爆的年代，所有報章雜誌每天都不斷刊登用藥的下場會有多可怕。

之後不到一星期，我在父親的車後座，心情陰鬱而緊張，我父母則是緊繃而安靜地坐在前座。我們正前往一個叫做「回歸行動」（Operation Re-Entry）的處所進行參觀——這是位於邁阿密的一所戒癮治療中心。當時是週六晚上，收音機中正傳來唐．麥克林唱的〈美國派〉[8]。而我，嗯，我正前往戒癮中心。

回歸行動戒癮中心是由喜納儂戒癮計畫（Synanon program）的「畢業生」所經營；此計畫在國內一向對物質成癮者使用「單刀直入，鐵血之愛」的戒癮方法，約在五〇年代晚期從加州發起，並以其戒癮的高成功率而聞名；不過到了七〇年代晚期，此計畫及其創始人查爾斯．狄德里克（Charles Dederich）陷入了某些汙名爭議中。（狄德里克公開宣稱喜納儂是一種宗教，且甚至遭到重罪起訴。）不過，那些事情都與我無關，與我稍後稱之為「中心」的那個地方，也無關。

我不太能相信自己的世界怎麼可以這麼快就天翻地覆。我的父母沒有跟我討價還價，沒有甜言勸誘，也沒有任何的說之以理。令人難過的事實是：正是我自己的負隅頑抗，讓我落到這樣的境地；而現在，這個話題已經結束，沒有協商討論，沒有後悔可能。這個中心提供的是院外計畫，換言之，接下來的兩年，我放學後的目的地就是這裡。我必須在每天下午三點抵達中心，一直待到晚

8〈美國派〉（American Pie），民謠搖滾歌手唐．麥克林（Don McLean, 1945-）最知名的七〇年代金曲之一，許多樂評人認為歌詞內容指涉特定對象與事件，麥克林大多否認，但大眾仍將其視為對某種過往美國的追憶。——編注

上八點，之後直接回家。在暑假期間，我每天都必須全天待在中心。就這樣。

無論以任何合理的標準而言，我的雙親對於我的自白（我開始覺得根本是「愚蠢小自白」）的反應都非常極端。事實上，要硬說我是個物質濫用成癮者絕對太過牽強；此外，我也已經承認（至少對自己），我不太喜歡那些藥帶來的效果。但我的父母嚇壞了。再者，眼看著我初生之犢式的莽勇（我拒絕停用毒品，以及我所表現出來的反文化價值行為），他們感到害怕可能是對的，向外尋求解方或許也沒錯。但是，把我丟到一個真正的戒癮治療中心？周圍都是實際使用過各種毒品的人？我究竟是做了多罪大惡極的事？

回歸行動戒癮計畫的命名源自於早期的太空計畫，此一詞彙用於描述太空艙一路經歷與大氣層摩擦產生的高熱燃燒以返回地球的過程。在中心的第一次會面我們就被告知，大多數的中心員工也曾經是毒品施用者——所以他們對於我們這些人可能會使盡渾身解數祭出的任何技巧、謊言、騙局，全都知之甚詳。這些人也保證，等到完成戒癮後，我們不僅可以完全脫離毒品，甚至永遠都不會再犯下任何違法之事，包括闖紅燈。

你或許會以為，把我從原本的舒適圈當中拖出來，塞進一個高度管制的戒癮中心，會讓我洗心革面——讓我學到教訓，或至少，讓我原本反抗權威的傾向獲得一些謹慎的調整。並沒有。進入計畫之後不過一個月，在某次團體課程中，我就又自白（用中心的術語來說叫做「交代」）我再次用了大麻，團體內某個叫麥特的男孩也交代了相同的事，於是我跟他很快成為了密友（大概就是患難鴛鴦之類的吧）。

任何人只要違反中心的規矩（真的非常多），就會迅速被帶去面對一次「學習體驗」，基本上就是專門設計來羞辱違規者，用以殺雞儆猴的公開處刑。我和麥特的懲罰來得又快又狠：我們必須各自在脖子上戴一塊牌子，上面寫著，「我就是個忘恩負義者。拜託幫幫我。」此外，麥特還必須剃成光頭。幸而女生無須受到這種羞辱，不過我被要求必須戴上一頂醜陋的毛線帽。在當時的邁阿密，在那些日子裡，這顯然不是一件時尚之舉。

我所受的折磨不僅止於吊牌跟醜毛帽，我還被判決要在人來人往的狀況下，用一根牙刷去把中心的所有樓梯刷乾淨。「你那邊沒刷到，」中心員工會咆哮。「回到最下面，重新再來！這個地方必須乾乾淨淨。每一階都是。當你結束之後，我不想看到任何一點髒汙。」由於這種公開處刑的核心概念在於讓我學會閉嘴聽令，我被禁止以任何形式回應中心人員——沒有藉口，沒有辯解。我彎身以手腳趴在地面，盡量試著別讓人看到，如果我有辦法讓地板裂開、將我吞噬，我一定會毅然決然地這樣做。

比前述這些都更糟的大概是，我被其他成員正式列為拒絕往來戶了，這也是懲罰之一。他們被要求必須避開我，我在場時，他們只能在彼此間小聲耳語，不能直接跟我說話，除非其他工作人員許可。我一直很開心能夠擁有朋友，也樂意與人為友，但現在我成了一個化外之民，被放逐的同時卻被孤立出來作為一種展示，正如同在城鎮中央廣場囚籠中被上了枷的罪人。而這樣的情形將會持續下去，直到工作人員們認為我已經學會教訓為止。只有到那時，我才能贏回自己在中心「復歸社群」的權利。

像這樣的地獄情境持續了約莫兩週，這段時期令人暈眩作嘔——我白天去上「正常」的高中、試圖專注在課業上，接著放學後突然換到中心去讓大家公開羞辱，之後的晚上則是回到家裡，感覺精疲力竭、緊繃，同時對父母施加於我的處刑感到難以言說的憤怒。

當然，到了最後，這種學習體驗達到了它原始的目的：此後我不曾再施用任何違法藥物。而那樣擊潰我的心智後再按他人的規範予以重建的潛在流程（那時我並不了解，但現在知道了），已然啟動。

雖然後來我的狀態恢復良好，但我卻也變得更靜默，更退縮——到「自我之內」——之後狀況變得愈來愈極端時，我是這樣描述它的。除非有人跟我說話，否則我不會有什麼好說，我甚至不確定我有沒有講話、受人聆聽的資格。我也開始相信（更正確的說法或許是，**感覺**），說出來是「壞」的。甚至某次在我依照要求做完一個短簡報之後，一名工作人員評論道，我在這幾分鐘內所講的話比起過去幾個月都來得多。或許，這就是我與世界產生隔閡的起點，我疾病的初徵，一種我從未真正體驗過的感受，後來竟也成為我的人生路途裡間歇將我標示出來的某種心靈慣習。

大概就在此時，我讀了普拉絲的作品《瓶中美人》（*The Bell Jar*）。雖然是本小說，但普拉絲對於主人翁逐漸陷入將人粉碎的精神疾病的描繪，只可能是來自於親身體驗。我完全可以認同這件事，也完全可以理解她。「我看見自己坐在這棵無花果樹下，有如餓殍，只因無法下定決心究竟該選哪顆果實來吃。每一顆我都想要，但選擇其中的一顆，也就代表我必須放棄其他。就在我困坐樹下、無力抉擇之時，樹上的無花果開始變皺、發黑，終究一顆一顆地噗通落在我腳邊的地上。」**說的就**

**是我！**我心想。**她就是我！**

透過描繪在這段生命時期典型的隔離與孤立（但全無畏懼），我想普拉絲的書寫影響了許多青少女，尤其是那些敏感，同時也常迷失在自我閱讀世界中的人。在那之後的幾天裡，我無法停止思索小說中的女孩，以及她所經歷的一切——不知為何，這讓我坐立難安，難以集中精神。某天早上，當我還身處課堂之際，我心裡一邊想著普拉絲，一邊突然決定自己必須要立時起身，離校，走路回家。而家在將近五公里之外。

當我獨自走回家的途中，我開始注意到身旁所有事物的顏色與形狀都變得非常強烈。後來我甚至開始理解到，途中所經過的那些房屋在對我發送訊息：**仔細看。你很特別。你特別地壞。仔細看，爾後汝將覺察。有許多東西你必須去看。去看。去看。**

雖然那些房屋都在講話而我也聽見了，但我並不是以音聲的方式去聽到那些文字；不如說，那些文字是躍入我的腦中——都是我原先就有的意念。可是我直覺地知道，那些不是**我自己**的意念。那些都屬於房屋所有，是房屋把那些意念植入我的腦袋裡面。

等到我走進我父母家的前門——大概兩小時之後吧——我又累又熱，而且極度恐懼。我立刻告訴我母親在我步行返家途中發生了什麼，讓那些房子的意念進入我的腦中有多可怕。她徹底緊張起來，立刻就打電話給我工作中的父親。他隨即趕回家，在我重述一次發生了什麼事情後，他們迅速送我出門——但不是去看醫生，而是回到中心。我強力否認有使用任何毒品，中心的輔導員也都相信我的話；後續的一兩天，雖然無論是誰在我身邊都小心翼翼，但很快這件事就船過水無痕，沒人再說些什麼了。

此後，中心變成我們家庭生活重新安排時間的重心。每天我被載到那裡、放下，然後過段時間再接回家。所有被送到中心的孩子們的家長每兩週會在那裡進行團體會議，偶爾也會有家庭野餐聚會，或其他社交活動。此外，雖然對父母把我硬塞到中心直到我高中畢業為止這件事我一直感到低度的厭惡，不過我還是適應了中心的生活，也開始覺得在那裡還算舒適。

隨著我們長大，大部分人都知道，我們終究會屬於（或掙扎於）兩個家庭：我們所降生的原生家庭，以及我們所建立的新家庭。對於某些青少年來說，新家庭始於美式足球隊，或者戲劇社，或者每年一起共度夏令營時光的其他孩子們。漸漸的，那些人可能會被大學宿舍的朋友或第一份工作的同事等取代，或補充。對我來說，建立第二個家庭的歷程是在中心開始的。在那裡的人都有相似之處——矢志活在一個沒有毒品的世界，或者事實上該這麼說，一個不依賴任何人工或化學製品度日的世界。我們這些人都有共通的目標；也密切在意彼此的健康福祉。日常對話的核心永遠圍繞著我們感覺如何，狀態好壞，以及回到現實世界後我們該如何應對這些問題——要透過戰鬥讓自己強壯，以及絕不再接觸毒品的決心。絕不放棄。誓死奮戰。絕對，絕對不能投降。

雖然我輕鬆就能跟上學校課業進度（事實上我的成績優異，也一直都保持著），但我卻覺得跟這些修習課程的場所愈來愈難建立連結，跟其他學生也是。我的一整天，無論是比喻或字面上的意義，目標都是前往中心，並融入那個社群、成為其中的一部分。

我在那裡學會抽菸——如果輔導員們（他們看似知識淵博，非常值得我的尊敬與仿效）抽菸，那麼對我而言抽菸就很酷。當時根本沒人提到尼古丁是一種毒品，也不會提到抽菸成癮跟其他一切物質成癮的潛在危險並無二致。抽菸，不過就是那個年代的人會做的事。很快地，沒帶著一包香菸在身上就會令我覺得非常不安——一直持續到幾十年後，我才終於完全擺脫這樣的習慣。

我的第一次性經驗也是在中心發生的。

傑克當時二十一歲，我則是十七。年齡差滿多的，十七與二十一——就是一路從高中直到大學的差距。整體且巨大的身心發育飛躍就發生在這四年內。以當時我的年紀而言，時機上大致沒什麼問題，但是以當時的地點與我們之間的關係而言，則是不無種種合法性的疑慮。

傑克這個人——一個戒治恢復中的成癮者，又有著環遊世界的體驗——對於一個多愁善感、情緒善變卻同時有著豐富想像力的女孩來說，是極端有吸引力的。他很有可能已經因為施用毒品以及其他的生命體驗而飽受風霜摧殘，遍體鱗傷，但我看到的卻不是那樣。我看到的，是一個俊俏而年長，「更有智慧」的男性，願意傾聽於我，甚至看起來也真的關心我的想法。那時我們一起參與過幾次會議，在中心的走廊上錯身而過，也曾一起喝過幾次咖啡。所以當他開口約我去看電影時，我連想都不想就說了好。與他牽手，親吻他，被他親吻——這種種經驗都令我興奮。而既然他去過的地方比我多，比我見多識廣，到了需要決定是否再「進一步」的時候，我也就任他作主。

對十七歲的我而言，那是如此令我目眩神迷，充滿了新奇的衝動，就好像我們是一對浪跡天涯的鴛鴦，正在逃離某件事（某種程度來說這也沒錯）。然而，即便伴隨著「第一次」所帶來的種種興奮，我還是分辨得出那樣的性體驗有多差。我懷疑，搞不好幾乎沒有人會擁有美好的「第一次」；不過，那次體驗的整體如此之差，在我心裡造成巨大的陰影，以至於最後我覺得能讓這件事快快過去，坦白說，還真是一種解脫。這種解脫就好像我第一次呼麻時頭並沒有因此爆掉一樣，我也沒有因為發生了第一次性行為就心碎而死，也沒有懷孕，或染上什麼恐怖的惡疾。事情原本可能會更糟的。

當我從高中畢業，我在中心的時光也隨之告終；當時的我（就像許多十八歲的人一樣）一心相信我人生中最精彩的部分即將展開。無疑的，我已經變得更加強壯，這要歸功於在我身上投注了許多資源的社群。我學會了去喜愛那裡的人們——那些輔導員，其他「患者」——也相信他們與我同感。我暗自下了決心，今後不再讓這些人感到失望難過。

以中心的反毒使命而言，是的，這部分很成功——不過，當然，我一開始根本就沒有施用毒品到多嚴重的地步。我在中心的體驗，對我而言，主要是將我磨練出一種面對疾患或缺陷時無所畏懼的態度：對抗它。你能夠去對抗它，而且你可以獲勝。軟弱就已經是失敗；放低戒心就已然是投降；放棄抵抗，則等同踐踏你自己的意志力。

不過，這一切的根本缺陷在於：它忽略了在複雜的現實世界以及複雜的真實人類中，某些固有的原始本質。事實上，要說每件事都可以靠意志力加以征服，這並不必然正確。有些自然與環境的力量超出我們的控制，更超出我們的理解，而直面這些挑戰還堅持要獲勝，除此之外絕不退讓，不過只是任靈魂不斷遭受錘煉罷了。正如一個簡單明瞭的真理：你不可能在所有征戰中，次次凱旋而歸。

# 3

范德比爾大學（Vanderbilt University）位於納許維爾（Nashville），雖然校園很美，擁有爬滿常春藤的磚造老建築，大片的青翠草地，不過我的大一宿舍房間年久失修、陰暗骯髒的程度可不只是些微而已。我在家中的臥室向來相當祥和有序——管家會保持它乾淨整潔，至於其他我搞不懂的細節，無論是窗旁美麗的窗簾，或是床上顏色鮮亮的床單，都由我母親打點。但是一進了范大，我就得自己想辦法，手足無措地試著思考房間裡的家具該怎麼擺設，床單寢具是否搭配，以及書桌檯燈的最佳位置究竟在哪之類的問題。身材高大，一臉書呆氣，社交緊張的我，成天穿著髒又皺的運動型牛仔褲（在這個校園內流行這種穿著還是好幾年後的事），頂著一頭散亂無章的髮型——我突然又回到那個要自力更生的起點。

即便已經到了七〇年代初期，范大的校園風氣仍然開開心心地沉浸在五〇年代，說不定更早；事實上，就算把我當時的環境描述成身處老南方[9]，大概也沒多誇張。社會風氣僵化，男女的性別角色如同鐵板一塊，這些跟其他原本我可能會去的大學——那些應該會對一個猶太裔好女孩（雖然

9 所謂的老南方（Old South），在文化層面原則上指的大致是在十九世紀美國南北戰爭之前，以鄉村、農業氣氛為本的經濟與文化社會風氣；往往拿來與美國戰後的重建時期所描述的新南方（New South）相對比。——譯注

難免有點小脾氣小怪癖）伸出善意之手的地方相比，實在相去甚遠。問題是，那些學校都在北方，但我的父母要我留在南方，所以最後，就是范德比爾大學了。

我那位非常美麗的室友，蘇西，與我有天壤之別。她是一位活潑嬌小的棕髮美女，有著典型的南方人口音與四射的魅力。她也很懂臨機應變，社交手腕良好，從來到校園的第一天就廣受歡迎，尤其是男同學。房內的電話只要響起，一定是找她的。她對我也滿好，只不過她要不是在外面某處，就是正在出門的路上。

某日下午我一個人讀書時，蘇西回到房間，然後說她需要我針對宿舍裡另一位女孩的事情給她點意見。

「沒問題，」我說，一邊因為看起來顯然很懂人際規則的人竟然會來問我的意見，而感到有點受寵若驚。「怎麼了嗎？」

「嗯，」她說，「其實這樣說好像有點怪。我們宿舍內有個女生她，嗯，聞起來味道不太好。前陣子晚上我們一群人才在討論這件事。我們想知道怎麼做會最好。」

「做什麼？」我問。

「就是要不要去跟她說。告訴她她真的應該偶爾去沖個澡。」她的小鼻子皺了皺。「還有用洗髮精洗頭。你知道吧？不用花很多功夫，手續什麼的。就——哎，我不知道啦，你覺得呢？你認為我們應該直話直說告訴她嗎？這樣是不是可能傷到她的感受？或者是，我們給她留下一些小暗示，或者是小紙條之類的？當然不是那種惡毒的留言。就留一些對她有幫助的話。」

「我的天，」我說。「這也太難了。不過你這樣關心她，人真好。我想或許你該直接告訴她。對人總是直來直往最好，至少我是這樣想的。」

她點點頭。「對，我想是這樣吧。不過，一想到可能傷害某人的感受，我還是……嗯，無論如何，謝謝你跟我聊這件事。」

之後我不禁尋思，蘇西與她的朋友們會決定對那位可憐的女孩怎麼做，而她對她們的回應又會是如何。但我從沒想到要去問。而我確實也從沒想到——在當時——她們口中需要去沖澡、成為她們討論話題的那個女孩，當然了，就是我。

哪怕是隨便一個觀察者也會同意：許多大學新鮮人離家後很快就會變成懶惰鬼；畢竟這是他們生平第一次身後沒有人追著要他們把衣服掛好或者把髒亂清乾淨。不過我猜，就算髒衣服已經堆到天花板，宿舍房間看起來開始像個垃圾堆，應該也很少有大學生會真的忘了定時洗澡洗頭或刷牙——因為這樣做的話，幾乎可以確定會讓他們的社交生活立刻畫上句點。那麼，我到底是發生了什麼事？我畢竟是被細心的雙親帶大的，家境也好，加上還有兩個弟弟常常毫不猶豫地對我大吼：「你這個臭人！」那究竟為什麼我會把學過最基本的清潔觀念，全都還回去了？

思覺失調症，就像是一場緩慢流動的大霧，隨著時間經過，它在不知不覺間變得愈加濃重。一開始，白天還夠亮，天空還清朗，陽光也還能溫暖你的肩膀。但很快地，你會注意到身旁慢慢聚攏了一層薄霧，空氣也不再那麼溫暖。再過一會兒，太陽看起來就只像是放在一片厚布簾後方的黯淡燈泡。地平線漸漸被灰色霧氣吞噬，你只能在午後的幽暗中站著，身體又濕又冷，任由厚重的濕氣侵入肺部。

對我（還有我們當中許多人）來說，那場噬人大霧的初徵，正是基本常識中衛生習慣——心理衛生社群稱此為「自我照護技巧」或者「日常生活活動」——的逐漸衰敗。一旦脫離雙親的看顧，我也變得不再去提醒自己那些原本在生活中理所當然的問題。也或許說不定我有時本來就搞不清楚那些問題的正確答案究竟該是什麼。洗澡，真的是必要的嗎？我多久需要換一次衣服？多久洗一次衣服？我今天有進食了嗎？真的每晚都需要睡覺嗎？有必要每天都刷牙嗎？

在某些日子裡，上述問題的答案非常清晰：當然要。看在老天爺份上，艾倫，把自己清理一下好嗎！然後，我就去做。不過，在另外一些日子裡，那些問題與答案則是太難理清。**我不知道，真的不知道**。要不然，也可能我根本就不記得：我做過這件事了嗎？我昨天有做過嗎？比起讀一本書或者完成學期報告，照顧自己意味著要做更多事：要決定策略，要組織，還要記得發生了什麼。然而，在某些日子裡，我的腦袋裡就是沒有足夠空間可以容納上面這些功能。我離開了中心，我離開了雙親，然後一切開始逐漸崩毀散落。

就像大多數大學新生一樣，我到學校時也沒有完全確定我想要主修什麼科目，或者我的人生想做什麼。不過我有把範圍縮小一點。由於我對閱讀與書寫的熱愛，那就大概是與英語有關的吧。要不然，法律業也可以——我可以想像自己擔任律師執業的樣子，在法庭內為某個真正重要的主張熱切地提出辯護或反對意見。搞不好我甚至可以幫到別人。說不定我真的可以讓某人的人生更好。

當然了，像這種有關自己閃亮未來的錦繡幻想，跟我在現實中身處范德比爾大學的早期生活，相去實在難以道里計。姊妹會與兄弟會是校園社交生活的重心；哪怕在七〇年代早期，各種左派無政府組織在全美其他所大學如雨後春筍般冒出，但在我們靜謐的田納西州校園裡，重要的事情仍不脫這些年輕的南方紳士還有他們的美女。雖然我在社交方面可能笨拙了點，但我並不是笨蛋——以女孩的形象而言，我跟大家眼中所謂的南方美女相距遠得不能再遠。不過無論如何，這麼快就發現自己被排除在圈子外，只能眼巴巴向內望，還是令人受傷。

在學校餐廳中，我通常獨自用餐，不過最後（因為受夠了覺得自己像某種外星生物，讓別人不斷盯著我看）我都改去一家位於圖書館對街的校園燒烤餐廳。就在那裡，我還真的遇到一個男生。很棒的男生。

彼得是政治所博士生。他身材高挑（比我高，大部分的男生都沒我高），擁有一頭深黑色頭髮、溫暖而隨和的人格特質，而且非常聰明。還有，他是真的欣賞我。我跟他能夠對話，真正的對話——他會問我有關我所讀過的書、我所鍾愛的作家，以及我對事物的想法。他這個人是如此地心胸開闊，易於交談，以致沒有花上太久時間就克服了我的極度羞澀，之後我們開始約會。我們一起去看電影，一起讀書，一起吃飯。我們很高興彼得住在校外的公寓，因此我們也開始在他的住處一起過夜。我不太確定我比較喜歡何者——是跟彼得在一起呢？還是可以外宿，並因此可以離開跟我人生幾乎全無交集的蘇西？

我自己也不清楚為何交男友對我而言會比發展社交友誼來得容易，畢竟別人可能會認為我強烈欠缺社交技巧，而這一點會全面妨礙我與他人來往。我當然也不是太有性吸引力的那一型女生，而且表面上看來，我其實也沒有時間能夠投注在一段「關係」裡——追求男女朋友的規則（至少在彼時彼處而言）看來累贅繁瑣，對我而言跟外語沒兩樣。此外，大多數時間我都全心投注在學校功課裡。只是，在與彼得相處的狀況中，與一名男性建立連結是如此自然而然。這段關係的到來於我而言也是好事。

彼得除了是我的密友以及知性伴侶之外，他也教會我如何享受單純的親密關係——在一起的時刻未必需要做些什麼，就是牽牽手、相互擁抱、讓彼此覺得特別。彼得教我如何享受性愛方面的親密關係，而這件事在後來我的疾病全面影響我的那些年，我幾乎是覺得困難，甚至恐懼的。他似乎有辦法感受到我心裡的憂懼，並且以無比的溫柔與耐性回應。

在我與彼得做愛的時候，我常會突然感到害怕，霎時失去了我與他互動的時間感。對於一個對自己有自信的女性來說，被拋棄、欠缺界線、失去控制等等感受，是原始又令人害怕的；事實上，這正是愛人所承擔的風險之核心。不過對我來說，與一個男性「合而為一」感覺起來可能像是失去自我，而這樣的感受有時令我極度害怕，彷彿某些不可言說之物就藏身其後，彷彿讓我可能驟然墜入無底洞中。我很想去體驗那些我在書中所讀到的感受——愛，激情，以及那種與他人深深連結、讓我願意為其冒上任何風險的感覺。可是首先，我必須學會信賴自己的身心。學習去信賴彼得，是一個不錯的開始，而他在這一點也確實幫我不少。話雖如此，在那段早期時光，性依然可以是令人恐懼的體驗。

在校的某個冬夜，有一個訪客前來；是我家人朋友的女兒。我幾乎不算認識琳達，不過由於她某天突然對於來范德比爾大學就讀產生了興趣，因此在她的父母跟我的父母雙方聊過之後，顯然禮貌上我就必須讓她住在我的宿舍。

琳達是位身材瘦高，非常美麗的女子；她有施用毒品的歷史，也曾經（我雙親告訴我的）被強制入住精神病院一段時間。雖然我原本很樂意有人陪伴，不過她的出現卻讓我感到很不自在。從她一到達，我就感到激躁、情緒一觸即發。我不知道最後是什麼事情讓我發作——是因為知道了她曾經經歷的事？抑或是我自己內心愈發糾結曲折的思緒？但接下來發生的事真的毫無預兆。我突然從床上抓了一條毛毯，往外衝去，一面用毯子蓋住我的頭，一面在冰天雪地中瘋狂奔跑，雙臂張開，假裝我在飛行。

「你在幹嘛!?」琳達大喊，一面追著我到宿舍外。「停下來，艾倫，你嚇到我了！」

雖然我有聽到，雖然我聽出她聲音中真摯的恐懼，但我還是繼續奔跑，就好像裝上了某種引擎。「沒有人可以捉到我！」我大叫。「我在飛！我逃出來了！」

最後，琳達的放聲大哭終於讓我停了下來。她真的被嚇到了——哪怕當時我正經歷那樣的怪異瘋狂狀態，我是真的感受到了。或許她之所以被嚇到，是因為她從我身上看到了那些她曾在精神病院中目睹的行為。又或許，我就只是太失控，**任何人**看到都會嚇到。事實上，我也曾經嚇到我自己——我完全不知道我發生了什麼事。茫無頭緒。

幾個月後吧，我與彼得還有蘇西在宿舍房間裡，又開始出現琳達來訪那天的感覺。突然間，我對他們提出挑戰。「任何你們叫我去做的事，我都會去做！」我大叫。「叫我做什麼事都可以，我都會做！」

一開始出於好笑，他們決定陪我一起玩。「那唱首歌好了，」他們其中一個提出要求。我唱了某首歌，是披頭四的歌曲，五音不全且歌詞錯得離譜。但我的觀眾看起來很開心。

「跳扭扭舞！」他們說。我照做了。

「拜託，叫我做**任何事**都可以好嗎!?」我提出請求。「要我把上衣脫掉嗎？」我脫了。

在一陣緊張的對視後，我的朋友們開始明白事情非常不對勁了。

「要我學鴨子呱呱叫嗎？我做得到！」然後我做了。

「你們要我把整瓶阿斯匹靈吞掉嗎？」我做了。

突然間，我看清了他們看我的表情。他們嚇死了。接著驟然之間，我也驚嚇不已——我剛剛所做的事究竟有多危險，現在清楚浮現在我們三人彼此瞪視的臉上。我衝進浴室，迅速為自己催吐，然後因恐懼而不斷發抖。彼得直接把我帶到范德比爾大學醫院急診室，那裡的醫生們以為我要自殺。

「不，不是，」我虛弱地說，「我只是在玩而已。就很蠢。我會沒事，真的。」他們想找精神科醫師會診，但我再三跟他們保證沒有必要，我好得很。最後，他們很不情願地讓我離開了。全身顫抖又虛弱（而且完全不清楚自己發生了什麼事）的我，跟著彼得一起離開了醫院，我們兩人都在納悶剛剛究竟發生了什麼事。之後幾天，我們也不斷討論此事，然後慢慢的，這個事件的體驗與感受所帶來的強度，似乎開始消退。當我想起這件事，心中只是充滿疑惑以及愈來愈強烈的不安感：**那到底是什麼？**

這類事件都是短暫的個別事件，只會持續大概一小時左右，之後我就能夠自己收拾殘局。這些發作的狀況往往是出於衝動，甚至有危險性。我自己最合理的猜測是：我的疾病那時已經開始破殼而出（我沒有更好的形容詞）。那張殼原本能幫助我，事實上應該說，幫助我們所有人維持真實跟虛幻之間的分界線。就在接下來的幾年，我身旁的一切事物達成恐怖平衡——我不知不覺地試圖維持那張殼的堅硬，而我的疾病則用同等的力道試著破殼而出。

就在我的心智開始背叛我的時點，也正是一切巨大滿足感開始出現的起源。在那個狹隘而令人失望、讓我無處容身的大學社交體系之下，我發現了學術圈——傑出的想法、崇高的想望，還有身處其中的人們（無論老師或學生），他們對於智性探索的好奇心似乎賦予了他們存在於世間的真正目的。尤其是，我發現了哲學。我愛上了哲學。而令我開心的是，我發現我也很擅長哲學。我的成績優異；同學紛紛前來詢問我的意見；教授們則對我造訪他們的辦公室談論我的研究或者繼續課堂上的話題，都表示無限歡迎。

大多數人（尤其是哲學家們）或許不願承認，但是哲學跟精神病之間的共同點實在比他們想的要多。所謂的相同或相似處不是你想到的那些，諸如兩者都沒有規律，或者你可以憑你的小聰明把宇宙觀隨便顛來倒去之類的。正好相反，兩者都必須遵守極為嚴格的法則。訣竅在於必須去找出那些法則的內容，然後無論是哪一種，後續的探問幾乎毫無例外地只存在於一個人自己的腦中。而直到創意與瘋狂之間的分界線變得如同剃刀刀鋒一般的細且薄（這個事實很不幸地總是被浪漫化），以不同角度檢視與體驗世界也會因此導出銳利而豐富的洞見。

哲學不僅給予我意料之外的樂趣，它同時也為我的心智與日常生活賦予了一種我無法提供給自己的架構。學科知識的縝密嚴謹，系所內學生與教師之間生氣勃勃的意見交換，在在都為我的那些日子加上了秩序。突然間，我有了可以企及的目標，感受到自己有了生產力與目的感，也有了可據以量測自我進度的具體成果。到了大一下學期時，系上已經准許我修習研究所課程了。那一年（還有後來在范大的每一年）的每科成績我全部以A過關。

第一個學年結束後的那個夏季，我回到邁阿密的家，帶著一張閱讀清單，一門未取得成績課程的相關作業，還有一些下學期指定的研究內容。但是一旦離開范大、離開我在那裡找到的社群，還有那個學術生活加諸於我的穩定架構，我幾乎立時開始變弱。無論對於夏日，或者與家人及高中老同學相聚，我都無法感受到一絲熱情；我手上雖然有一張優異的成績單為證，但我卻無法為我自己的成就召喚出一絲驕傲。相反的，我感到灰暗沉鬱，舉棋不定，而且有種怪異的精疲力竭感。當我獨自作研究時，不管是在我家中的房間，或者在安靜涼爽的圖書館，我發現自己都很難集中精神。寫出來的東西既沒有原創性也不夠好，根本不能交給教授。早晨醒來時，光想到又要渾渾噩噩過一天，就讓我心中充滿恐懼。這種可悲的狀態持續了幾週後，我決定詢問我的父母是否可以讓我就此找人談談，或許找個心理治療師，看看能否幫我理清腦中思路，讓我可以更為充分地利用這個夏日。

其實我以前從未跟我的爸媽說過需要這類協助（至於中心那件事，根本就是**他們的**主意），要跟他們解釋我沒有辦法專心研究的狀況，說來也有點古怪。不過，值得稱道的是，他們並未因此感到不悅、驚慌，或者要我自己去「調整好狀況」。相反的，他們認真看待我的請求，也安排我去見他們熟識的一位精神科醫師，凱倫。她在外有個特別的名聲：在第一次的診療會談之後，她往往會下一個通用診斷（「沒有什麼大問題是一些生活型態的小改變不能處理好的」），然後叫你回家。此外，她也是激進的藥物反對派。事實上，她在業界普遍被視為某種格格不入的獨行俠。我找出了她寫的一本書，也很快讀完了。

就算我原本是希望取得這類協助，但在我與凱倫相處的短暫時光中，並沒有發生什麼能使我冷靜、安心，或得到啟發的事；正好相反，她把我嚇得腦袋空空。

「艾倫，我要你站到那個角落去，」在我們第一次碰面時，她這樣說。

充滿困惑的我看了看那個角落，又看了看她。我現在是受到某種處罰嗎？「呃……不好意思，你可以再說一次嗎？」

「對，對，你去站在那個角落。然後，我要你集中精神去感受你現在內心的感覺。當你準備好了，就把它們放聲大喊出來。盡你所能喊得愈大聲愈好。」

我完全無法想像這個女人究竟在說什麼。站在角落大喊？我才不要。我不認識她，她也不認識我。我甚至不確定我究竟能否信賴她；我怎麼知道她會不會把我所說所做的每一件事都原封不動告訴我父母？

「呃，嗯，」我為之口吃。「我沒辦法。抱歉，可是我……我們不能就坐下來討論我目前遇到的狀況，這個注意力不集中的問題嗎？或許你可以給我一些提示或概念，教我如何把心力按照我的意思集中在功課上？」

凱倫充滿耐性地要我再考慮一下，她解釋道，這其實是她先前曾經用過的一種技巧，而且結果往往還不錯。她真心認為我應該試試看，哪怕一兩分鐘也好。

「不，」我堅決地說，「我做不到。」

在我從同樣令人覺得不安的第二次會談（儘管還是預約了第三次）回到家後，我對我爸媽簡單講述了一遍情況。我有覺得好一點嗎？沒什麼特別的感覺。醫師有給我任何的作業或新的練習流程，用來改善我在學校課業上面對的問題嗎？沒有。我認為她現在到底幫不幫得上忙呢？我不知道。或許再經過一兩次會談之後，我們就能找出幫助我處理目前狀況的方法。處理好我自己。我感受得到我父母因為這些問題沒有明確的解決方式而日趨高漲的焦慮感。

還有，我也不安地察覺到我父母為了這件事不斷花錢，而且後續還可能要花上更多。這究竟有什麼意義？此外，我用了自己並不喜歡的方式暴露自己——感覺好像大家無論是早上喝咖啡或下班吃晚餐，想討論的就是我心智內部的運作。所以，我在第三次去跟凱倫會談時就直接告訴她，這是我們最後一次會談。

「這又是為什麼呢？」她問道。

「對於我們到現在還找不出原因這件事，我的父母不太開心，」我說，「而你也沒能提出某種計畫。再者，我來找你看診實在是花他們太多錢了。」我作好心理準備要面對她的抗議，但沒有發生。

「好的，」她冷靜地說。「我們就先到此打住。不過呢，我是這樣想的：你確實需要協助。我只希望你知道：當你覺得準備好要面對的時候，你可以，也應該再回來看我。」

驚疑不定的我謝過了她，之後便連忙離開她的辦公室。那時，我並沒有察覺（如果凱倫察覺的話，那麼她並沒有說出口），我花在照顧我父母的心思其實比照顧自己來得多。

到了夏季快結束時，我離開邁阿密，準備回到范德比爾大學開始我的大二生涯。事實上我很開心可以回到學校，可以再次見到我在前一年交到的幾個朋友，然後再次為了能過著一種以心智為主的生活前景而感到興奮。我發現學校圖書館在週六日的開放時段，又一頭栽進了書海裡。令人感傷的是，我與彼得的關係走到了終點。不過，我已經有足夠的自信與他人交往，比起從前，我對人生的這一方面感到更自在了。

由於我開始修習研究所課程，我很快就跟幾位研究生變成了朋友，平均大概比我年長三到四歲左右。這些人看起來比較適合我，似乎也比較能接受我本來的樣子，包含我的缺陷與怪癖。我正是在此時結識了肯尼．柯林斯（他是我大一的英文講師，當時正在英國文學系讀博士班）。

肯尼比我大上八歲，出身自田納西州的一個小鎮；照他的說法，那個地方「人口有一百八十四人且持續減少中」。他跟他的大學女友瑪姬結婚；瑪姬雖然在某種程度上比起肯尼來得保守，不過人很好，也溫暖好客。他們兩人在一起所呈現的景象，正是我試圖想像自己日後身處的未來：兩個顯然深深在乎彼此的人在一起，一間充滿書本與音樂的公寓，處於一個由智性努力與卓越氛圍所組成的社群之中。肯尼有南方人典型的舉止與紳士風範（雖然他的南方口音幾乎已經聽不出來），但是必要時他也可以變得強硬而苛刻。他就是那種對學生有很多期待的老師——這不只是因為他深深關心學生，同時也是因為他真心熱愛也尊重自己所教授的學科內容。由於他自己是一個勤奮又極度聰慧的人，因此他對自己在學術工作上的要求絕對不下於對學生；也因如此，他醒著的大部分時刻都在圖書館裡，就跟我一樣。

真摯的友誼助我們在這五濁塵世中繪出一條航道。就我的狀況來說，也就是最早期的思覺失調症徵兆混合著出現，開始漸漸影響我清晰思考的能力時——肯尼就像是密林中的嚮導。如果你步上一條布滿荊棘與亂石的蜿蜒小徑，感到失落、疲累，或者氣餒，都是常見之事。你可能會想就此撒手放棄。但這時如果有一個善良、有耐性的人出現，握住你的手，對你說：「我知道你不好過，來，跟著我，我會帶你找到你的方向，」那麼，原先令人沮喪的小徑會變得比較易於駕馭，旅途也不再那麼令人恐懼。就我大多數時候的大學生涯而言，肯尼．柯林斯就是那個人。他絕不容許作業遲交，因此我被迫要全心全意在時限前完成報告。當我陷入困境，他會引領（而非驅策）我去發現我想表述的事物內涵。隨著時間流逝，他愈來愈像是一位益友，而非僅是良師。他也常要求我讓他閱讀我為其他課程所寫的作品，溫和地指出我偏題之處，或者提出另一個可供探索的方向。偶爾，他甚至會讓我閱讀他的作品，並專注聆聽我的意見，且給予真正的重視——這對我來說，實在是無上禮讚。

肯尼、瑪姬，還有我經常與派特一起出去——派特是另一個英文系的研究生，有著超群的幽默感。我們幾人週間一起待在圖書館，到了週末晚上，如果不是在肯尼與瑪姬那裡，就是待在派特的公寓。我們會辦晚餐派對（其他人都會烹飪，這對我來說實在令人開心）、一起聽音樂、討論各自研究的領域以及我們的朋友，然後大部分時間都在開懷大笑。啤酒跟葡萄酒自然是唾手可得，不過我很快就確定（就如同我與毒品的一時心血來潮）自己不喜歡喝酒。我既不喜歡酒的味道，也不愛它伴隨的熱量，尤其不愛喝了酒的感覺，無論是喝酒的當下或隔天早上。此外，那時的生活若能以一顆清醒的頭腦去感受，似乎會更為愉快。

我從來就不是一個動輒傻笑的女孩，可是跟這群人在一起的大多數時刻都讓我覺得心情輕鬆愉悅。而因為我覺得派特不管說什麼都超好笑，所以事實上要笑癱也不難。當派特看我笑成這樣，她同樣也會笑翻。這件事開始成為一種遊戲，尤其在公眾場所，藉此事來讓我們出身南方的親愛紳士朋友感到尷尬。我們會哈哈大笑，咯咯傻笑，故意搗蛋出洋相，就是不表現出淑女的樣子，看著瑪姬浮現輕微的尷尬神情，肯尼則是滿面通紅。

「你們現在可以停了吧，」他會在餐廳裡用細不可聞的音量說。「大家都在看我們了。艾倫，派特，停了吧，這真是太過分了。」不過，他看來愈是困擾（也可能是假裝的），我們就笑得更厲害，直到快沒氣了才停。像這樣跟好友一起放鬆還有故意搞笑對我而言是一種妙不可言的自由，也是我少有自覺的時刻。

在我大四那年一開始，肯尼（那時已經完成研究所學業）收到了一個很好的大學教職邀約，不過，並非來自范德比爾大學。我不但未能為他開心，反而感到心碎。更糟的是，我一整個陷入恐慌。派特也完成了研究所學業，即將離開校園。雖然我還有其他朋友，雖然我在哲學系找到了屬於自己的獨特位置，但是跟肯尼、瑪姬還有派特相聚的時光才真正令我有回家的感覺——對我來說，他們幾已成為家庭一般的存在，而且往往比我的原生家庭更加包容。在那時，他們當然是更加理解我。可是如今，一切都要結束了。一旦沒有他們的友誼，沒有那些笑語，沒有肯尼給我的那些指導與智慧，我該怎麼繼續下去？

當然，他一如以往盡其所能用他冷靜又關懷的態度再三向我保證，告訴我我的能力絕對可以成功完成大學學業，綽綽有餘，而且我們一定會保持聯絡。我們的生命會出現改變，但友誼不會；與此同時，還可以打電話，也可以寫信，當然也可以在放假時造訪彼此。

在我腦中，有一部分確實把肯尼所說的聽進去了，也相信了。但另一部分的我，則止不住內心的顫抖。在白天我狂亂無章，到了夜晚則難以成眠。很快地，我的行為開始跟混亂失序的大一那年一樣——又開始過於大聲，難以自制，淨幹些衝動的蠢事，冒沒必要的險，我的笑聲也很快就升級為全然的歇斯底里狀態。我自己也注意到有那麼一兩次，人們用警戒的眼光盯著我看。**讓他們去吧**，我想。**我無所謂**。**反正一切都會爛在地獄裡**。

肯尼與瑪姬從范德比爾大學開車離開那天，我無法自制地哭泣了幾個小時。接下來數週，我欠缺精力，難以聚焦。我不斷想像在校園看見肯尼，就在我眼前的人群裡，或者就在樹蔭下。但當然我很清楚，那不過是海市蜃樓。生活繼續前行，但是並不容易，後來那一整年在校園度過的時光，我從未停止想念他，從未忘記他的缺席，以及他為我人生帶來的情感秩序也已缺席。

隨著畢業時間逼近，我知道我必須做出某些決定。四年來，我保持完美的學業紀錄；事實上，我被提名為畢業班致詞代表。雖然我並沒有義務非在畢業典禮代表致詞不可，不過這代表著我會被叫上講台，當眾介紹，接受掌聲，而這些讓我心裡五味雜陳。一方面，我為自己的成就被大家認可而感到驕傲，但另一方面，除了不愛出風頭之外，我尤其受不了其他人盯著我看。再加上，我自己已經因為未來近在眼前（且實際上必須為此做出計畫）這件事而感到驚惶失措。未來，代表改變，代表不確定——無論是哪一個概念，都從未讓我覺得安適。我持續感到強烈的不安，就好像我足下的大地快要開始位移。接下來一定有事會發生，可是，是什麼呢？

在修習哲學的過程中，我曾經深入探究亞里斯多德的著作，而且不斷為之驚豔——遠在兩千年前，他就已經巧妙地分析了人的人格，並且深入討論我們至今仍在不斷辯證的道德與倫理議題。我在學期間修了足夠的希臘文，好直接閱讀亞里斯多德的著作原文，因此也決定更加深入地研究他。於是，在諮詢過我的學術指導教授之後，我決定申請牛津大學的研究所。有兩項獎學金足以達成我的願望：羅德獎學金，以及馬歇爾獎學金。不過這兩項的申請程序都極度競爭，而且壓力極大。

我與馬歇爾獎學金委員會的面談可說是一場災難。面談在喬治亞州亞特蘭大的英國領事館舉辦；場地是一個大型、裝飾豪華精美的房間。我們大家圍著一張圓桌，坐在顯然頗有歷史的高背椅上，大概總共有十個人，而其中九個人正盯著我看。不幸的，在我愈趨忽略自己的副作用之際（也就是我週期性的欠缺自我照護，而這種狀況總是在壓力來臨時每況愈下），我的耳朵竟然因為耳蠟堆積，以至於幾乎聽不到其他人在說什麼。

「所以，艾倫，請告訴我們為什麼你希望去牛津大學？」他們就此展開話題。

我將我早已備妥演練過的說詞搬了出來。「以在古代哲學的傑出傳統而言，或許無他校可出牛津之右，」我說。「我熱愛研讀與思考亞里斯多德的哲學。這也是為何我會修習古希臘文的理由之一，如此一來，我就能透過原文去理解亞里斯多德。以古代哲學來說，我想我大概無法在牛津以外之處獲得更優秀的教育。此外，在一個全新的文化中生活，也肯定會是一場令我心智開展的體驗。」對，就這樣，我想。每個字都正確無誤。但與此同時，我的頭腦也因焦慮而嗡嗡作響：**我這樣說話夠大聲嗎？還是太大聲？我有正確地聽進問題嗎？**

在他們的問題與我的答覆之間，是漫長的沉默；在我發言後，隨之而來的則是更長的靜默。我們的聲音彷彿在空間中迴盪。某人咳嗽；另有某人移動座椅，椅子隨之發出聲響。我是不是讓他們覺得無聊了？

有個我確定沒聽錯的問題，是他們問我對我物理課程的想法。而我態度輕浮的答覆，正足以顯示我當時嚴重缺乏對情境的判斷力：「這物理課輕鬆到爆！」

會議中的一位女性問我，「自從婦女運動開始後，你的人生有沒有發生任何的變化？」我沒有停下來思考或反思房內女性們的過往歷史——意思是，她們可能經歷了哪些事才有今天，她們的人生可能必須面對哪些掙扎奮鬥——在這樣的狀況下，我快速地回答了不，我沒注意到人生出現什麼變化。事實上，我確實未曾遭遇過任何本於性別的歧視。之後，以一種簽署高中畢業紀念冊的態度，我歡欣地祝所有女性：「所做的努力都有好運！」又是一段長長的靜默。

顯然，這次面談已經結束。接下來，大家彼此禮貌性地交換了一輪感謝與再會後，我以一種尷尬的方式離開會場，對於他們對我有何想法或者我有多大機會獲選，茫無頭緒。不悅。絕望。他們哪有什麼理由要去支持像我這樣的一個大外行？

還好，羅德獎學金的面談則進行得比較成功，感覺幾乎像是先前的馬歇爾獎學金面談幫我做了一場正裝排練。問題都差不多；而這次我的答覆感覺則是比較駕輕就熟。**我聽起來很好**，我覺得。**聽起來很好**。不過，當我被問及有沒有參與任何運動時，我的判斷力又迅速走偏了——我耍著小聰明答道，我主要的運動就是每天把六十根香菸舉到嘴邊。話一出口的剎那，我就知道犯了大錯——這跟在一個優雅茶會裡大聲敲鑼沒有兩樣。依據後來面試官的書面紀錄顯示，要不是我生命中完全欠缺體育類的消遣，他們原本會讓我進入下一輪面談。

運氣頗佳的是，無論是我的尼古丁惡習或者拙劣的會話技巧，都沒有對馬歇爾獎學金審查委員會的決定造成不利的影響。大出我意料之外的，我申請到哲學學士（B. Phil.）學程，也就是哲學系的研究學位[10]。馬歇爾獎學金將會全額負擔我的學費，並以英鎊支付我在學期間的生活津貼——當時的英鎊可是強勢貨幣。如果我規劃得夠好，甚至可能還有一些餘錢。在八月，我即將前往牛津大學，成為該校基督聖體學院（Corpus Christi College）的一員。

自傲如我，想在廣受認同又不引人注目這兩端拿捏，對我而言是件充滿張力的事；也因如此，每當人們覺得我在談的是前往德州的基督聖體學院就讀時，我並不會多作說明。

10 牛津大學的哲學學士學位，本質上乃是博士前的研究學位，也就是相當於碩士學位。期間雖然曾經一度因「學士」之名容易造成外界難以理解其研究碩士本質，但後來牛津大學的哲學系仍以此一學位在哲學界具備光榮傳統為由，維持此一名稱。——譯注

# 4

一九九七年六月從范德比爾大學畢業後，我就回到邁阿密與家人共度夏季。在整趟回邁阿密的航程中，我極其焦躁不安，一方面因為離開大學而傷心不已，對於要去牛津感到害怕，另一方面也為了必須回家而感到恐懼。轉換環境對我而言一直都很艱難（我最開心自在的狀態，就是處於一個我自己創設且控制的可預見流程中），但眼前的狀況看來到了令人難以忍受的程度。范大的圖書館，校園燒烤餐廳，當地的建築物、人行步道乃至於樹叢，那些我每日都會行經之處，我終於交到的朋友，幾乎規劃好我每一分鐘的每日行程——這些都曾為我的人生賦予了精準的秩序以及可管理性，如今已然告終。就這樣，隨著夏日消逝，邁阿密浸在熱浪與濕氣中，而我的家人按著各自的行程來去，我開始崩成一盤散沙。

我盡我所能重建大學生活的規律：一早喝完咖啡後便前往公共圖書館，其後就全天待在館內，研究亞里斯多德與其他哲學家。我的哲學訓練還有某些闕漏，亟待補疏。午餐時分，我會到本地的複合式藥房，以焗烤起司三明治跟一杯咖啡簡單果腹；至於晚餐，我通常會與雙親還有弟弟們圍桌吃飯，一邊拚命維持最起碼的社交禮儀：「你今天過得如何，我還可以；那你呢，喔，我也還不錯。」入夜後，我會在房內聆聽音樂，不斷抽菸，然後繼續閱讀。沒有人會打擾我。週末家族例行出遊的傳統早已不再；弟弟們各自有自己的生活，我的父母也同樣有自己的事要忙。就算有人注意到我人在心不在的神遊狀態，也沒人說什麼。我眼前的人不會從我的外表就知道我的內在正經歷一場風暴。但是，確實正有一場風暴，而且破壞力十足。

然而，隨著我不再有例行的學術課表，最奇異的幻想開始常態性地侵入我的腦海，非常強烈，難以逃避。這些未必都是幻覺或清醒夢[11]，但極端栩栩如生，對我來說，並不容易完全與現實區分開來。這些奇思怪想會無端竄出，事前全無半點預兆，也無從理解。彷彿我原本熟悉的范德比爾例行流程不在之後，這些奇思怪想便來填補空缺，而我無法喊停。到了晚上，我甚至會有整整數個小時陷在另一個宇宙當中，掙扎著想破譯究竟我的腦袋裡發生了什麼。各種情境場景來去自如，就好像瘋狂的電影影像徹夜不斷輪番上映，但我卻無力起身離開這座戲院。我曾被冤枉指控施用毒品，為此被迫接受住院式治療處遇計畫。來自回歸行動戒癮中心的人員也在其中工作。在治療過程中我並未與任何人相處。我幾乎不說話。無論到哪裡，我只是帶著我的亞里斯多德相關書籍。職員召喚我前去，跟我說我必須開始與他人多多社交。我辦不到。我又被叫去，職員命令我開始說話。他們說，我的亞里斯多德對我來說就是根拐杖，一根我必須停止倚賴並隨身攜帶的拐杖。「不，」我哭喊道。「我不會放棄我的亞里斯多德！」職員把我的亞里斯多德搶走。我失控，撕心裂肺地大聲尖叫，在瘋狂中破壞整個辦公室。職員們拘束了我的行動。幾個人把我按在地上，然後打了九一一。救護車於是將我載送到急診室。

我開始相信我根本就不該說話，尤其不該說我自己的事。我不該要求任何東西，哪怕是請複合式藥局的櫃檯人員幫我續咖啡。許久以前的那日，曾經跟我說過我很糟的那些房屋——說不定它們原本就是對的。

還有，那個我從小女孩時期就深信一直從夜晚的窗外看著我的男人……我開始覺得他回來了，我剛剛就聽到外面有聲音……每一個晚上，當屋內一片死寂而所有人皆沉沉入睡的時分，總有那麼一刻，我聽見自己的心跳有如萬馬奔騰。我會開始冒冷汗，呼吸變得淺而急促。我那時不知道這些症狀就是恐慌症發作；我只知道我的心臟好像快要從胸膛爆出來，令我魂飛魄散。**就是這個**，我以為：**一定是我的心臟出了什麼問題**。

我跟我父母說了這件事，他們立刻帶我去看心臟專科醫師；醫師做了幾項檢查，但是沒有發現任何心臟問題。醫師說他認為我只是焦慮，他建議我先不要碰鎮靜藥品，主要是認為這類藥品或許會讓我更難專注。反正我本來就不會碰這些藥物——如果我在回歸行動戒癮中心獲得了什麼，那就是決心今後永遠不再接觸任何可能改變我心智狀態的藥物。於是，醫師改而開立心律錠（Inderal）給我，一種乙型交感神經受體阻斷劑（beta blocker），我那時認為這種藥可以讓我的心臟恢復正常（這種藥物也被用於恐慌症、焦慮症，以及神經緊張的症狀）。但我並不知道心律錠的副作用有可能導致憂鬱症狀；事實上，服用此藥之後不久，我就開始感到悲傷、嗜睡，但至少我不再覺得自己快要嚇得魂不附體。夜晚大致上變得安靜許多，我也因而能夠完成工作。

11 清醒夢（waking dream），指的是人在未入睡時卻經歷了一段彷彿作夢般的視覺意象。——編注時至夏末，我登上前往華盛頓特區的飛機；在那裡，我預計將於英國大使館與其他馬歇爾獎學金得主碰面，然後我們一行人繼續前往牛津。我不太知道應該如何應對這種場面，在總領事面前，到底要如何才是舉止合宜？我的焦慮開始不斷攀升：我不知道我要怎麼處理這件事，然後還有牛津，以及我的研究。

我的母親幫我找出該帶的衣物，這也是我最不喜歡的任務之一；衣物的選擇太多，而我永遠無法拿定主意，光是試圖想像我會在哪些場合穿上這些新衣服，就讓我感到焦慮。絕大部分而言，我們從 L. L. Bean[12] 的目錄上訂購了毛衣及不錯的褲裝，還為了正式場合買了兩三套含上衣的套裝。我還需要大衣與西裝外套，以及不是運動鞋的正式鞋款。說不定，我也需要一把傘，畢竟我要前往的是英格蘭。不知為何，前往英格蘭讀研究所，擁有正確的物品似乎有種整頓好自己所需鎧甲的感覺。

在華盛頓特區舉辦的相見歡會面，如同一陣輕霧般掠過我而去。才剛介紹完彼此，轉身我便已忘了所有人的名字，雖然我很欣慰地看到幾乎每個人的緊張程度似乎都與我不相上下。當然，聚會總有聚會的規矩，使我大感慶幸的是，我竟然沒有違反任何一條；至少以我自己所能辨別的狀況來說是如此。在那之後，大家就各自啟程前往牛津。

雖說有共通的語言，但英國與美國基本上是兩個差異相當大的國家，此事眾所周知；其中最大的差異或許就是傳聞中的英式矜持。許多對美國人而言非常自然的日常對話主題，在英格蘭根本就是完全越界；進入新環境不久，我就完全領略了這一點。某日，我隨口問了一位英國朋友假日打算去哪裡度過，結果他看來竟頗為震驚。後來我才知道這種問題根本不該問，因為這類提問的答案有可能揭露個人的階級背景。像邁阿密這種陽光普照、開放，帶有拉丁風情的地方，就算融合了范德比爾大學老南方式的優雅，相較於牛津那樣更具歷史感且更彬彬有禮的地區，仍然猶如兩個截然不同的世界。舉例來說，每當我們去消費購物，付帳的時候，這裡的櫃檯人員絕不會說：「歡迎再度光臨！」或「祝您有美好的一天！」我時常在離開商店、雙臂還夾著剛買的食物或整包物品時，一邊思忖我是否做錯了什麼，才讓店員這樣冷淡地打發我。難道，我這一天過得如何，對他們而言一點也不重要嗎？

天氣轉涼，陽光日趨黯淡，日照時間愈來愈短。讓我原本已經昏頭轉向的新生活更加沉重的，是這個與我取得本科學位之處全然不同的教育體系。牛津大學的課程系統包括了選修課、校級演講與研討會，再加上每週至少與導師或指導教授進行一小時或更短的單獨會面。至於資格考則是在兩三年之後才會到來。在這個每週一次的導生會之前，學生必須事先閱讀幾篇論文，然後提出一份報告，導師再針對學生提出的報告給予評論。我已經習慣了每四個月左右產出兩到三篇的長篇報告，而不是每週提出一篇短報告。我實在難以想像自己該如何才能辦到這件事。

在這裡，我交到一位同樣來自美國的朋友，一位名為琴（Jean）的女性——她在倫敦念書，而我們是因為在英國大使館洗手間裡一起透氣抽菸而結識。身材高挑（跟我一樣高）且纖細漂亮的琴，

12 美國一家知名休閒衣物廠商。——譯注

一直到遇到她的醫師未婚夫理查之前，都還在準備護理師考試，但理查後來鼓勵她回到學校去完成大學學位。她的表現出色，最終也贏得馬歇爾獎學金，前往倫敦的大學學院（University College in London）攻讀語言學。琴是一個溫暖可親的人。我很喜歡她，而她似乎也覺得我不錯。不過，她在倫敦，而我在牛津；雖然我們每週大概會通話一次，但她畢竟身處一小時車程之遙的他方。

我不時會跟宿舍內的另外一位女性小聚。她來自加拿大，一開始我們的友誼看來前景不錯。不過後來我發生了一件事——在暑假之前就已經開始——因而也影響到我們剛萌芽的友情：我發現自己說不出話來。是字面意義上真正地說不出話，我腦海中的想法沒有辦法以語言的形式從我的口中說出。我們的晚餐對話愈發單向化，最後我幾乎全程只能假裝自己嘴巴塞滿食物無法說話，用點頭的方式表達同意，然後掙扎著用面部表情表達我的想法。友誼逐漸流逝。

我也無法透過電話與我在美國的家人或朋友談話——因為我認為越洋通話實在太貴，因此被人「禁止」通話。不過，是誰禁止的？我實在說不上來。我只感覺似乎就是有某種模糊不清卻又絕對不可違逆的規範在禁止這件事。當然，我的家人想必會樂意支付越洋通話費，問題是，我自身扭曲的判斷力說我既不配花錢在自己身上，也不配讓別人花錢在我身上。此外，我的話語根本就不值得入他人之耳——至少我當時的心智是這樣告訴我自己的。**講話是不對的。講話代表你有什麼要表達出口。我沒有什麼好說的。我什麼都不是，不配。講話會占用時間與空間。你不配講話。給我閉嘴。**抵達牛津後的幾週內，我所表達的話語幾乎都只剩下單音節的字詞。

隨著我愈發孤立，我行走在街上時開始喃喃自語並做出各種手勢——以前，無論是在范德比爾大學或在邁阿密過暑假的最糟狀態，我都還不至於如此。當我聽見自己發出的聲音，我既不覺得受到干擾，也不訝異；不知為何，這樣反而讓我鎮靜些。似乎透過這種方式，我得以在自己與經過我的路人之間隔出一段合理的距離。而奇妙的是，這竟然給了我一種撫慰之感，如同緊抓住一條陳舊的破損毛毯撫慰了一個飽受驚嚇的小孩。因此，在我腦海以外全無參考點（朋友，熟悉事物，在學成就與表現）可循的狀態下，我開始全然沉浸於自己的腦海之內。

那些栩栩如生的幻象一路跟著我飄洋過海，來到英國。我的醫師發現我獨自蜷曲在角落。他要我去跟這個獎學金計畫裡的其他人互動。我不想去。於是他們逼我進去一個有其他人的房間。我必須要跟他們交談。一個男性自我介紹，「嗨，我的名字是強納森。」我沒有回應。「你的名字是？」我還是沒有回應。「你也是這裡的學生嗎？」我喃喃自語了些什麼。我的醫師走過來，鼓勵我跟這個年輕人交談。我開始尖叫，在房內狂亂奔走。幾個助手以強力將我制伏。

究竟孰真孰假？我根本解讀不出兩者有何不同，而這種狀況令我精疲力竭。我無法集中心神在我的學術工作。我無法理解我正在閱讀的文獻，也完全跟不上演講課程的進度，而我當然也就無法寫出任何有意義的作品。於是乎，我只好隨手塗寫一些無意義的東西，單純只是為了每週導生會的時候有東西可交。可想而知，我的導師感到非常困惑。

「薩克斯小姐，我無法接受這個。」他說。他並沒有生氣，也並不冷漠，反倒像是某種程度的難以置信。「我想你應該可以同意吧？」他問道。「因為，嗯，你所提出的這個作品，完全沒有任何說得通的地方。」

我呆呆地點了點頭，感受著我身下與身旁所環繞的硬木椅。我幾乎無法從口中擠出幾個音節。

「是，」我說。「是的，我知道。」我只是不知道該如何是好。

琴，我住在倫敦的前護理師友人，從我們在電話中的交談裡感覺到有什麼非常不對勁。我告訴她我只是因為該交的作業做不出來，但很顯然我所說的其他內容，或我說話的方式，讓她察覺到我正因為自傷的念頭所苦。在一次通話中，琴溫和地建議我去找個醫師討論一下是否要尋求精神科醫師的協助。

「喔，不，」我說，試著強加一些輕鬆感在我的音調裡。「我又不是瘋了或怎麼了。我只不過有點……卡住。」同時，在腦海內進行的是另一場對話：**我是壞，不是瘋。就算我有病（而我沒有），我也不配尋求協助。我是什麼東西啊我。**

幾週後，琴的未婚夫理查到了牛津。身為一位神經科醫師的理查，比我跟琴都來得年長些，而且給人一種不嚴自威的氣息。他似乎本能地可以理解，對這個世界的某些人而言，一名學生的身分可能比一位在職的專業人士更加艱辛。他的存在一點也不帶威脅性，令我感到心安；事實上，他出眾的身高與超群的體重，讓他的外表看來就像一隻巨大又慷慨的泰迪熊。

「琴跟我很擔心你，」他靜靜地說。「我們覺得你的狀況很不好。不介意的話，讓我問你幾個問題好嗎？」

「我沒病，」我回應道。「我只是不夠聰明。不過如果你要問，好啊。你問吧。」

「你會覺得情緒低落嗎？」

「會。」

「日常活動無法為你帶來樂趣？」

「對。」

「晚上睡不好？」

「對。」

「沒有食欲？」

「對。」

「上一個月你的體重掉了多少？」

「大概快七公斤。」

「你覺得自己是壞人嗎？」

「沒錯。」

「你說說看為什麼。」

「沒什麼好說的。我就是一坨屎。」

「你有傷害自己的念頭嗎？」

我在回答之前稍微停頓了一下。「有。」

理查接著又問了更多問題；我每一題的回答都是肯定句。駑鈍如我，這時也不難看出他臉上的警覺。

「你需要立刻去看精神科醫師，」他以一種慎重的語氣說道。「你需要服用抗憂鬱藥物。你有危險，艾倫。」這件事真的很嚴重，他解釋道。我不能再拖下去了。

我對理查跟琴的關切表示了感謝之意，並且告訴他們我會仔細考慮他們所說的一切。可是，我並沒有被說動。

吃藥？讓某種化學物質進入身體，就這樣渾噩度日？不，那是錯的。那正是我在回歸行動戒癮中心學到的，而我也這麼相信著。父親的聲音籠罩著我：**振作起來，艾倫**。絕對不能用藥——一切操之在我。雖然我沒什麼價值。**我沒病。我只不過是壞掉，有瑕疵，愚蠢，又邪惡而已。說不定，只要我少開口，就不會四處散布這些邪惡了。**

接下來的每週研討會我又需要提出另外一份報告，但我沒辦法寫。急如風火地熬了一整夜，不過就生產出三四頁的全然鬼扯。一堆有形無神的廢話。垃圾。不過，我還是把它大聲讀了出來，眉毛抬得老高。但現場沒有任何笑聲，只有沉默。我在我的牛津同儕面前把自己徹底羞辱了一番。**想方設法來到牛津，結果一敗塗地。我是一個壞人。我根本死了活該。**

突然間，如同我了解自己人生中一切事物那般地確定，我了解了這件事：如果我試著自戕，我就會成功。理查的話語重新回到我腦海裡，但這次我真的聽進去了：我**已然深陷危險**。這真的很嚴重。我有可能就這樣死掉。然後，許多人——我的父母，弟弟，朋友，那些我容許自己真切喜愛的人們，他們必然會深深受傷。無論我深受多少苦痛，無論這份結局可能對我流露出怎樣隱約的吸引力，我都不能把這種痛苦帶給那些我愛的人，還有愛我的人。

該怎麼脫離這個局面，眼下已經沒有多餘的時間容我慢慢想像、沉思、籌謀劃策。我致電強森醫師（他是我剛到英國時被分配到的一般科醫師），然後要求緊急當日約診。

一到強森醫師的辦公室，我便告訴他我感到憂鬱。他問我原因，我艱難地以單音節答覆，對此，他向我再次保證，只要我覺得有需要，隨時可以來與他談話。他看過因壓力而感到焦慮的學生一定多如過江之鯽，或許我只是另一個這種學生。

「我想我需要看精神科醫師，」我說。

「我覺得我可以幫上你的忙，如果你願意的話，」他說。我已經好幾天沒睡了，也沒洗澡更衣，連我自己都知道我看起來一定一團糟，為什麼他看不出來？他的警覺性為什麼這麼低？他看不出來嗎？他不知道嗎？

強森醫師開始問那些理查問過的問題。我感覺悲傷嗎？我是否對生活中愉悅的事物失去興趣？我的睡眠狀況與胃口如何？雖然我對這些問題的回答跟我回答理查的並無二致，不過強森醫師看來並不怎麼擔憂。接下來，他問我，我是否曾有過傷害自己的念頭。

「有，」我說。

「你有真的對自己做什麼嗎？」

「有。」然後我把我手上的銅板大小燒傷痕跡給他看；這個痕跡是因為我故意去碰電暖爐燒出來的。

他臉上的表情出現了微妙的改變。「那麼自殺的念頭呢？」他問。「你也想過這件事嗎？」

「有。」

他傾身靠近了些。「你打算怎麼做？」他問。

「我有一整瓶的心律錠。有朋友說這個量足以讓我死亡，」我說。雖然我已經不再服藥，我卻未把剩下的藥丟棄。我也告訴醫師，我曾經想過，是否可以藉由碰觸宿舍裡電暖爐的電熱棒，把自己電死。「或者說不定把汽油淋在自己身上，然後點火燒死自己。這搞不好是最適合的方式，因為我很爛，受苦是我活該。」然後我開始喃喃自語一些廢話——我還未曾在認識的人面前做過這樣的行為。

強森醫師叫我在診間外稍等一下，之後把我叫回診間，告訴我說他已經幫我預約好當天下午一點去瓦恩佛（Warneford），也就是牛津大學醫學院的精神科看診。

「你能自己去那裡看診嗎？」他問。

「可以。」

「你會去嗎？」

「會。」我已經窮途末路了。我的生命就掌握在自己的雙手之中，但當下卻突然顯得過於沉重，重得我握不住。

我用宿舍電話叫了計程車。宿舍的其中一名「清潔兵」（scouts；我們在牛津都這樣稱呼清潔人員）碰巧聽到我提到瓦恩佛。在她的斜眼凝視之下，我難堪到幾乎縮成一團。對，對，你想得沒錯，我就是一坨屎，我就要前往壞人該去的地方了。

當我抵達瓦恩佛，我很快就被帶到一間狹小無窗的房間，四壁都是米色。在那裡，有一位沙色頭髮的年輕女性，臉上有些雀斑；她自我介紹說她是史邁斯醫師。以行為舉止而言，她一點也不令人生畏或官腔官調，於是我試著讓自己相當程度冷靜下來，以便對她提出的問題給予足夠尊重的注意力。可是，我的頭不斷朝著門的方位抽動，就好像這顆頭要帶著我與我的肉身離開這間房一般。

我們的對話持續進行了大概有兩三個小時之久。有許多的問題是針對我的童年，有更多的問題則是針對我當下的生活。我還記得自己覺得她好像不太喜歡我。不過，在當時的狀況下，其實我頗為確定沒有什麼人會喜歡我。**我根本沒有什麼值得人喜歡的**。

最後，史邁斯醫師要我先去候診室等著。我在那邊坐立難安地待了大約二十分鐘，不斷想像接下來會發生什麼。當她叫我回診間時，裡面已經有五或六個醫師在場，幾乎都是中年以上的男性。霎時我感到一陣恐慌，如同自己被放上了箭靶靶心。

史邁斯醫師把我介紹給羅素醫師，他是會診團隊的代表醫師。隨著他持續問我問題（大部分跟史邁斯醫師早先問的差不多），我也因為他冷峻的舉止而愈來愈不舒服。他的語調中有那麼一絲故意——一種批判，一種輕蔑。他所使用的詞彙相當正式，卻不帶任何尊重，感覺上好像在說：「這裡我說了算，你只有乖乖聽話的份。」

最後，羅素醫師說，「我們希望你成為本院的患者，入住本院日間病房。」一陣驚恐（還有憤怒，主要是因為這個提議本身，還有他說話的態度）襲來，我當下立刻拒絕。我索求的是協助，不是監禁。我看著他身後的那扇門；指向出路的那扇門。出路。

「薩克斯小姐，我說的是日間病房。你晚上可以回家，睡在自己的床上。」

「不，」我直截了當地拒絕。「我不屬於醫院這種地方。我沒有瘋。這地方不適合我。」他並未因此退縮。「我們認為，你需要本院日間病房所能提供的支持與協助。」其他醫師看我的眼光，就如同我是玻璃罐內的標本一樣。

「我沒事，」我堅持道，「只要我每週可以看精神專科醫師一到兩次就行了。」

「那樣不夠，」羅素態度強硬地說。「你真的需要入住我們的日間病房。」

「辦不到！」我說，同時從我的椅子上跳了起來，盡我所能地快速衝出診間，離開醫院。我一直等著聽到身後傳來腳步的聲響，醫師們驚怒的聲音，某人大叫：「攔住那個女人！」可是這些都沒有發生。我把他們甩掉了。

當我回到大街上，一開始我搞不清楚該往哪個方向走，也沒看到電話亭可供我叫計程車。所以我就一直走。我的呼吸又深又急，心臟怦怦作響，我幾乎確定路上行人也看得出來。我又走了幾乎三公里後才終於回到我的宿舍。一回宿舍，我立刻打電話給琴與理查，告訴他們發生了什麼事。他們立刻強調我需要遵循醫師的建議。「不！」我說，隨即掛斷電話，既抗拒又害怕，同時對於接下來該做什麼完全茫然失措。

那個晚上糟糕至極。我難以入睡，躺在自己的一身汗水中。一段咒語在我腦海裡不斷重複播放：**我是一坨屎我該死**。**我是一坨屎我該死**。**我是一坨屎我該死**。時間停止了。到了午夜時分，我相信黎明永遠不會再來。死亡的意念環繞著我；我於是領悟到這些意念在暑假來臨前就已開始出現，如同我現在涉身其中的溪流裡那一泓細泉。從那時起，水位就持續在上漲。如今這條溪流已經又深又急，漸漸有讓我滅頂的威脅。

次日早晨，形容枯槁而垂頭喪氣的我，還是設法打了電話到醫院給史邁斯醫師。「我很高興你打電話來，」她說。「拜託，請你盡快到醫院來。」

那個孤獨的夜發揮了它的作用。沒有人違反我的意願將我監禁。我住院全然出於自願。如果我將成為一名精障患者，至少這件事是出於我本人的選擇，而非他人。

# 5

瓦恩佛醫院座落在綠草如茵、起伏平緩的牛津郡丘陵之間，很容易被誤認為是英國仕紳在鄉間的莊園房產之一——我當時正坐在前往醫院途中的計程車後座，即使緊張又分心如我，就算親眼看到馬匹與獵犬從草原上衝刺而過，追獵受驚的狐狸，我也不會覺得訝異。

這所醫院建於十九世紀初（一度被稱為瓦恩佛瘋人收容所），原本是為了「收容來自上流社會的瘋癲人士」所設。在那樣的年代，患者時常被施以例行的「放血」治療，因為當時相信讓壞血浮上身體表層，排出體內，就可以讓過熱的腦部冷靜下來。如果有那麼簡單就好了。

醫院的日間病房與本館分屬不同區域，位在一棟老舊而綠蔭盎然的建築內。一開始，我還預期治療計畫會像「回歸行動」一樣，有著情緒強烈、互相對峙的不同群體，還有隨時準備偵查與揭發患者欺騙手法的工作人員。不過，到醫院還不到一小時，我就知道自己處於跟以前很不同的環境。日間治療的例行流程包括了一些活動，像是團體治療、與精神科醫師個別會談、朗讀劇本與玩桌遊（大多是拼字遊戲，這遊戲我會玩但從來贏不了，因為我沒辦法清晰思考）。不過，我們大部分時候還是坐在裝潢得有些像客廳的娛樂室，在那裡談話、吸菸，或者乾脆靜靜地凝視虛空。但這不是客廳。任何人一見幾乎立刻就心知肚明：這地方是給精神病患的。

坐在角落的是個年輕人，椅子內的身軀不斷前後晃動，他喃喃自語，眼神空洞，頭髮已有幾週沒洗，前一餐的殘羹剩飯散落在身上與四周。他們告訴我，這名年輕人來自上流社會某個富有且成就斐然的家族。他的手足都在牛津就學；而他到頭來卻淪落於此。

這是我所見過的第一位精神病患重症者。他嚇得我魂飛魄散。這也是第一次我想像自己可能會病得**如此嚴重。我最後會落得像他一樣嗎？**

在瓦恩佛的日子漸次累積成一週，然後是兩週。我用了聽起來無疑非常爛的藉口，取消了跟導師的會面（話說回來，他很可能相當熟悉情緒不穩的研究生難以預測的來來去去）。學校的講座並不點名，因此我的缺席不會列入紀錄。至於課業，我相信自己研讀的進度跟得上課堂，總有什麼辦法能趕上整體進度吧……畢竟，我在醫院不過是暫時的。這就像一次重感冒，或一場流感。有什麼事情不對勁了，那就只要找出問題源頭，然後處理好就行。

每晚，我都睡在自己的床上，試著在關燈前讀點書；隔天早晨起床，我再拖著艱難的步伐回到瓦恩佛。我心想，正是此時此刻，我的人生真正開始像是活在並排行進的兩列火車上。其中一條軌道上的火車載著「現實世界」之物——我的學校課表與責任、我的書本、我與家庭的連結（直至目前為止，我仍設法透過一連串幸好很簡短的越洋電話說服他們：我在牛津的一切都很好，謝謝）。但在另外一條軌道上，則是我心智的內在運作，它們令我愈趨困惑，甚至畏怖。我拚命在做的，是讓兩列火車在軌道上平行前進，讓它們不要突然猛力朝彼此撞去。

每一天，我的思緒都變得愈發混亂。我會開口說出一個句子，然後無法記起要怎麼接下去。我開始出現嚴重的口吃，狀況糟到我幾乎無法有一個完整的想法。沒人受得了聽我說話；有些患者甚至會取笑我。我從身旁的環境抽離了，在這樣的狀態下，我會一次坐在娛樂室裡好幾個小時，不斷抖腳（不管我怎麼嘗試，我就是無法靜靜坐好），沒注意到有誰進出，不發一語。我很確信自己是邪惡的。抑或我是發瘋了——畢竟，我不是正坐在精神病院裡嗎？邪惡，瘋狂。邪惡，瘋狂。究竟是哪一種？還是，兩種我都有？

治療團隊的成員一個接一個試著勸我服用抗憂鬱藥物。這些建議令我詫異。我以為他們會鼓勵我服用一些能鎮定我的身體，或者將我的言語組織起來的藥物才是。不過，無論是抗焦慮或抗憂鬱藥物，我都堅決拒絕。**所有改變心智的藥物都是壞東西。是我太弱，只要我變強一點，再努力試試看，一切就會變好**。這究竟是我的心智中知覺清晰的那部分在說話，還是碎裂崩解的那部分？我分不出來。

某個絕望的週末，我把大部分時間花在走路上，沿著校區附近一個名喚基督教堂草原的美麗處所漫步。不過，身旁的美景對我完全起不了作用；就我而言，即使是在地底洞穴走動，我也沒有感覺。我只感到絕望，以及深切的孤立感——這種感覺似乎一天比一天更深地鑽入我體內。讓我呼吸，著實是太浪費氧氣了。突然之間，解方出現：自殺。又來了。而這次它看來像是最佳選擇。**我就將自己澆上汽油，再點燃一支火柴即可。邪惡如我，這樣的結局再適合不過**。

當我勉力掙扎回到瓦恩佛醫院，向治療團隊報告我週末散步時冒出的念頭，他們提高了風險等級。「你需要現在立刻住院，艾倫。你需要入住醫院，在這裡住一陣子。不這樣做的話，你會有重大危險。」其實不太需要別人用力說服，我對自己獨處時可能做出的行為也非常恐懼，一回宿舍房間，我就打包行李，搭上了前往精神病院的巴士。

但我搭錯車了。由於對自己身在何處、何去何從、到底該怎麼抵達那裡等等都感到一片困惑，我花了好幾個小時才終於到達瓦恩佛。

現在我具備一個優秀精神病人的所有特質了。

我第一次去到醫院日間病房時，至少晚上可以回到牛津的宿舍，所以還能不斷告訴自己我就是個學生。其後的每一天，我經常覺得自己陷於兩者之間。我究竟是精神病人還是學生？何處才是我真正的歸屬，牛津還是瓦恩佛？我的白天時間該在圖書館還是團體治療中度過？面對這些問題，那時，選擇似乎總是握在我的手裡。

但就從我入住全日病房的那一刻起，身為學生的偽裝再也撐不住了：我是一名精神病患，身在一間專門收治精神病患的醫院裡。瘋癲之人。不過，這裡的住院病房區跟美國不一樣，這裡的門沒有上鎖。**我可以隨時依照自己的意願離去**，我如此告訴自己，試著讓自己好過些。畢竟，就算我留院，也是因為我自己決定要這樣做。

全日住院程序之一是史邁斯醫師必須幫我做一次完整體檢。一開始，感受到她溫柔的撫觸，聽到她以充滿安撫力的聲音告訴我一切會沒事，我覺得相當安慰。她整個人的舉止充滿了仁慈的善意；我最後一次體驗到仁慈是何時的事情了？我都已經不知道上一次被人碰觸是多久以前了，更別提碰觸中還帶著溫柔，以及充滿情感的關懷之情。

但接著突然之間，我的心智急速扭曲：**我很容易受傷，我對攻擊毫無抵禦力，我全然暴露自己將會引來她的攻擊**。檢查一結束，就在她一邊填寫入院體檢紀錄表時，我迅速坐起，用衣物覆蓋自己，兩眼直盯前方。**只有最瘋的瘋子才會住進精神病院。我只是懶惰而已。我不夠努力戰鬥。如果我當初有認真嘗試，就不必淪落至此**。

包括我在內的大多數患者都睡在一棟大型宿舍內，每一間大型寢室約有十床左右，不過每一個病房區內還是有幾間單人房。我在這裡遇見、一同用餐並一起參加團體活動的人，跟我在醫院日間病房所遇到的那些人也沒那麼不同。其中有一位個性討喜的年輕女性，琳恩，原本是位護理師；她認為其他人停車的方式是在傳遞加密訊息給她。她有典型的英國人外表——蒼白的皮膚，淺色的頭髮，中等身高，略微豐滿。她的言談舉止易於親近，於是我們成了朋友。

琳恩與我經常繞著瓦恩佛院區漫步良久，有時會聊上數小時。她最愛的話題之一是她所服用的許多種藥物。「他們拿安慰劑給我當藥吃，」她邊笑邊說，「不是真貨！」然後她會跟我分享她的驚訝與喜悅（「這些安慰劑居然有效！」）。幾個月後，那時我跟她都已出院、回到現實世界一陣子了，我看到她在牛津附近獨行，模樣昏沉恍惚，因藥物而變得極端肥胖。

另一位患者，是一名再度回到瓦恩佛醫院的老婦人，她用一種陳述事實的態度告訴我她重複回到醫院的狀態，彷彿這並沒有什麼不尋常，甚至可能是件好事。簡單說，她去年「進來」過，離開了一陣子，而現在她又回來了。我逐漸開始理解：這裡許多患者都不是第一次入院，而是第二次、第三次了。**不行，**我想。不是我。**這是我的第一次，也會是我的最後一次，唯一的一次。**

史邁斯醫師與治療團隊的其他成員持續在為施用抗憂鬱劑提出辯護。我負隅頑抗；他們步步施壓。「艾倫，你現在的狀況不是意志力的問題，」醫師這樣解釋。「這是生物化學的問題。憂鬱症狀若未經治療，有可能會持續一年或更久——你真的想要熬這麼久嗎？只要服藥幾週你就會覺得比較好。這些藥物並不是你想的那些街頭毒品，而是一種好轉的手段啊。」

我拒絕了。「人有所好轉，也應該是因為自己致力於好轉，而不是因為服用了什麼藥，」我說。「吃藥就是作弊。」「回歸行動」中心那些輔導員的話語在我腦海中猶如洪鐘作響：**為你自己負責**。把藥丸放進嘴裡這個想法令我作嘔。就如同想到我不知怎地淪落成如此軟弱性格，還需要用藥讓自己覺得好過些，一樣地令人作嘔。「我沒病，」我抗議道。「我是壞。」

後來某日發生了某事，改變了我的想法——也改變了一切。

我往鏡子內看去。

這是幾個星期以來我第一次真正看到自己。當下的感覺就如同有人給了我的肚子狠狠一拳。**我的天**，我想。那是誰？我形銷骨立，身形佝僂，有如年齡比我大上三四倍的老女人。我的面容枯槁，雙眼空洞，充滿驚恐。我的一頭亂髮髒汙不堪，皺巴巴的衣服上汙跡斑斑。那是一張待在精神病院被遺忘已久的後端病房[13]中，瘋人的臉。

我害怕死亡，但更害怕自己在鏡中看到的映像。鏡中回望我的那名女人，有某些非常、非常嚴重的問題。我下定決心，要盡自己一切能耐，以一切可能的方式，把這個人從這裡帶出去。

剩下的選擇看來一目瞭然：不是服藥，就是死。我立刻動身去找史邁斯醫師。「OK，好，我吃你開的藥，」我跟她說，字句團塊以一種慌張而笨拙的方式掉出來，幸而她聽得懂。她對我報以微笑。

「喔，艾倫，我實在太開心了，」她說。「這樣對你最好，你會知道的。」

然後她跟我說她即將出國一段時間，這段時間內愛德恩．漢米爾頓醫師會是我的新任主治醫師。隔天，我跟漢米爾頓醫師進行第一次會面。而且，我終於第一次服用醫師處方開立的精神藥物──安米替林錠（Amitriptyline），一種抗憂鬱劑。每日三次，醫院鐘聲準時響起；每日三次，我與其他患者一起排隊領藥。

安米替林最顯著的副作用是鎮靜──幾乎是立刻，我的語速變慢，激躁情緒減輕，整個世界猶如以慢動作運行。此外，我永遠感覺口渴，也老覺得頭暈。雖然感到諸多不適（以及惱怒於自己的心智運作如此緩慢），我依然下定決心要貫徹始終。好消息則是我馬上開始能夠整夜安眠，而我甚至記不得上一次我能睡上整晚是何時了，是去年夏季嗎？

在藥物開始發揮藥效後的第一次療程之際，漢米爾頓醫師問我感覺如何。我提到那些副作用，然後稍微思考了一下。「奇怪的是，我比較不憤怒了。」我告訴他。

13 後端病房（back ward），六、七〇年代常用的精神科用語，指的是精神病院後端比較無人聞問的病房，裡面入住的都是沒有希望出院的重症精神病患。──譯注

「那很有意思，」他說。「真的。」

直到那一刻之前，我從不曾理解我有多少憤怒，而且大部分都是衝著我自己來的。就如同我過去一直在背上扛著一個巨大的沙包，如今裡面的一些沙子（雖然只有一些，但是有）已經流瀉出來了。隨著我的負擔略為減輕，或許另一項艱辛的工作才得以開始。

我立刻就對漢米爾頓醫師產生了信賴，他很討人喜歡，就不提長相也很好看了。他的母親是外籍人士，因此無論外表或行為舉止，他都不是我想像中的那種典型英國人。相較於我在牛津所遇到的人，他看來更加開放也更為可親。他談笑不費吹灰之力；用朋友的口吻跟我說話；看來似乎也關心我的狀況。無論討論的話題可能有多艱難，我開始期待跟他的約診。這是與人類交流的機會，而我對此渴望已久。

漢米爾頓醫師在聽我描述各種負面思緒與感覺時，並沒有對這些展現出太多想要理解的興趣，反而只集中在我可以如何讓這些負面的東西消失。他完全著眼於我的現在，而非深入挖掘我的過往或無意識——也就是說，我們可以如何讓「目前」的事態發展得更好，以及我能用什麼方法漸漸脫離憂鬱症的掌控。他提出一些簡單而具體的建議，像是透過手寫清單與時程表，好讓自己維持在正軌上，同時避免被眼前必須進行的待辦事項（還有那些我一直忘記做的事，像是洗衣服）給淹沒。

他所建議的方式與我參與的日間活動小組搭配得剛剛好，小組也鼓勵我去完成小事，舉例來說，在拼字遊戲當中想出一個好字，或者在用餐前幫忙擺設餐具——這些簡單的成就在我過去看來一直都是理所當然，但現在完成這些事情卻令我感受到某種掌控，甚至驕傲。

我崇拜漢米爾頓醫師，我願意**為他**做一切可以讓自己好起來的事。佛洛伊德早在二十世紀初就已發現這種現象，並將之稱為「移情（transference）治療」。正如同身懷一顆蘋果的女學生般，我也熱切希望改善自己的心理健康，將它擦亮，以此獻給我那出色的好醫師。

才過了一週，我就告訴漢米爾頓醫師我想快快出院。再經過一週以後，我堅定地宣告我已經正式準備妥當，可以離院。

「你確定嗎，艾倫？」他問道。我聽得出他語氣中的疑慮與真心的關切。「當你因為疾病接受治療，身處醫院之中並沒有什麼好覺得羞恥的，你知道吧。」

是，是，我確定得很。「我要回去繼續我的研究，」我說。「可是，一旦我出院，你還願意繼續看我的門診嗎？」

當他終於說出他尊重我離院的意願，也願意繼續看我的門診時，我滿心感激。不過，治療團隊的其他成員都表現得很擔憂。護理人員盤問我之後的計畫，關於我對離院後的生活所抱持的期待，也提出警告。「萬一你得回來這裡，千萬別覺得不好受，」他們說。「有時候就是會這樣。」不，對我來說不會。

入院後不過兩週，我就出院了，回到我的宿舍與日常的學術工作中。只要有人問起，我都說我之前度假去了，並說我很期待新學期的到來。我原本的導師已經去休學術假期；令我欣喜的是，新導師看來樂意跟我有更密切的合作。我的手提包裡隨身帶著漢米爾頓醫師的名片，上面加註了次週看診的時段。一切都將會好轉的。

到了我與漢米爾頓醫師的第二次約診，也就是我服用安米替林四週之後，我們兩人都覺得顯然藥物確實發揮了我原本預期的功能。我的情緒好了些，比較少感到悲傷。雖然在身體方面沒有達到我想要的活力，但我確實感到心智更加清醒，更能聚焦，自殺意念幾乎消失殆盡。我開始得以享受日常生活的愉悅——食物於我又是美味的了，戶外的空氣，甚至是英格蘭典型的雨天對我來說也感覺美好，更重要的是，我又可以專心了。

有一晚我極為驚喜地發現，自己已經閱讀一本艱深的教科書長達三小時未曾中斷，沒有一次必須停下來重新開始試著解讀文本與意義，因挫折而抱頭哭泣。不，這次我**辦得到**。慢慢地，隨著我四處走動，我也開始與宿舍及校園內的人交談。我參加了幾項學院活動，甚至還出門吃晚餐。好像全部都重新回到常軌——我起床，出門，學習，與人對話，別人也與我交談。我吃飯，工作，睡覺。都是簡單的生活愉悅與目標，一切看來都辦得到。儘管我過去在回歸行動戒癮中心受到那樣的「訓練」，但我開始有了不同的想法：或許藥物到頭來對我還是有些可以幫得上忙的地方？

一整個學期非常順利地過去了，簡直令我難以置信。我的確跟上了指定的閱讀進度，最終還產出了七份報告，讓我的導師印象深刻——學期末他為我的學習紀錄寫了一份非常正面的評鑑。我與漢米爾頓醫師的門診也進行得相當順利。他給我的簡易「家庭作業」，像是每天早上準備好本日行程表並按表操課，我都能毫無困難地完成；到了晚上，我則是以古希臘文閱讀亞里斯多德的《形上學》。我既是精神病患也是學生，在兩種角色間完美平衡，按照自己的步調處理事務。

然後，隨著學期即將終了，我突然變得磕磕絆絆。奇怪的是，我無法順利完成期末報告。我已經讀過所有指定教材，但就是想不出要說什麼。我起了一個又一個錯誤的文章開頭，最後還是只能把紙揉成一團丟到地上。第三句，第二段，第四頁——沒辦法；我就是無力把這些點連成線。這種事對其他人來說可能只是一項小挫折，一個輕微的寫作瓶頸，透過休息一兩天、看場電影、喝杯啤酒之類的改變就可以調整狀況——卻令我狂亂恐懼。我又走上回頭路了嗎？漢米爾頓醫師跟我不是解決它了？安米替林不是已經搞定狀況了嗎？還是這一切都是某種化學把戲？我實在很想拿頭去用力撞硬的東西。只要想到要跟導師討論我的期末報告，就讓我無法克制地啜泣。**我沒東西可以講。我是個輸家。大家會看穿我的蠢，還有瘋——不過是遲早的事而已。**

瓦恩佛的治療團隊曾試著警告過我，說我還沒準備好出院，但我置之不理。而如今看來，我所能做的就是無助地看著手中的一切再次滑脫我的掌握。我的體重又開始下降，不過幾週，體重就掉到四十三公斤。我看起來就像慘遭酷刑的被害者。

不過，漢米爾頓醫師並沒有把焦點放在我的體重下降上面。「那是個假跡象，」他冷靜地說。「並不是真正發生在你身上的狀況。」

我感到沮喪。「可是究竟我出了什麼毛病，才會吃不下？是厭食症嗎？我快死了嗎？」

他說厭食症就是一個概括性的詞彙。「我們不會聚焦在症狀或者標籤上面，艾倫。我們要把焦點改放在如何讓你完成你的工作。就目前來說，就是盡可能多吃一點，好嗎？」

他聽來簡單的方法對我的體重減輕其實沒什麼幫助，不過我也沒有因此對他產生任何負面想法。他是如此的聰明、敏感，以及仁慈。**他比任何人都「理解」我**，我想，**所以他「知道怎樣做最好」**。剛走出他的診間時，我會暫時獲得些許的安慰——如果他是這樣想的話，那就一定沒錯吧——但是一回到外面的世界，我就狠狠撞上現實的高牆：一切都往糟到不行的方向發展。我開始自言自語：**我是個爛人，我活該受苦。大家都在議論我。看看他們，他們都盯著我看。他們都在講我**。就現實的可能性而言，至少大家議論我的那部分，有可能不是我的偏執發作。就我的外觀而言，大家確實很可能會對我議論紛紛。

這段時間以來，我從未跟父母提過有關我生病或住院的事。我不想讓他們擔心；更重要的是，我不希望他們看不起我，認為我是某種軟弱或瘋狂的失敗者。我想修復自己，而且我不希望我的問題以任何方式滲入他們的生活。可是藏匿這個祕密的時間到了盡頭。他們已經告訴我他們即將去巴黎旅行，理所當然，他們期待我會加入這段旅程，共享這段光陰。

儘管我瘦成一把骨頭，害怕得連自己的影子都能嚇到自己，幾乎拒絕與人交談，而且到處喃喃自語，我還是希望他們不會注意到。事實上，這就是我判斷力低下的跡象，我竟然相信我可以成功瞞過他們的眼睛。我們一碰面，他們震驚的表情就讓我知道這一回我是躲不掉了。

無論如何，在我父親終於來敲我房門要求「談一談」之前，至少還有四五天的愉悅時光假象。

「你母親與我非常非常擔心你，」他說。我能聽得出他聲音當中的緊張，也看得出他努力讓表情保持相對冷靜。「我們試過給你幾次機會告訴我們究竟發生了什麼事，但你閉口不提。我們實在是太擔心了，艾倫，根本夜不成眠。拜託你告訴我究竟發生了什麼事。」

我深吸了一口氣之後，直球對決。「很抱歉我沒有跟你們說，」我說，「過去這一年間我得了憂鬱症。」

我在他臉上看到的是鬆一口氣的表情嗎？這讓我不禁尋思，過去幾天他跟我母親到底都想像了些什麼。他們每晚都在房裡討論我的事嗎？「你太瘦了，」他說，「我們還以為你得了癌症。」

「不，」我說。「只是憂鬱症而已。」

「他們怎麼治療憂鬱症呢？」他問。「你有在接受治療，對吧？」

來了。「我有到精神病院就診。」

他停頓了一瞬。「他們有給你開藥還是什麼的嗎？他們現在不是已經有治療憂鬱症的藥物了？」

「有的，」我告訴他。「我原本拒絕服藥，但最後還是吃了，藥物也確實有所幫助。」

沒錯，就是那個——我看到的肯定是鬆一口氣。「走吧，我們去跟你母親說。」

我們往他們的房間走去，一路無語。

我母親坐在椅子邊緣，看起來顯然是在等候某種噩耗，某種無疑關於我大限將至的消息。當我告訴她實際上我怎麼了（雖然比我告訴父親的版本更精簡），她一開始還是對這消息感到驚慌，但聽到藥物治療的時候就放鬆了。確實出現了問題，然後也出現了解方，現在問題解決了。討論結束。每個人的隱私與尊嚴依然完好無損。那麼，等會兒要去哪裡吃晚餐呢？「艾倫，你真的得多吃點。」

我們之間所發生的事沒有給我什麼安慰或紓解，但至少我最糟糕的想像並未成真。他們並沒有與我斷絕關係，也沒有說我是個輸家，或者因為我必須服藥而指控我脆弱。事實上，他們很慈愛、很關心，也支持我。可是，對我而言，我是如此令自己失望。那我又怎麼能不令他們失望呢？

這趟巴黎之旅剩下的幾天裡，我父母拚命逼我吃東西。來吃一口這個，嘗一口那個。我則是盡可能貌似愉悅地吃一小口這個，假裝嘗一小口那個，但事實上我持續在抗拒。我很爛。食物是給好人吃的。**我挨餓是活該。我受苦是應當。飢餓於我而言正是一種適切的折磨。**

等我從巴黎回到牛津時，狀況變得更糟了。我自覺有必要回去找我的第一位導師，因為他是牛津研究古哲學的第一把交椅，而我想跟最菁英者學習。但這根本就是一場災難。他擺出一副充滿距離感的態度，甚至可說是輕蔑；在我看來，他對我的評價極低。我覺得絕望。我無法專心。我沒有寫作產出。我難以入眠也無法進食。我連澡都不洗。

我喃喃自語的時間愈來愈長，在牛津街道上惶惶不安地走來走去，想像著人們會如何對我議論紛紛。我一邊走在路上，一邊把發生的事一件件對自己講述：**現在她正在街上行走。她醜斃了。大家都在看她。人們不值得信賴。要小心。要警覺。他們會傷害你。那個男人的臉剛剛變成怪物的樣子。隱藏你自己。別讓人看到你。**

其中也夾雜著幻想。

漢米爾頓醫師發現我在床上，骨瘦如柴且困惑不已。我已經幾個星期都下不了床了。他很溫和地與我再三確認他可以幫助我。我想要相信他幫得上忙。他協助我下了床，但是即便有他協助，我依然幾乎無法行走。我太虛弱了。我就是個弱者。

自殺意念猛地奔湧回來，伴隨著我將如何確切執行計畫的強烈幻想。投河自盡。自焚。我特別受到後者吸引，畢竟，我就是一名女巫，將我綁在木樁上焚燒好像特別合適。這是我唯一應得的。

同一時間，我告訴漢米爾頓醫師在我腦子裡一部分（還不到全部）的想法。他既然已明確表示他不希望再去深入挖掘我的黑暗面，而我又仍如此急於討好他，那我如何能告訴他如此醜陋的事？**請喜歡我；請願意幫助我。請不要覺得我令人作嘔。**他持續敦促我多吃一點，然後暗示（又或者是依照我的請求，我如今已記不清究竟是什麼）或許需要重新審視目前的處方。說不定，讓我淪落到這步田地的根本就是藥物，而不是我自己。

當他宣告我不該對他過度依賴，因為現在正是時候把約診時程調整為**隔週**一次的消息時，我幾乎沒有時間去消化這份可能性。

我嚇壞了。我需要更多治療，而非更少——哪怕深陷我最差的狀態之中，這一點我還是清楚的。同時，我也感到困惑無比：實際上他等於把我們看診的時間減半了。這算是拒斥嗎？我讓他很失望嗎？最後，漢米爾頓醫師終於解釋：他要輪調了。從下個月起，他會被調動到醫院內的另外一個單位。所以，這消息其實比我想的更糟：他根本再也不能幫我治療。

我試著緊抓住他解釋中的邏輯，但感覺只有失落。上一次引領我從黑暗的叢林中脫身的，正是漢米爾頓醫師，但現在我該如何走出叢林？等到下一次回診，我已經嚴重惡化；我幾乎無法講話，也無法直視他的眼睛。

數年之後，當我從瓦恩佛取得我的病歷，我讀到了漢米爾頓醫師當天看診時所寫下的：「看起來狀況極糟。」

他問我是否想自殺。

「對。」我再次駝身向前傾，雙眼看著地板。**別看我，別看我**。

「艾倫，你必須回來住院。現在。」

所以，在我第一次住院（當時我還抱著徒勞的盼望，希望可以快速恢復，也開始體驗「我是學生／還是瘋人」的雙列車難題）過了八個月後，我又疲憊地回到瓦恩佛進行第二次住院治療，正式成為那些「回歸」病患的一員。入院的病歷摘要總結得相當好：「瘦削，高挑，不停吸菸，流露悲哀，時而出現不適宜笑聲，看來出現身心障礙狀態。」

我恨透了我自己。

# 6

再次回到瓦恩佛，入院後漫長的頭幾個小時，我都獨自佇立在娛樂室，雙臂猶如拘束衣般緊緊環抱住自己。我的身體前後搖晃，一如母親安撫焦躁的嬰孩，我搖晃著我自己。這個動作的穩定規律充分安撫了我。形銷骨立，骯髒不堪的我，鼻息下吐出的是不連貫的喃喃音節，伴隨著不停的搖晃，時間一刻刻流逝，我在自己腦中的異想世界陷得愈來愈深。無論是醫師、醫院職員，或者其他在房間進進出出、經過房外長廊的患者，我幾乎都已無法覺察他們的存在，而我也毫不在乎。

終於，一位護理師小心翼翼地走向我，直接站在我的面前。「艾倫，你看起來很激躁，」她用一種刻意緩和過的音調說話，就好似正在接近一隻不斷咬嚙自己手腳的動物。「我希望你可以去看一下值班醫師。」

我搖搖頭，頓時房間天旋地轉。「不用。沒那個必要，」我嘟囔。「我很好。還是謝謝你。」

隨著她快速地離開房間去找醫師（顯然她不同意我對自己的診斷），我也同樣快速地朝反方向走去，到醫院的戶外庭院晃盪。時當一月，天氣濕冷刺骨，地上薄薄結了一層白霜。我只穿了牛仔褲，一件T恤，運動鞋，感覺冷入骨髓。不過，以當時的狀況來說，就算我穿了羽絨外套、羊毛帽和厚重的冬靴，大概也還是一樣冷澈心肺。

雙腿在我身下失去了支撐的力氣，我慢慢癱軟在地。就這樣，我蜷曲成一團，至少一個小時。我究竟怎麼了？為什麼會這樣？誰能幫幫我？可是沒有人來。**不會有人來的**，我想。**我毫無價值，我連自己的心智都無力控制。怎麼會有人想幫我？**最後，我自己站了起來，疲倦不堪地走回室內，跌跌撞撞地四處晃悠，直到有人領我前往就寢的地方。那晚，我完全沒看到半個醫生。

隔日，我跟一行六人的醫師團隊會面，據他們說那是入院評估程序。會面地點是在一個又大又令人害怕的辦公室裡。我在那裡看到面露微笑、以一種溫暖方式對我示意的史邁斯醫師，頓感如釋重負。接下來，盤問程序開始。

「你太瘦了，艾倫。可以告訴我們為何你體重掉了這麼多嗎？」

「我覺得吃東西是不對的，」我告訴他們。「所以我就不吃。」

「但是為什麼呢？」他們問。

「食物是邪惡的，」我說。「反正，我也不配吃。我也是邪惡的，食物只會滋養我的惡。你們覺得讓惡滋長有道理嗎？不。當然沒道理。」

又經過幾回合的問答之後，醫師們小心地向我解釋他們的治療建議。在英國，治療建議就真的只是建議而已。無論是要出院、住院、服藥、參加團體活動與否，他們從來不會強迫我，每一次的決定都出於我自己。即便在我最瘋狂的時刻，我依舊把此解讀為一種尊重的展現。當你的瘋狂狀態真的很嚴重時，尊重就像是某人丟給你的一條救生索。抓到它，或許你就不會沒頂。

首先，他們希望我回頭繼續服用安米替林，我同意了。再來，他們要我住院一段時間，至於多久，他們尚未確定。這一點，我也沒問題。以我當時鬼迷心竅的狀況，我知道我一時半刻離不開醫院。不過，當他們建議我出院之後一併從牛津輟學，接著問我是否最好打電話給我的雙親，讓他們知道我的狀況時——他們越線了。

我用盡全力讓自己的神智回來。

「我一定會在牛津大學繼續讀下去。我一定要拿到古哲學的學位。在我完成我的學術工作之前，我絕不會回美國。你們絕對不准聯繫我的雙親。」這段話比起我近幾週所能說出的東西都要連貫得多，我不太確定這段話是從哪冒出來的，但單單講出這些就已讓我精疲力竭。令人訝異的還有，醫師們默許了我的條件。

或許我本該想要，甚至需要讓我的父母知道我當時的健康情況。或許我本該感到受傷——因為從上次巴黎之行，我「坦承」了自己在病中的各種艱難掙扎之後，他們看來並沒有太注意我的健康。不過，我也沒有對他們全然坦率就是了。時居巴黎的弟弟華倫曾到牛津來探望我，但我強迫他發誓絕對不能把我的慘狀讓父母知道。每週大概一次左右吧，我會步行到距離醫院幾分鐘路程的電話亭，打對方付費電話給美國佛州的父母。那些對話總是簡短，甚至潦草，但顯然足以不讓他們產生任何警覺。我這一端的基本說詞就是：「我很好，我在牛津這裡的課業進行得很順利；那你們大家都好嗎？」除此之外，多半是我的父母在講話。通話期間，我只是靠著電話亭聆聽、在適當的時機應答，絕大多數都是單字。隨著我目睹自己所珍視的一切崩塌解體，儘管如此，我仍奮力以某種方式堅持自主權——我的**自我**。無論我是為了什麼奮力搏鬥，那都是我自己的問題；我必須要找到一種方式，在不向雙親尋求援助或造成他們不認同的狀況下，去解決這個問題。

我再次入住瓦恩佛醫院時，正好撞上漢米爾頓醫師輪調去另一個病房的時間。雖然我事先就知道分別即將來臨，但在我們最後一次診療，他向我介紹巴恩斯醫師（這位年輕女性是我的新主治醫師）時，我仍然難以遏制自己的焦慮與悲傷。「艾倫，在我離開之前會回來跟你道別的。」漢米爾頓醫師向我保證。「會來看看你，看看你的狀況。」

被轉手給取代他的人，讓這件事有了現實感──他要離開我了。雖然他跟我的物理距離不過幾間病房之遙，但他還不如飄洋過海來得好，因為他的調動讓我們之間的關係再無發展可能。更糟的是，他所親口承諾的道別訪視，從未實現過。他沒有再來。當我想到他的時候，我的心都要碎了。

跟我第一次住院不同的是，這次我完全無法參與在病院內的任何活動。那些團體活動（像是確認餐桌上的餐具擺設）以前似乎還有點助益，現在已毫無用處。我的痛苦至深至鉅，生理上與情緒上都是。我的頭、四肢，與背部都感到疼痛；我的身體與內心沒有一處不痛。我的睡眠狀況又變得極不規律，以至於絕大多數時間我都精疲力竭、無法專注──餐叉跟湯匙是擺在盤子左側或右側，對我究竟有何不同？因此，我轉而被吸引到音樂室，靠著在那裡連續聽古典音樂好幾個小時來度過。有時，有位比我年長十歲左右的過重女性，也會加入我的行列。她跟我一樣絕少說話，偶有隻字片語，都是關於她已謝世多年的母親。當她開口，內容十分單薄，她這種症狀正是精神科醫師所稱的「語言貧乏」（poverty of speech）。無論如何，我們還是與彼此共享某種陪伴；聆聽莫扎特或布拉姆斯似乎可以讓我們二人保持鎮靜、獲得安慰。在那些特別撼動人心的音樂章節，我們會彼此對望，然後相互點頭表示理解。

其他患者似乎會怕我——也可能是看到我每天把臉埋在雙手之間，他們覺得最好別打擾我。先前我在醫院日間治療第一個遇到的病人，那個來自牛津、衣衫不整的年輕男子，現在也跟我在同一個病院部門，但狀況比先前糟糕很多。他相信自己是個小嬰兒，會在餐後嘔吐，然後口中喃喃著無意義的音節。**我終究會變成那樣吧**，我想。**那就是我正在變成的樣子**。

某日，一個外表好看的中年男性入院治療，但隨後很快就消失無蹤。我後來才從醫院職員不經意的評論中得知，我的外表特別讓他不舒服。從那以後，他就拒絕待在醫院過夜；他只同意參與醫院的日間療程，但拒絕跟和我一樣的重症病人同處一個屋簷下。看來，在瓦恩佛醫院似乎有這樣的恐懼階級：病情更嚴重的病人讓我覺得不舒服，而我，則是讓病情較輕微的患者覺得不愉快。

有段時間，我跟一位名喚露辛達的女性變成朋友。她與我年紀相仿，正在對抗厭食症。醫院為她開立了行為系統的治療處方：如果她在指定期間內沒能增加特定的目標體重，那麼期滿的那一整天，她就不能下床行動。我也非常瘦，但我的醫師認為我的體重流失肇因於我的主要診斷（重度憂鬱症），而非單純的厭食症。也曾讓漢米爾頓醫師治療過的露辛達告訴我，她非常不喜歡這個醫師。此事讓我覺得相當驚奇。怎麼可能有人**不喜歡**漢米爾頓醫師呢？

我入院後一個月，醫院把我從原本的單人房轉到共居房，跟十幾個其他患者一起，並以典型英國式的輕描淡寫向我解釋：我太「專注在自己世界」，或許與其他患者一起可以讓我再社會化（resocialize）。不過，這次的轉房並未達到預期的效果，對我來說，不過就是轉移陣地到廁所裡，在廁所地板坐上許多小時，抽菸，前後搖晃身體，輕聲對自己說話。廁所還挺髒的，就跟一般精神病院的廁所沒什麼兩樣，但我無所謂。我只想獨處。如果需要坐在廁所地板、靠在噴濺了人類排泄物的牆上才能獨處，我無所謂。

曾有那麼一度，思緒在我的生命中是受到歡迎鼓勵、細細審視之物，就如同我最愛的書籍中的每一頁。哪怕只是隨意思索一些事物——天氣，未來，課堂報告要寫的主題，跟朋友碰面喝咖啡——感覺都如此簡單，如此理所當然。但現在，思緒轟隆撞上我的心智，一如某人（或某物）朝我拋擲而來的落石雨，它們兇猛、憤怒、鋒利尖銳，且難以控制。這些都讓我難以忍受，我不知該如何保護自己，也無法忍受在經歷這些思緒的時候靠近任何人。**你不過就是一坨屎。你不配靠近任何人。你什麼也不是。其他人一眼就會看出來。大家都會厭惡你。他們厭惡你，而且想要傷害你。他們也有能力傷害你。他們很強大。你很弱。你什麼也不是。**

巴恩斯醫師看來似乎為我傾盡全力。在我們診療會談時，她的態度真摯而堅決，猶如我們兩人是考古學者，一起挖掘真相。但我就是無法跟她產生連結。她的個人舉止是如此正式，帶有某種程度的疏離、甚至欠缺同情感，而顯然我也讓她焦躁——當診間裡只有我們兩人時，她看起來明顯不太舒服。我不信任她，當然也不相信她知道該怎麼治療我。徒勞，都是徒勞。

當然，有鑑於我會把巴恩斯醫師拿來跟漢米爾頓醫師進行多麼苛刻的比較，並判定她不夠格，她實際上到底多有能耐就無關緊要了。我就是渴望見到他，會在我病房的走道上不發一語、身體前後晃動地站上幾個小時，只希望能瞥見在大廳中他走去開會或開完會的身影。

當我發現無獨有偶地，其他患者（一名大約二十多歲到三十出頭之間的女性）對漢米爾頓醫師也有著跟我相同的執念時，我很訝異。漢米爾頓醫師已經治療她很長一段時間，而她跟我一樣出現了強烈的正向移情作用——事實上，她顯然愛上了他。她是早八到晚八的日間病房患者中被公認病況最嚴重的一位。某夜在家中，她突然將自己的頭髮剃光，理由沒人搞得清楚。雖然她不說話（至少沒跟我說話），但我跟她的共同之處不只是迷戀漢米爾頓醫師，她一天中的大部分時間也都在原地不斷搖晃身體。

在漢米爾頓醫師永久調離我們病房之後，就在某個時刻，我的執念夥伴看來比平常更加激躁了。一整天下來，我就看著她在走道上瘋狂地踱步來回。隔天早上，我的音樂室夥伴漫不經心地告訴我，她於昨天晚上上吊自殺。我相當震驚——無論是這件事本身，或者是我的音樂室夥伴若無其事告訴我此事的語調。這個患者為了漢米爾頓醫師自殺了，我心想。為何醫院的工作人員沒有注意到她的狀況，並採取對應措施？**我**又為何沒有採取任何行動？難道沒有人意識到，**我**可能是下一個**她**嗎？

我身處於一片孤立與靜默的迷霧之中，開始覺得自己接收到某些指令，命令我做某些事。例如：獨自一人走過醫院底下廢棄經年的隧道。這些指令來自何處，並不清楚。在我心裡，這些指令應該是由某種存在所發出的。並不是有確切名字與面容的真實人類，而是無形卻擁有強大力量的存在，能夠透過植入我腦中的意念（**而非聲音**）來控制我。**走過廢棄的隧道並懺悔吧。現在，躺下不**

**要動。你必須靜止不動。你很邪惡**。在那段期間，日日夜夜，指令的效力對我極為強大。縱使我從未清楚知道反抗了會有什麼後果，但反抗指令這個念頭對我來說根本就不在選項之內。**我不是制定規則的人。我只能服從規則**。

廢棄的舊隧道內沉寂幽闇，餘光大概僅堪讓我沿著拐角走過。空氣泥濘而潮濕，雖然我無法聽到來自頭上繁忙醫院的任何聲響，但我依然可以覺察到它的存在——它似乎時常都在悲鳴。我在想，不知道曾有幾百個，或許幾千個患者曾經到過這家醫院。我在想，不知道他們後來怎麼樣了。

另一個我持續收到的指令（或意念，或訊息）是要我傷害自己。對自己施加傷害、造成痛苦，因為我活該。所以，我用香菸、打火機（當年幾乎沒人不抽菸，就如我一般，所以拿到打火機易如反掌）、電熱器、滾水等燙我自己。我在我認為別人看不到的各個身體部位燒灼自己。我會在浴室沒人的時候自傷，要不然就是在舊隧道，再不然就在室外草地。有次在音樂室裡，當我盡力試著讓我的襪子燒起來，一個職員經過，看到了我在做的事，他溫和地嘖嘖兩聲說道：「說真的，艾倫，你不能這樣，這麼做就是燒不起來，你知道的。」

事實上，許多醫院職員都知道發生了什麼事，畢竟他們照護我的傷口，在燒傷上敷藥膏，在病歷上記錄事件發生於何時何地。「難道你不介意，」在某次處理傷口的過程中，某個護理人員對我說，「到了夏天，你穿上泳衣，這些傷疤會被看到嗎？」

「我想你可能沒搞懂，」我有耐性地說。「我活不過今年。對於未來有沒有要游泳或穿上泳衣看起來如何，我一點也不關心。」

雖然醫院的職員與巴恩斯醫師都知道我在搞什麼鬼，卻似乎沒人知道或理解我為何做這些事，我也沒有辦法告訴任何人那些操縱我行為的驅力，這股發出命令的衝動雖然來自我的腦袋裡，但卻不是我的。對我發號施令的另有其人。我擔心職員們會取笑我——雖然我當時很恐懼，但想到要面對來自他人的訕笑嘲諷，更讓我恐懼。回想此事，當時的狀況對我而言就是冒著失去生命的風險也要騙過身邊的人，有點類似於因為怕尷尬而對心臟科醫師隱瞞自己不斷復發的胸痛。

我來到醫院，就這樣過去了近四個月，而我並沒有好轉。事實上，我只有惡化。年僅二十一歲的我深信自己來日無多，以至於我拒絕討論與未來相關的事。我把自己絕大部分的時間花在一個人待在音樂室或浴室內，燒灼自己的身體，呻吟並前後搖晃，用雙臂緊抱自己以免受到無形外力的傷害。當我有能力移動時，我就在舊隧道內漫步。

雖然知道我的狀態沒有好轉，但是瓦恩佛的醫師們開始建議我出院。他們或許是在擔心如果我不快點離開，我就走不了了。考慮到這一點，醫師團隊把我轉診給安東尼．史脫爾[14]醫師——一位知名的精神專科醫師與精神分析師，也是瓦恩佛的顧問。

一開始，史脫爾醫師與我走了一遍一般的問答程序，不過這次的問答對話好像跟之前有些微不同，事實上，醫師本人也有點不太一樣——感覺上他比我先前的醫師更加警敏，也像是真心想要聆聽我從內心講出來的一切。我明顯感覺到自己確實被**聽到了**，而非被評價。於是，我不再像先前面

14 安東尼．史脫爾（Anthony Storr, 1920-2001），英國知名心理學家，精神科醫師，作家。

對漢米爾頓醫師時那樣隱瞞自己內心的黑暗想法，我開始對史脫爾醫師訴說一切，毫無修飾掩藏。過程中，他的雙眼並未因驚訝或恐懼而睜大；他沒有嘖嘖作聲，也沒有不悅地搖頭。他只是身體微微前傾，雙眼與我的眼光保持相接，專注地聆聽我所說的每一個字，毫無畏縮。

史脫爾醫師後續的醫囑建議不僅單純，事實上也跟四個月前建議我離校入院的那些醫師的意見完全相反。「你的心病了，病得很重，」他冷靜地說，「就好比我會給予在生理層面的身體疾病類似的建議，你的心同樣需要一種特定活動來幫助它啟動療癒。意思是，你要重新開始你所熱愛的工作。這些工作讓你開心，賦予你目的感，提供你必要的挑戰。所以，你必須留在牛津，繼續你的課程。」

我高興到無以復加，同時覺得如釋重負。除了真正聽到我之外，他似乎也真正**看見**了我。

「不過，這裡有個小問題，」他說，我屏息以待。「你需要進行密集的談話治療。密集治療，艾倫。很嚴密的那種，而且往往很艱苦，然後，如果我們能設法安排的話，要每天進行。再來，這也不會是短期的事，而是長期治療。在可見的未來都有需要。你理解我說的這些嗎？」

**好的，沒問題，你說的都沒問題**。我很確定當時我點頭如搗蒜。事實上，就當時情況而言，就算他說的是「我建議你每天赤腳在碎玻璃上走一個小時」，我也會開開心心地照辦。

史脫爾醫師很快列出一張能為我進行治療的精神分析師清單，共有五位；不過清單上只有一位伊莉莎白．瓊斯目前有空。

我把她的名字對自己唸了幾次。**伊莉莎白．瓊斯，伊莉莎白．瓊斯**。我迫切期盼這位伊莉莎白．瓊斯就是那個可以幫我重新取回生命中僅剩一切的人。

我初來牛津時，是一位滿懷抱負甚至很有理想性的年輕女性。我要交新朋友；我要大家都喜歡我。我要研究我熱愛的學問、表現傑出、取得學位，然後羽翼豐足地融入這個充滿了我所敬重的學者的社群。但是這些想望一件也沒有成真。我卯足全力，只得到精神病患的汙名而已。多年以後，史脫爾醫師病歷紀錄中的記載，讀來頗具先見之明：「對這樣狀況的一個人而言，除了精神分析，再無他法。」

伊莉莎白．瓊斯的辦公室實際上就是她住家二樓的一個房間。她家是一棟典型的老舊且帶些霉味的牛津式住宅，屋齡已逾一世紀。至於親自到門口迎接我的瓊斯太太本人，身形高挺，骨架粗大，穿著一件花布長洋裝，長度直觸她的鞋尖。毫無疑問，她是我生平僅見最醜的女性。

「哈囉，瓊斯醫師。我是艾倫．薩克斯。」我聽到自己說話的聲音，猶如聽到井底回音一般。我的雙手汗濕而顫抖，我一半暗自希望她能幫得上我，另一半卻又擔心她是否無能為力。或者，甚至不願意。

「請進，」她慈愛地說。「我們坐下來聊一聊吧。喔還有，艾倫，我是精神分析師，不是醫師。請你叫我瓊斯太太就可以了。」

不是醫師？這讓我有些警覺：這女人真的知道她在做什麼嗎？如果不知道的話，我有什麼選擇？我不確定我還有其他選項。

瓊斯太太帶我走上一個小小的客廳，內裝充滿了各種棕色跟綠色。其實並不算凌亂，但也算不上非常整齊清潔。後來我才知道，她在倫敦還有第二個辦公室（在第二個住所內）；至於牛津的這一處則是比較樸素，顯然也比較常居。在我感覺，似乎她是在歡迎我進入這個對她而言私密的場所，這讓我覺得自己可以信任她。

隨著瓊斯太太與我相偕入座，她向我解釋精神分析如何運作。從我出院之後（過了幾週），我們開始每週會談三次。當她的時程表中又出現兩個新的空檔，我便開始一週跟她會談五次，每次會談支付八英鎊，在七〇年代末期就是大約十二塊美金左右。像她這樣份量的精神分析師在美國所收取的費用有可能要高出許多倍。在我們協作會談的過程中，她只訂了一條規則：我必須把浮現心頭的一切想法和盤托出，無論感覺起來有多尷尬、瑣碎，或者不恰當。在後來我們一起相處的那些年間，我只有一次違背這條規則：我從未告訴瓊斯太太我覺得她實在很醜。

又過了三週，我正式從瓦恩佛醫院出院。當時院方對我的官方預後是「非常不佳」。四個月後，我又回到學校住處與課堂上。至於我這段時間去了哪裡？無人聞問。

# 7

為了尋求救贖，我絕望而跌跌撞撞地衝進了伊莉莎白・瓊斯的分析室，但在這段過程中，我卻開啟了自己人生中最不同凡響的一段經歷；在那時，我的人生基本上多是無可救藥的地獄。我一開始與瓊斯太太協力進行的，並不是許多美國人想到與經歷過的那種「諮商」或「治療」。不，我們所進行的，是密度最高、智識互動最激烈、最富挑戰性、也最令人坐立難安的那種談話治療：克萊恩式分析法（Kleinian analysis）。這是一種源自佛洛伊德理論的治療技巧。

佛洛伊德對於心智理論與治療方法論的建構，奠基於人類「無意識」（unconscious）的概念——也就是我們一切的所思所感所為，都是基於自身未曾全然覺察的理由。他認為無意識本身就是一口「沸騰的大鍋」，當中滿是各種持續相互對抗的原始驅力，正是這些驅力驅策著我們的行動。關於佛洛伊德精神分析的思想核心，是分析師與個案（亦即被分析者〔analysand〕）之間的強烈關係。這樣的關係會發展出「移情作用」——佛洛伊德以「移情」來命名個案從早年生命歷程中無意識地召喚並投射在分析師身上的強烈感覺、信念與態度。移情作用本身才是應該被加以分析的；這種現象提供了原始素材，供分析師與被分析者在接下來的多年間加以探勘，發掘。

不過，患有精神病症狀的被分析者能達到什麼進展，佛洛伊德對此有諸多保留。他認為精神病

（psychosis）源自個案的過度自戀（narcissistic）與過度內視（inward-looking），以致無法有空間讓個案與分析師之間發展出適切的移情關係，而欠缺了這樣的移情關係，精神分析的磨坊內就沒有足夠的穀物可供研磨。不過，我當時並未被任何人診斷為思覺失調；事實上，甚至也還沒人把「精神病」這樣的字眼用在我身上。儘管如此，我仍為憂鬱所苦，我的行為怪異，而身旁的人強烈懷疑我有妄想症狀。截至當時為止，我所讀過的佛洛伊德已經頗多，我明白，這樣一段新的精神分析關係，將會帶我進入一片未知且潛在風險不小的水域。

不過，伊莉莎白·瓊斯是「克萊恩學派」分析師——意思是她的執業專長依據的是梅蘭尼·克萊恩（Melanie Klein；一位在一九二〇年代末期移民到倫敦的奧地利裔精神分析師）所發展出的佛洛伊德精神分析支派理論。克萊恩與佛洛伊德（還有其女安娜）不同，她認為罹患精神病者**還是可能**從精神分析當中獲益，必要的移情作用也仍有開展的可能。她的理論認為罹患精神病症狀的個體充滿了巨大的焦慮（亦被此所驅動）；若要對此加以舒緩，方法在於直接集中探勘該焦慮最深的源頭。

由於大多數人類的焦慮源自非常原始的時期（意即嬰兒期）有關身體部位與相關功能的幻想，因此克萊恩學派詮釋論有一個直接的特質，就是要求分析師使用與被分析者在幻想時表達的相同語言。為了達成這個目的，克萊恩學派的分析師會使用與被分析者相同的詞彙與意象——結果是，這一派的分析師可能有時聽來就跟他們的個案一樣瘋狂。這種在治療者與個案之間持續進行的交流方式雖然簡單，但往往令人瞠目結舌，運作方式就像直接以箭射往被分析者的內在不安之處。

如果一箭命中，刺穿標的，結果就會類似開啟一道閥門，讓長期積累已久的蒸汽壓力得以釋放。

無論是古典學派或克萊恩學派所進行的分析都有相同的核心原則，在於治療者對其個案必須保持匿名性——治療者不應回答有關自己的問題，治療環境的牆上不能有治療者的家庭照片，不能有蛛絲馬跡透露治療者的教育經歷或未來的度假計畫等。事實上，整個療程中你甚至看不到分析師——你看不到你講話的時候對方臉上的表情與反應。你會一直待在沙發上，理由很簡單：如果把分析師比擬成一張白紙，那麼個案賦予分析師的各種特質就像在紙上留下的軌跡，主要會來自於個案本人，而非分析師。那也正是移情作用發展之處，個案會更能看清自己的心智如何運作。伊莉莎白與我所採取的，正是那樣的流程（而理想上，也會在這段流程中有所獲得）。

雖然我對瓊斯太太所知不多，但從她在會談室中對我做出的反應，我漸漸認識了她：她充滿寬容、耐心，與理解力。她的聲音沉著而令人心安，本人顯然是泰山崩於前而色不變的那型。她同時具備了非比尋常的同理心與嚴謹誠實的特質。此外，她也是我認識第一位取得高度成就的女性專業人士。

在與瓊斯太太的療程中，我往往會放低說話聲，因為我確信隔牆有耳、甚至對街的人都能聽到我在說什麼。很快地，有一些從瓦恩佛就開始出現的信念（例如，天上的某種生物控制了我的思想，而且已經準備好要加害我）再度占據了我思緒的舞臺中央。我會喃喃著毫無意義的話語、斷續的字詞與韻腳，有些甚至連我自己說出口時都深覺羞愧。儘管瓊斯太太要求過我遵守「毫無保留」的絕對規則，但我並不想讓她聽到這些。

我會說：「他們在惡搞那些胚胎。他們以為是我們，可實際上，上帝才是真理。聲音消逝，禮拜堂，墜入時間邊緣之外。時間。時間。時間太低。把暴漲的降低了。電視在嘲笑我；裡面的角色在笑我。他們都覺得我是失敗者受苦活該。有看電視的人都知道。電視把我的人生播出來了。」

一直以來，醫院裡的醫師們對待我的態度都比較正式而僵化，他們看來比較熱衷於提供我建議（「艾倫，多吃點！」），而非想弄清楚我的腦袋裡到底怎麼了。可是瓊斯太太不同。她所受的訓練讓她足以好好面對我的狀況，而她也能直攻核心、一針見血，在治療過程中不會避開我的感受，也不管我對一位得體的英國女性長者該如何發言所做的假設。

瓊斯太太：「告訴我你在學校遇到的困難。」

我：「我不夠聰明。學業跟不上。」

瓊斯太太：「你在范德比爾大學是班上第一。現在你對牛津心煩意亂，因為你想要當第一，又怕自己辦不到。你覺得自己一無長處，就像你母親拉出的一坨大便。」

我：「從現在開始我要把窗簾拉上，因為對街的人都在看我。他們聽得到我在說什麼。他們都很生氣。他們想傷害我。」

瓊斯太太：「你只是在對那些人發洩你的憤怒與敵意罷了。你，才是那個憤怒又挑剔的人。你想要控制在這裡發生的事。」

我：「我控制得**很好**！我控制世界。世界的運行都順從我的意志。無論是世界或其中的事物都在我掌控之下。」

瓊斯太太：「你想要感覺自己能夠控制，因為你其實覺得非常無助。」

我：「我作了一個夢。夢中我用胚胎做成高爾夫球。」

瓊斯太太：「你看，你想要把嬰兒殺掉然後當作一種遊戲。你嫉妒其他的嬰兒。你嫉妒你的弟弟們，嫉妒我的其他個案。你想把他們都殺了。然後你想把他們變成一顆顆小球，這樣你就可以再拋打他們。你想要你的母親，還有我，都只愛你一人。」

雖然瓊斯太太跟我的對話內容未必總是令人感到安慰（其實往往更令我驚嚇，總有把我殺得措手不及的效果），但她本人的存在卻相當讓人感到安適。無論從她或我的口中迸出什麼古怪的措辭或意象，她都是如此沉穩，如此理性。不管我對她說了什麼，無論內容多噁心或可怕，她從未因我說的內容而有所畏縮。對她來說，我的思緒與感覺全無對錯好壞可言，純屬思緒感覺。

我在牛津校園看來必定是個相當怪異的存在——形單影隻地進行我被委派的巡視，仍然偶爾喃喃自語，仍然（嚴重）忽略自我照顧與儀容整潔，忘記進食，瘦到一陣強風就幾乎可以將我吹走；還有永遠、總是扛著一大袋書。袋子裡裝了我學術研究所需要的文本，這是當然，但其他類別的書也不缺：精神醫學與異常心理學的書，幾個月前漢米爾頓醫師推薦的一本有關自殺的書，一本史脫爾醫師寫的、有關潛藏在精神疾病下的人格類型的書（其中「憂鬱型」與「妄想型」兩部分特別能引發我的共鳴）。

其實奇怪的地方是，我並不覺得自己特別瘋狂，也不覺得我的所思所感有多獨特。相反的，我開始變得相信人人都有這些思想或感覺，這種推動人們為惡或進行破壞的暴力或惡能量之感。差別在於，他們全都知道該怎麼處理，知道如何隱藏與控制，因為這才是被社會認定為恰當的作法。他們的意志力比我強大，處理狀況的技巧比我好。他們知道如何控制自己的心魔，而我不知道。可是，說不定我可以學。

隨著我與瓊斯太太的會談次數增加，我逐漸習慣隨心吐露內心的奇思怪想，我的妄想症狀開始出現變化。雖然那些來自天空、沒有面目的無名生物對我的恐懼與思緒所造成的影響未曾稍減，但在我日常生活中來去的真實人類看起來已經比較不可怕、甚至略可親近。這些人類不再只是面目不清、滿帶威脅的一大團東西，只為了審判或加害我（或被**我**加害）而存在；他們正在漸漸轉變成個別的人——跟我一樣的人類——一樣脆弱而有趣，或許與我有某種共同點，或許甚至有建立友誼的可能。慢慢的，我交到一個朋友，接著是第二個。某夜，我帶了個同伴一起去聽演講；幾天之後，我出席了一場小型的晚宴派對。目眩神迷、顫顫巍巍（彷彿我長久以來一直身處洞穴之中，雖然渴求光明，卻也需要適應）的我，開始走回現實世界。

過了一段時間，我發現自己進入了真正的友誼關係，特別是跟其他三個學生：狄娜與派崔克（都是英國人），還有山姆（美國人）。狄娜像我一樣，身形高挑且非常瘦削，但在穿著打扮上，以她的牛津學者身分而言，她穿得倒更像很潮的大學生。她在大學畢業後曾因憂鬱症而短暫住院；這一點讓我覺得與她親近了幾分，也比較不覺得自己古怪。相反的，派崔克則是富有魅力，一派從容，而且顯然自我調適得很好，善於自處。

山姆的身形相當高，也相當英俊，有一雙很有表情的超大眼睛；不過他經常為了錢感到焦慮，而且對於工作量比我更加神經質。哪怕他已經耗費綿延不絕的時數在工作上，他還是無法相信自己可以及時完成研究並畢業。雖然他在倫敦有個女友，不過他看來比我更像獨行俠。他會彈吉他（也自己創作音樂），還經常在步行到學院校舍的途中喃喃自語——這樣的行為（就像狄娜先前接受治療的狀況）多少讓我心安，覺得自己不是唯一特異的人。

我們四人很快就形影不離。我們會一起煮食，或者去布朗餐廳（一家位於北牛津的餐廳，美式與英式餐點尚可）。我們不看電影或電視，不過為了盡一點文化責任，我偶爾會去看一兩場歌劇，只是沒那麼喜歡。相反的，我們花了無盡的時間交談到深夜，一起坐在學院建築內，或者若天氣狀況許可，就聚在屋頂靠煙囪處。

我們的關係正如其他友誼的發展：一旦友誼中的新奇感變成某種更安適的感覺之後，我終於向他們吐露了更多關於自己的事，將我過去的歷史坦然以告，甚至談到更難啟齒的部分。畢竟他們對我推心置腹，我想也只有這樣才算公平。學著去信賴，學著去判斷哪些祕密可以安全地分享——這些部分全是我當時正試著學習去探索的崎嶇地帶。

所以，他們知道了我曾經短期入院，目前正在與精神分析奮鬥。不過，關於我自己，還是有些大塊的部分是我拚了命都想隱藏起來的。例如，我很清楚不要把自己那些持續出現的邪惡妄想說出口，尤其是關於我自己內在的邪惡，以及我有多確定自己就是可以做出極度可怕的暴行等等。不是說這類思緒是多麼天大的錯誤；我相信每個人內心都有這類念頭，只是大家都知道無須提起，就好比每個人都會放屁，但不會刻意挑在大家都在的場合做這件事。但即使我已盡力嘗試，有時我還是會發現不該說的詞語從口中迸出，例如，在某個難以忘懷的夜晚，當時我們齊坐在屋頂，我一派自然地提到自己曾經殺害許多兒童。

「開玩笑的！」我盡可能快速地補上這句話，並警覺到他們臉上所露出的表情——一開始是不確定，然後慢慢的，是一絲驚恐。「蠢笑話！拜託，不是每個人偶爾都會想要殺掉小孩嗎？當然沒有人會這樣做啦——拜託，不是我真的做過這種事好嗎！也不是說我就會去做這種事，你們知道的？你們知道的吧？」是啊是啊，他們紛紛應和，他們當然了解，艾倫你別搞笑了好嗎。他們知道我跟他們在一起時老是開玩笑，也並不那麼擔心我講的話，我並沒有嚇到他們。但是，當然，我確實嚇到他們了，我心知肚明。**一定要控制好**，我暗自想著，**撐住好嗎，要撐住**。

儘管我偶有失蹄，這三個親愛的友伴還是讓我開心，而這已經是長久以來未曾發生過的事了。他們填補了我心裡那個一直有待填補的洞，就像重回以前跟肯尼、瑪姬與派特相處的感覺：一小群朋友，同聲歡笑，一起研讀，共同分享一段集中（事實上該說是共同被固定）在書籍與報告期限上，以及強調智識嚴謹性的生命歷程。我想，如果我可以交到像這樣的朋友，那我應該就能找到方法拯救我自己。

儘管有時我會因為生病而狀況太差，無法工作，但我在取得學位方面一直都有進展。在某些日子裡，感覺是如此緩慢而艱困，以至於我覺得自己像在石頭上雕刻；有好幾次我失去了信念，認為我永遠無法滿意自己的工作表現，或覺得自己無法產出足夠的學術成果，以恰當的方式將其完成。不過，每天的例行流程持續迫使我集中心智，將那些邪念推到一邊。到了這個時點，其實我已經沒有必修課程了，剩下唯一固定約好的會面就是跟瓊斯太太的會談，所以我有大把的時間可以用來書寫。我把自己的學程申請轉為論文學位制（thesis degree），這樣我就只需要完成一份長論文，而不是許多小論文再加上一個畢業考來取得學位。我決定要寫的主題是關於亞里斯多德的哲學心智論（philosophy of mind），同時也一邊自學法文，以便閱讀一位重量級的中世紀評論家對此主題的見解。我並非總能勝任這份任務，不過每次當我落後一步，總會立志多前進兩步。**多做一點，做久一些，不要停止。**

儘管我與瓊斯太太的關係證實了是有幫助的，但我對她的強烈感覺開啟了某一道門，那些與精神病症狀相關的思緒從中直直湧出，每一次的會談內容都變得愈來愈暴烈。

我：「我作了個夢。我母親與我站在外面。我們聽到一聲爆炸，往遠方看去。映入我們眼簾的是蕈狀雲。母親與我相擁而泣，告訴彼此我愛你。之後我們就死了。」

瓊斯太太：「你的憤怒程度大到你要將地球毀滅。至於你的母親，還有我——我們則是未能保護你。你為此而憎恨我們。你的恨意引發了世界爆炸。你跟你母親說你愛她，也想要與她還有我產生連結。可是在那之後，你的憤怒殺了所有人。」

很快地，瓊斯太太本人成為我各種幻想的顯著對象。不過與佛洛伊德理論有所不同的是，我的精神病症狀倒沒有妨礙我對瓊斯太太發展出強烈的移情作用，只是那樣的移情並不美妙就是。「我知道你說你是我的治療師，」某天下午我對她發飆咆哮，「但你不要以為我不知道真相。你根本就是邪惡的怪獸，說不定就是魔鬼本人。我不會讓你殺死我。你這邪惡的，女巫。我會奮力抵抗。」

她在座椅內連動都沒動，回應的語調則拿捏得恰到好處。「艾倫，你對我有恨意。你恨我，因為我知道你所不知道的事。你恨我，因為你覺得你需要我。你把憎恨的意念放到我身上，這正是為何你認為我很危險。你怕的正是你自己壞的那一面。」

「你是不是想弄死我？」我嘶聲說道。「炸彈的事我都知道。我也會做炸彈。你就是魔鬼。你想要殺死我。我很邪惡。我今天已經殺了你三次。我可以再做一次。別惹我。我已經用意念殺了數十萬人。」

罹患精神病又有妄想症的人們之所以犯下可怕的罪行，**是因為他們自己感到極度驚恐**。當你同時罹患精神病又有妄想時，就好像身處於那些因為夢魘而滿身大汗驚坐而起的午夜時分，你不知自己身處噩夢而非現實。然而這樣的夢魘也不會為因日光降臨而消逝。我對瓊斯太太的感覺愈親近，我就愈像驚弓之鳥：她好像就要傷害我了。說不定，她根本就是打算殺了我。我需要採取行動來防止這件事。

當我走過廚具店，我的視線越過櫥窗落在一排刀具上，思索著我是否該買把刀，在下次會談時帶在身上。有一次，我甚至進了一家五金行去找斧頭，一邊想著，如果有的話，哪一把有可能保護我。有一段時間，我去會談時都會在我的包包裡隨身攜帶一把鋸齒廚刀與一支美工刀，以防萬一。**她既邪惡又危險。她不斷殺害我。她是怪物。我必須殺了她，或至少威脅她，以阻止她對我做出邪惡的事。這對她所傷害的其他人來說也會是一項福音。**

在我極端害怕瓊斯太太的同時，我卻也同樣恐懼她會離我而去。這恐懼如此之劇烈，讓我幾乎難以忍受週末的來臨，因為有兩天見不到她。我會從週四開始精神潰堤，幾乎到難以緩解的程度，直到週二才會恢復。在這之間的空檔，我想方設法用盡一切力量保護自己，還有我的朋友們，不受到我腦中意念的影響——「好啊，沒問題，我們去吃漢堡；OK，來討論我們剛讀過的那本書吧，」與此同時，我又要策劃各種方法阻止瓊斯太太拋棄我：**我要綁架她之後將她關在我的衣櫃裡。我會好好照顧她。我會給她食物與衣物。這樣的話，無論我何時需要她幫我作精神分析，她隨時都在。**

之後，當我再次回到她的會談室時，我會把我腦中每一項邪惡的意念告訴她。

**我：**「今年我不准你去度假。我有武器。我會挾持你回我的房間，把你關在衣櫃裡。你必須留在我身旁。這件事由不得你。我不准你離開。結束。就這樣。」

**她：**「你感到對我全然的依賴，就像是小嬰兒，這件事讓你覺得憤怒。你會想像出各種手段把我留在你身邊，其中某些手段涉及使用暴力，藉此向我展現你比我更強大。」

她的寬容與理解力似乎無窮無盡，她穩若磐石且沉靜淡定的存在壓制了我，好比她是黏膠，把我凝聚在一起。我當時其實正在崩裂，飛散，炸開——是她將我一片片收集起來，為我把碎片黏回原處。

精神病就像是一種隱性感染，儘管你的某些功能仍完好無損。舉例來說吧，在精神病院裡，哪怕是病情最惡劣、失能最嚴重的思覺失調症患者，也能準時出席用餐，還能在病房的火災警報響起時疏散逃生。我的狀況也是如此。雖然我被妄想全面侵襲，但我依然能夠理解這世界運作必不可少的層面。例如，我正在試圖完成學校作業，而我粗略地理解社交場合中的基本規矩，就算我身旁是自己最信賴的人，也不可以東拉西扯我那些因精神病症狀而生的念頭。說什麼殺掉小孩或燒毀全世界，還是告訴別人我擁有以心智摧毀都市的能力，都不是日常禮貌對話的組成部分。

不過，有些時候，我的精神病症狀會嚴重到我幾乎無法控制自己。那些妄想已經擴張成全面的幻覺，我能從中清晰地聽到人們在竊竊私語。我身旁明明沒人，但我可以聽到有人呼喚我的名字——無論是在圖書館一隅，或夜深我在臥室獨眠之際。有些時候，我聽到的噪音是如此鋪天蓋地而來，幾乎其他所有聲音都會被蓋過。**停，停止，停下來。不要。停下來。**有些日子我根本無法忍受待在任何人身旁，除非是瓊斯太太。我會一個人待在房間內，鎖上門，把燈關了。

「艾倫，你在生我的氣嗎？」某天下午，山姆這樣問。

「沒有啊，」我說。「怎麼了嗎？」

「因為你在躲我。你沒來跟我們一起吃晚餐，昨晚與前晚你根本不應門，而現在，你陰沉著一張臉看我。」

**那是因為我根本聽不到你說什麼，我想這樣告訴他。那聲音比你們的聲音大多了，如果我分散精力到你們這一邊，我就完全沒力氣對抗它了。我就無法控制它了。那樣的話，你們都會有危險。我們大家都會有嚴重的危險。**我殘存在現實世界的部分神智還足以認知到我的思緒大部分時候都是虛幻的——或者說，至少對他而言是虛幻的。

不妨試著想想，某日你得了重度流感，卻不能待在自己家裡蜷縮在被窩下的狀況。你有正經事要做，有責任要擔。所以，你喚醒自己那些不知從何而來的餘力，設法撐過一整天，汗如雨下、瑟瑟發抖，在幾乎控制不住暈眩噁心的狀態下，仍勉力向身邊同事禮貌地點頭招呼——因為你知道，只要撐過這一天，你就能夠回家，那裡有你的沙發（或你的床、熱水浴，或一切你認為足堪代表安慰與安全的事物）正等著你。你試著冷靜堅強，然後，到家的那一刻，你整個人都垮了。整整兩年的時光，我認真完成學業，履行我的責任，盡我所能撐過一天，接著逃回瓊斯太太這裡——在這裡，我立即卸下所有的心防枷鎖，崩壞，潰散。

# 8

來到牛津之後四年，我才終於在一九八一年完成我的研究所學位。努力取得學位的整體時間，是我許久前首次踏足牛津這個古老校園時所估計的兩倍。精神疾病整整耗掉我兩年的光陰。

雖然我究竟是理智尚存或瀕臨瘋癲，此事尚在未定之天（至少對我自己而言是如此），不過對於我相當聰慧這一點，看來算是有共識的：口試教授對我的論文評語是，以牛津的標準而言，屬於優秀——這比起我原本所期望的要好上許多。口試教授的評估結果還提到，雖然我的論文範疇與我即將取得的學位文科碩士（Master of Letters，或簡稱 M. Litt.）[15]相符，但是論文的品質已經與學校所能頒發的最高學位哲學博士（Doctor of Philosophy，簡稱 D. Phil.）無二。

我很開心自己展現了足夠的才智，讓我能以自己為傲、以我的成就為傲。我從來沒有放棄。我想方設法在醫院外生存了兩年，而在這段期間，我的學術成果被評定為非常傑出——這些來自於客觀的評論者，他們對我毫無手下留情的理由。而不可否認的是，瓊斯太太的協助在這一切當中始終占有決定性的因素。

於是，經過審慎思考後，我決定自己此時此刻最好還是在英格蘭多留一年，如此我便可以繼續

15 相較於美制一般將文科碩士稱為Master of Arts，英國學制除了前述的名稱之外，也有許多歷史悠久的學校將此學位稱為Master of Letters。極度重視傳統的牛津即為一例。——譯注

與瓊斯太太的療程。當時我也有足以這樣做的經濟資源——我的父母每年會贈與每個子女一筆固定的金額，也不干涉我們如何花用。當時，我想不到有比我的心理健康更好的投資標的。此外，我在英國進行這項療程的費用比起在美國實在是太划算了——當時是每小時十二美金與六十美金之比。按此來看，留在英國，跟一名熟識我、對我的病史知之甚詳，也已經贏得我的信賴的精神分析師繼續療程，自然是再合理不過。

但是，因為我不再有學生身分，我必須搬出學校宿舍，另覓他居。透過一位朋友提供的消息，我得知有位年輕的單親媽媽珍妮與她四歲大的獨生女奧莉薇亞住在一棟老房子裡，正好在找房客。我前去拜訪珍妮，並立刻就喜歡上她。房子溫暖舒適，而我要租的那一間房就跟我期望的完全一樣。我們雙方都同意了——我會入住。早幾年前，我就以一種在當時而言不太可能且無甚必要的大膽之姿買了台輕型摩托車，所以現在我有朋友、有某種程度的自由，還有一個可愛溫馨、屬於自己的房間。曾有那麼一段時期（也才不久之前），我根本都還無法想像自己擁有這些東西裡的任何一種。

事實上，隨著我與瓊斯太太進行治療的第三年開始，看見自己的生活在某些層面上每天都得到一點改善，這令我很受鼓舞。當然了，以當時的狀況來說，要跟別人約會完全不可能——我並不確定是否有那麼一天我能考慮到親密關係的事。但是我有朋友，而且是好朋友。我有一個很不錯的住處，還偶然附帶了額外的好處，一個超可愛的金髮小女孩奧莉薇亞（莉薇），她讓我在珍妮家中每一日的每一刻鐘都笑逐顏開。而且，我也開始為自己的未來做出實際的規劃。

雖然我已不在牛津修課，但我還是時常去學校旁聽，也一邊擬出我為自己制定的閱讀清單。我已決定不再進一步研究哲學，畢竟先前的四年是一邊在精神病的掌控下，一邊在最密集的研究文獻裡掙扎著前行，對我來說有太多不好的回憶。相反的，我對心理學與法律相關研究的興趣則是與日俱增。舉例來說，我對刑法上的心神喪失抗辯（insanity defense），還有民事法中諸多與心理衛生相關的複雜議題，例如強制住院治療（involuntary commitment），都極為著迷。隨著我不斷瀏覽心理學、精神醫學以及法律的文本，其中所呈現的案例歷史在我眼中看來往往有股詭異的熟悉感——只差那麼一點，我就可能成為這些案例之一。只差那麼一點，我就可能滑入海浪之下，從此再也不得翻身。我自問，在那些（以一種我再理解不過的方式）受苦之人的生命裡，是否也有我可以扮演的角色。

我的生活條件創造出一個便於思考，也易於復原的環境。我已經有很長一段日子，未曾與自己的原生家庭度過全心關注彼此的「寶貴時光」，但珍妮費盡心思地把我納入她們的用餐時間與假日計畫中。有時在晚上，我們會坐在客廳裡一起看電視——優質的英國電視節目，直到我住進珍妮家之前其實都沒什麼接觸。她的藝術家母親，凱瑟琳，也時常加入我們。

珍妮說話語氣輕柔，態度和善，同時具備了母職的絕佳天生直覺。雖然她不常討論自己，但在與她們同住的過程中，我也了解到她的生活並不總是輕鬆的。奧莉薇亞的父親從未出現在她們的人生裡，珍妮自己的生父則是在她年輕時就已辭世。她與凱瑟琳非常親密，而凱瑟琳則是為憂鬱症所苦。我自己直到入住兩三個月後才終於告訴珍妮我曾經住院治療的事，但我描述成是因憂鬱症狀影響所致。我從未提及自己的精神病或那些可怕的妄想。光想到她得知之後的想法我都覺得太羞恥，更怕她可能把我當成某種對她女兒的威脅。現在，我知道自己可以完全信賴珍妮；那一天，當我在她的客廳緊張萬分地坐下，並盡我所能地訴說實情後，她展現了理解與同情，回應中更是毫無任何評判。

當然了，每天生活都有甜美可愛的莉薇。情感豐富、聰明伶俐的她熱愛繪畫與著色，要不然就是玩我當老師她當學生的扮家家酒遊戲。她等不及想學認字，以及跟鄰居的大孩子一樣去上學。她喜歡在我讀書給她聽的時候蜷坐在我腿上，但若我扮成西國魔女[16]她也一樣開心——她會堅持我要像女巫一樣發出尖笑，一邊在房子裡追著她跑，直到她倒在地毯上咯咯笑成一團。像這樣不用計畫的傻氣玩耍，除了與一個願意同我分享的小女孩享受當下時光之外、再不用去想什麼目標——感覺正像是在綿長的雨季之後，終於迎來了久違的陽光。

就算計入每天與瓊斯太太的會談之約，以及我為自己人生的下一階段所準備的研究與閱讀時間，我還是有太多空閒——而我自己清楚這對我從來都不是好事。我需要設法填滿這些無所事事的時刻。

我決定我要做出某種貢獻以回報那些如此照顧我的專業人士，也希望在這過程中我可以有機會幫助他人。我相信我能以一種醫院職員（或至少大部分職員）所無法理解的角度，去理解因精神障礙而住院的體驗——而從邏輯上來看，我想，這一點也會讓我成為好志工。

由於我離開瓦恩佛已經有一段夠長的時間，我想我再去那裡也不會被認出來。於是，某個早晨，在我費盡心力整理我的儀容並針對面試再三排演之後，我與瓦恩佛醫院的志工隊長會面，隨即開始了一段看似頗有希望的對話。

「很感謝今天您能與我面談，」我說。

她點頭微笑。「是我的榮幸，」她說。「薩克斯小姐，請描述一下你自己，還有你為何想要來這裡當志工。」

「嗯，我是牛津大學研究所畢業，正在思考回美國之後要不要在心理學或法律深造，」我說。「不管我最後決定做什麼，我都希望自己從事協助精神障礙者的工作。所以我想，在這裡擔任志工或許是個深入探索此事的好起點，也有機會獲得一些無價的經驗。」

那位女士開始討論在瓦恩佛醫院我可能提供協助的機會，話間流露出一股低調的熱切，她傳達出的態度似乎認為我是不錯的人選。隨著我們的交談，我感覺受到鼓勵，甚至有些樂觀；這將可能是我與任何「專業」職能第一次接觸的體驗，從這間醫院出發感覺上尤其有理。

然後，她提到我先前以病患身分待過的那個部門。我一時之間不知道該說什麼，坐直了在椅子中的身軀。

「嗯，我不確定那個地方最適合我，」我終於說出口。「就在沒那麼久之前，我自己還曾經是那裡的患者。一開始我在醫院日間部，之後住院了一小段時間，唔，我實在不知道那裡的職員對此會有何想法。意思是，或許這樣的安排最後會不錯，但另一方面，我猜其它部門或許會更好些，至少

16 西國魔女（Wicked Witch of the West），《綠野仙蹤》裡著名的反派人物。——編注

就一開始而言是如此吧。」**不要再講了艾倫。這一點都不好。**

某種表情掠過那位女士的臉龐，一閃即逝，取而代之的是想擠出一絲笑容的緊張企圖。「原來如此，」她說，把她桌上的一些文件從這一疊移到另外一疊。然後，她雙手交握。就我的經驗而言，這種動作很少會是好兆頭。「薩克斯小姐，你知道的，我還必須再看一看，」她說。「目前我還不能百分百確定到底有沒有**真正的**志工缺開放，這點我確定你懂的。無論如何，謝謝你來；我一有進一步消息就會通知你。」

當我離開醫院大樓，還試著維持我最初的樂觀心情。我在腦中不斷重播那些對話——進行得不錯啊，對吧？——隨即跨上我的小機車回家。之後，就是等待。

在過了幾天她仍未與我聯絡後，我主動打給她，還留了訊息。隔天，我再次致電，又留了訊息。還是沒有回音。我打了第三次之後，仍然杳無音訊；這時我才終於逐漸理解自己所說的話產生了什麼影響。透過這種方式學到教訓是痛苦的，但在過去的二十五年來，我帶著這份教訓，無時或忘。**絕對不要告訴別人沒必要說的話。別人沒問，絕對不要自己回答。**

我又花了一兩天舔舐傷口，對著瓊斯太太大發脾氣或喃喃自語，跟她訴苦說我有多麼失望。之後，我又去申請另一個志工職位；這次是利托摩（Littlemore）醫院，另一家精神病院，同樣位於牛津。利托摩也落成於十九世紀中葉，但主要患者多是貧窮階層，至於建築則散發著類似的幽暗、絕望氛圍。這次，無論是在申請書上或面談時，我都對自己的精神病史隻字未提。他們立刻核可我的申請，並隨即幫我排了每週五到十小時的志工時數。

在利托摩醫院，我的工作主要是在活動區（Activities Unit），患者們（大部分是慢性精神病患）每天會來這裡打發時間。我在這裡帶的是運動與藝術團體，有時則只是單純坐在這裡，與患者靜靜地聊天。打從一開始，我跟患者相處時就沒有一絲緊張或焦慮。對我而言，身處在此、略盡綿薄之力好讓其他人的疾病重擔稍微減輕，是再自然不過的事。

我最喜歡的患者之一是湯姆，一個高挑英俊，略為超重（可能是因為他服用的藥物——該藥物素以此副作用聞名）的男性。他來自一個好家庭，過去曾經是傳奇名醫R・D・連恩的患者。R・D・連恩正是六〇年代那位著名的「反精神醫學」（anti-psychiatry）精神專科醫師[17]。聰明伶俐又能言善道的湯姆，跟我說了連恩醫師曾在森林中為患者舉辦LSD迷幻藥聚會的故事。我有點不明白為何湯姆會來到這個病房，但我假設他需要這種體制架構來讓自己保持一定程度的完整與一致，就如他呈現在外的模樣。

另外還有一位患者羅伯，他是一位身材矮小，渾身肌肉的男性，我一開始根本看不出他受到什麼疾患的影響。後來我才知道，在他來到利托摩醫院之前，曾經是倫敦傳說中的博德摩爾醫院

17 R・D・連恩（R. D. Laing, 1927-1989），知名的蘇格蘭裔精神專科醫師。一般認為，他對於精神疾病病理現象的看法深受存在主義哲學觀點影響，也因此傾向主張傳統臨床精神醫學採用的治療觀點乃是孤立患者於生活與其他脈絡之外，有過度單一化之嫌；必須從存在與現象學觀點觀照，才能解釋人與精神疾病的意義。其著作有《理智，瘋癲，與家庭》（*Sanity, Madness, and the Family*）與《理性與暴力》（*Reason and Violence*）等。值得一提的是，他本人並不接受「反精神醫學」醫師這樣的標籤。——譯注

（Broadmoor）的患者——博德摩爾醫院是英國的司法刑事精神病院，專門收治犯下刑案的精神障礙者。某一天白天，當我正在召集患者、要帶他們進市區走走時，羅伯向我走來，雙拳緊握，滿面通紅而怒氣沖沖，一邊嘟囔著些我無法辨識的話語，我只能猜想大概是某種語帶威脅的低吼。搞什麼鬼？我有點警戒，去問了醫院職員怎麼回事。

「喔，羅伯殺了他的第一任妻子，」他們漫不經心地說。「這就是為何他一開始會進博德摩爾。現在他好像剛訂婚不久，所以可能有點緊張放不開吧。」

所以原來不單單是這人瘋了——他還實際動手殺死過人。我不禁納悶，是否或許是因為我讓羅伯短暫地想起他的妻子。隔天，當想要跟我一起去市區走走的人只有羅伯一人時，我肚腹內有一種下沉感。他在生我的氣嗎？這個有殺害女性前科的人是否會對我造成某種危險，或許，他可能會被某種不可見的外力挑釁而殺害另一個人？

他全程的態度都很好，去程跟回程都是。在那一刻我真正認知到，無論我的立意多麼良善，我仍可能因為精神疾患之故而同時被汙名化，但也汙名化他人。

在病房的某天下午，一名患者亨利突然（且沒有明顯的外在挑釁徵兆）暴起，整個人跳到另一位患者身上，一面瘋狂大吼大叫。醫院職員與其他患者把他拉開現場，帶到病房中的另一區，讓他坐下來自我冷靜。過了一小時左右，一位醫師進來跟亨利坐在一起，靜靜地告訴他那樣的作為並不適當，日後不能再犯。亨利的違規行為並沒有招來懲罰，沒有蓄勢待發的壯漢護工準備做出什麼回應的處置，也沒有身體的拘束。沒有拘束衣，沒有皮帶把亨利綁在床上或椅子上。事實上，英國醫院極少使用任何類型的物理束具（即便時至今日，還是與絕大多數的美國精神病院形成尖銳對比），而且已經持續兩百多年都沒這麼做了。除了一小部分極端案例外，在處理像亨利所造成的這類騷動時，英國醫院幾乎極少出現戲劇性的對應方式，頂多就是進行一段簡單、富有人性而清楚明白的對話，透過基本訊息解決該行為的不當之處，而非怪罪於患者已經受損的心智。

為了不讓患者把我當作某種權威形象——這樣說吧，「在病房櫃檯的另一端」——我通常會更加同理患者而非醫院職員。說實在的，有時我會覺得跟患者有某種詭異的競爭關係，我會暗自在心中衡量他們跟我究竟誰病得比較重。畢竟我每天都跟瓊斯太太會面，而且我還持續有精神病性的意念。可是我在此處自動運作如常，看來能完美控制自我，也全然符合在「外面」世界（也就是理智世界）運作的資格。沒錯，一部分的我為了可以成為照護者而感到驕傲，但另一部分的我則想要被人照護，就如同這裡的患者一般。他們的情緒與情感隨時隨地無處不在，而醫院則全然承受接納。另一方面，我則被期待要集中心神，進退有度，行為合規——無論我腦中的配樂如何跟我說我有多邪惡、可能帶來危害。每次我從醫院離開時，都覺得自己是個天大的假貨。

話說回來，我在醫院的工作盡心負責、表現優良，而我自己也從中獲得許多滿足感。埋首書堆或陷在自己腦中的世界這麼多年之後，能夠以這種方式與其他人產生連結，賦予了我的人生某種目的。我在從事某種有價值的工作，而我對此非常清楚。我所感受到的並非傲慢，而是自尊，就如同當年我不斷把記滿頂尖分數的成績單帶回家給父母看一般的自尊。當後來時間到了，我無可避免必須離開利托摩醫院的時候，患者們送了我一張自製的告別卡片，而且每個人都簽了名。其中許多人還寫了小紙條感謝我花時間陪伴他們。當晚，等我回到自己房間時，我把他們送我的卡片拿在手中翻來覆去，一次又一次地閱讀他們的字句，為了他們竟然為我書寫——而非我為他們書寫——而深感驚奇。

與瓊斯太太的分析會談進行進入第三年的中途，我突然注意到自己似乎出現某種疑病症狀（hypochondriac），這令我頗為沮喪。幾乎發生在我生理層面的一切狀況——小感冒，紙割傷，頭痛，腳趾磕傷——都會變成我深切擔憂的直接原因，我就醫的理由，可能讓我喪命的病症。某日，我正騎著自己的小機車，突然一輛汽車從前方切進來，導致我摔倒在路上，撞擊到頭部。我當時失去了意識，後來對我進行檢查的醫院堅持我必須留院觀察一晚。我因為頭部撞擊所可能造成的各種惡劣狀況（死亡，失憶，失去視力，腦傷，癲癇……）而感到無比緊張，但同時也（怪異地）因得以倖存而感到歡欣。整體來說，醫院的環境——那些氣味，聲響，在頭上永不熄滅的燈光，面容模糊且穿著制服的員工來來去去，使用只有他們聽得懂的術語相互交談——在在令我不安。我能想到的只有一件事：在其他事情發生之前，我必須趕快離開這裡。

**嗯，這相當令人玩味，我想。如果我這麼怕死，或許意味著我不再想死了。或許意味著我實際上是想要活著，並看看接下來會如何。**

我與瓊斯太太的療程接近第三年年末時，我先前在校時的朋友派崔克準備在曼徹斯特結婚。我們一小群人共乘一輛車去參加他的婚禮。我不太記得我當時是怎麼跟這群我不認識的人湊在一起的，大概是那種「你打給誰誰，有人要組團出發」之類的狀況吧。

整趟旅程我應該沒講超過十個字。當時我全然沉浸在自己腦中的世界，迷失在一個又一個關於瓊斯太太的幻想中，想著該怎麼做才不用離開她。瓊斯太太與我都同意，該是我回去美國、繼續我原本生活的時候了。我們也同意，這一段協力的旅程來到了一個合乎邏輯的終點。然而，單單想到那個「終點」，就開始啟動了我的心智與焦慮對撞的路線。

車內的每個人都在開心地閒聊。前往曼徹斯特的去程上，大家對婚禮與慶典滿是期待；至於回程，則是複述當天典禮各種時刻的事件。就只有我一人全然靜默。我就是這樣。當各式幻想接管之時，我眼中就只有它們。當我迷失在這些幻想裡時，我會盡可能運用意志力控制自己，不讓別人知道發生了什麼。

婚禮在一座美麗的古老教堂裡舉行，比我預期的更具有宗教氣息，而令我訝異的是，我發現自己在新人交換誓言時落淚了。這些眼淚不是為了我自己而流，而是為了派崔克——他一直是我相當親密的朋友，也是一個善良仁慈的好人。快樂是他應得的，我也真心祝願他可以得到快樂。不過，剩下的其他大部分，包括婚禮與後續的宴會，都在一片模糊中流逝。感覺就好像我面對一段持續流動的時光，卻無力觸及，也無從參與。

我前往會談療程。我抽出刀威脅瓊斯太太。我的精神病症狀已經嚴重到失控的地步。瓊斯太太既仁慈又溫和。她要我把刀子給她，我也照做。我開始尖叫。我用身體去撞牆。瓊斯太太與她的丈夫把我拉住。救護車抵達了，把我載往醫院。我再次失控，遭到制伏。我不斷哭喊、啜泣，因為我將要離開瓊斯太太了。

由於精神病症狀，隔開現實與幻想的那道牆逐漸銷蝕溶解；在我的腦海裡，幻想是真實的，一切都確實發生了。我看到的影像、我採取的行動，都是如此真實，而這令我大為狂亂。瓊斯太太一直以來都是讓我保持完整的膠合劑。隨著膠合劑即將消失，我是否也將因此粉碎成千片？焦慮壓倒性地席捲而來，我們的療程也變得愈發激烈而充滿幻象：

我：「你不能走。我不准你走。還有全權代表的問題要討論。那是一件衣服。你跟我回家好不好，拜託？」

她：「我認為，你知道的，你讓自己陷入困惑狀態，是因為你想要避免分離帶來的痛苦。你只要想到我竟然除了你之外也有屬於自己的生活，就覺得很不舒服。你想要寄生在我的形象之內。」

我：「我**已**經活在你裡面！你的器官黏膩膩的，就像你一樣。你以為你擁有我，但是是我擁有你。我的命令就是你的願望。你根本就不存在。」

她：「你寧可抹除我也不願認為我與你是個別分開的。」

我：「我看到真相。而你看到的是謊言。在我心中我正要去卡羅萊納。」

她：「我們必須分開這件事讓你非常不舒服，因為這破壞了你認為你擁有我的幻想。你一直都在幻想我完全在你的掌控之下。你的占有欲把我寵壞了。但無論如何我都一定要在你的控制之下。」

我：「你**就是**受我控制！我去哪你就要去哪。沒有分開這回事。我以前殺過人，我還會這樣做。我賜予生命也能奪取生命。你沒得選。我是上帝。虛無來自虛無。虛無。上帝。全部奪走。」

她：「你的幻想在幫你逃避分離的苦痛。」

我，提高了音量：「不是幻想！是真的。我是上帝。我是唯一。一。二。一切都亂了。」

確實如此。每次我從會談療程離開，都精疲力竭，必須在外漫步數小時，試著召喚自己殘存的鎮靜（或者足夠偽裝鎮靜的能量）再回去珍妮家——在那裡，我會來杯茶，坐在地板上，讀篇童話故事給莉薇聽。

在做過詳細的思考與研究之後，我終於決定要申請法學院，而非心理學研究所。我的法學院申請清單野心勃勃——耶魯，哈佛，史丹佛——同時為了準備即將到來的法學院入學考試（Law School Admission Test, LSAT），我的閱讀量增加到前所未有的密集度，再加上要旁聽法律學、心理學，以及一堂合併精神醫學與法律議題的課。但是我每晚只有短短數小時的睡眠，這讓我隔天很難集中精神做事。我需要鎮定下來，充足休息，設法讓我的心智聚焦。我生平第一次真的**想要**使用藥物。我去找了醫師，向他解釋我的狀況，然後他幫我開了酣樂欣（Halcion）協助我安眠。這一次，不需要別人來說服我服用藥物；事實上，每晚藥物發揮藥效，而我覺得自己墜入無意識之境時，哪怕只有一瞬間，我是真的滿懷感激。

這樣精疲力竭的透支狀態也很可能是導致後續意外事件發生的因素：又一起機車事故。在我前往倫敦參與法學院入學考試的前兩天，一輛自行車從我後側出現，之後猛地急轉切入我的機車前側位置。我撞到他的自行車，然後再次摔倒在地，這一次摔斷鎖骨。如果有什麼傷比鎖骨斷掉更痛，我還真難想像。醫師們說我的手要上吊腕帶六週。這就代表LSAT考試必須延後，同時還要讓我躁動的身驅盡可能地靜止休息，好讓斷骨能自行重新接合。

我與瓊斯太太之間是每況愈下。在會談時，我焦躁不安地來回走動，或者蜷曲著身體坐在角落，痛苦而哀戚地呻吟著。有時我會躺在地板上緊緊抓住她的腿，喃喃自語地說沒有她我會死。我要何時才能再看到這些房間？我要怎麼辦？我甚至還把自己鎖在她的廁所裡。這問題很快就被解決——布蘭特博士（瓊斯太太的分析師丈夫，一位移居英國的美國人）很乾脆地把門上的鎖拆了。

當我們的療程結束時，我往往都還不願意離開會談室。瓊斯太太會以一種非常平靜的態度道別，然後布蘭特博士會陪我一起走出辦公室，離開房子。我不止一次站在屋前，身體前後晃動，邊哭邊小聲哀鳴。無可避免的，布蘭特博士會出來，用一種溫和但堅定的態度，請我回家去。

終於，前往倫敦考LSAT的時刻到了。考試的前一天晚上，我住在一間供應早餐的民宿裡，樓下的情侶整晚不斷大聲爭執，他們吵架的聲浪高低起伏，如同某種毒氣一般穿過地板，進入我的房間。算起來，我頂多也就斷斷續續睡了兩小時，在隔天的考試全程中都感覺自己愚蠢又笨拙。我很確信自己考砸了。不過後續消息傳來，我才知道結果正如我所需。所有我申請的學校都接受我，而我選擇耶魯。

雖然只是一瞬間，但我感受到一股強烈的如釋重負。我的計畫是為了接下來的這一年。我需要那樣的架構規劃，還有挑戰——我就是那麼了解自己，如今再一次，我將對自己的標準提高。**這樣做是對的，我想。我會沒事的。一定要沒事。**

我與瓊斯太太的最後一次會談療程終於來臨。令我震驚到難以置信的是，最後這一小時的會談中，我大多數時刻都維持靜默，當會談結束時，我從會談室跑到等候室中坐了下來，不斷啜泣。瓊斯太太穿過門，來到我身後。

「艾倫，你得走了，」她說。「另一位患者快要來了，你我相處的時光也已經告終。」她跟她的丈夫想必已為了這一刻做好準備，因為他也突然出現──他是個菸不離手的老菸槍，來自他身上與衣服的味道充斥整個室內。我感覺喘不過氣來。

「是該離開我們的時候了，」布蘭特博士說。「拜託，艾倫，這樣是不行的。我們就在此道別了，好嗎？」

「不，」我說，一邊弓起背來，如同準備好讓他們打我一樣。他們怎麼可以對我如此殘酷？「我不會離開這裡的。我做不到。」

「可以。你可以的。」他們兩人異口同聲地說。

我搖搖頭，抬起頭來看著他們，用我的雙眼與肢體語言哀求。「我辦不到，你們難道不了解嗎？我離不開她。我不能離開她。」

「其他患者就要到了，艾倫，」瓊斯太太用一種溫和但堅決的口氣說。「你會讓他們覺得不舒服。想像一下，如果你在指定時間到達，結果撞上我跟其他患者之間這樣的場面。這樣一點也不公平，不是嗎？你能做得更好。拜託，時間到了。」

布蘭特博士朝我走過來，溫和但慎重；正當他像之前許多次那樣，準備握住我手臂、護送我離開房間的時候，我一個跨步死命緊緊捉住連在牆上的管線。幸而當時是夏天，因為這些是暖氣管線，不然的話我的雙手應該會受到嚴重燒燙傷。當時觸手冰涼的管線，為我提供了足以和瓊斯太太與布蘭特博士力氣相抗衡的錨點。在我們一起經歷這麼多之後，瓊斯太太怎麼可以這樣對我？一定有什麼我可以說或做來打動她，讓她回到我身邊的吧？

「我不走！」我大叫，一面抓得更緊。他們兩人突然抓住我、試著把我從管線拉開，以至於我們的姿勢看來就如同雷擊觸電一樣。但我比他們兩人都高，再加上有管線提供使力點的優勢。布蘭特博士試著把我緊抓的雙手撬開，瓊斯太太則是拉我的頭髮，想把我拉開。我們都已經完全失控，我則是發狂似地啜泣與尖叫。我的瓊斯太太怎麼會是這樣的？拚命拉我頭髮，還無視於我哭著求她停止的哀鳴？

「我們需要報警，」她對她丈夫說。報警？為了**我**？

「不，不行，」布蘭特博士說。「不行，他們只會把她帶去精神病院。」

「我不走！」我用盡全身力氣大喊。

最後，徹底認輸的瓊斯太太走出了等候室，去赴她的下一個預約。「艾倫，你竟然這樣對她，真的很可恥，」布蘭特博士說。但我根本沒聽進去。雖然因為她的背叛而感到震驚，但我卻仍然無法把瓊斯太太拋諸腦後。

最後，他們決定隨便我。在我持續在等候室靜靜啜泣的這段時間裡，他們各自又看了幾位不同的個案。幾個小時過去了，一日將盡時，布蘭特博士回來找我。

「艾倫，瓊斯太太在樓下，等著跟你道別，」他說。「如果你不能自己離開的話，我們就不得不報警處理了。這個狀況必須結束。你準備好要走了嗎？」

縱使身處困惑與痛苦之中，我還是知道他是認真的。我清楚自己已經把事情推到他們可以在不讓任何人或物品受到嚴重傷害的狀況下所能容忍的極限了。「是的，我準備好了，」我靜靜地說，一面起身隨著他下樓。我的雙肩內縮、駝著背，雙腿猶如千斤重。可是，當我用雙臂環繞著瓊斯太太時，我開始哭，而且哭到無法控制，淚濕她的肩膀。一直以來，她都是連結我與外面世界的繫繩，我最黑暗思想的儲藏庫，忍受我內在一切敗壞邪惡的人，更是從未評斷過我。在這個讓我大多時候都覺得自己是異類的世界裡，她是我的翻譯師。沒有她，我要怎麼在這個世界存活下去？

瓊斯太太拍拍我的背，退出了我的擁抱範圍。「鼓起勇氣，艾倫，鼓起勇氣來。」

我不知道我後來怎麼回家的，但我到家時，燈光已熄滅，珍妮與莉薇早就已經就寢入睡。我整夜啜泣，難以成眠。

我回美國的班機隔天就要出發。在漫長的旅途中，充斥著滯礙的空氣、難吃的食物，還有乘客咳嗽與嬰兒蠢動的背景音交織；我覺得又冷，又寂寞，隨即被各式幻想與悲慟淹沒。一次又一次，我在腦中重播過往五年的時光，每一刻都狂亂地試著把腦中惡魔逐出飛機之外，不讓它侵入飛機加害乘客。一次又一次，我認真考慮去詢問空服員她是否介意我從緊急出口跳出機艙。除此之外，這趟旅程其實沒什麼特別的。

# 9

我的家人一如往常來邁阿密機場接機。雖然幾乎難以察覺，但我仍不禁注意到，從上一次見面之後，我的父母似乎又老了些。話雖如此，我猜在外人眼中，說不定他們兩人看來遠比我來得壯健矍鑠、精神充沛。在等待領取行李與通關時，環繞在我們身旁的是一張張曬成健康膚色的面龐，感覺幾乎像是針對我個人的公審大會——我清楚知道自己的灰白臉色就是一副長期待在室內、埋首書堆、精神混亂的模樣。

雖然我一到邁阿密就跟父母提起第二次住院的事，但我刻意略去許多細節，所以他們等於一無所知，也沒有追問下去，反正我原本就沒打算告訴他們。除了讓他們更加焦慮，讓我更加自覺難堪、羞愧更深之外，說了又有什麼用？因此，回家途中的對話自然也小心翼翼地在表面上點到為止，像是：恭喜你學業表現這麼傑出；你終於回到美國真令人開心；哇法學院要去耶魯實在令人振奮；艾倫你看起來怎麼這麼蒼白瘦弱，多曬曬太陽對你有好處之類。

我的父母顯然已經決定我可以規劃自己的未來，也不需要任何協助。一方面，每當我們的對話最後無疾而終時，我總是倍感輕鬆；但另一方面，我有時不禁尋思：哪怕只有一次，如果這些對話轉往**某件事**，又會是如何的一番光景。不過，在我們親子之間，常年橫亙著一堵名為得體的高牆。

事實上，我們花了許多年小心翼翼地築起這牆，在牆兩方，我們以各自擅長或選定的工具分別把牆給砌起來。只要沒有什麼無緣無故令人不快的行為發生（也就是說，只要我設法振作自己、與他們互動，不引起任何混亂），一切便會鎮靜如常，從我回家的第一日，一直延續到這無盡夏季的每一日。

「今天過得如何？」

「喔，很好啊，做了很多事，你呢？」

「喔，跟平常差不多。來，吃點番茄，好吃得不得了。」

**沒事，沒事，什麼事都沒有**。

那個夏季，我並沒有修任何課程。事實上，我完全沒有任何規劃——行事曆與安排有序的生活架構一缺席，我便被快速擊敗。此外，我也沒有服藥，除非睡眠有需要，不然有時我連安眠藥都不吃。這段日子，我大部分的時間都窩在自己房內，瘋狂地在打字機鍵盤上敲著一封又一封給瓊斯太太的悲傷信件。一次都是十頁，十五頁，打字時我啜泣個不停，一邊把古典音樂聲量開大，這樣家裡才不會有人聽到我的聲音。曾經有些時刻，我覺得因距離而產生的悲慟會令我一蹶不振。令人目眩的邁阿密夏日陽光，沉甸甸的濕度，無論何時我鼓起勇氣出門所經過的人們、他們的輕鬆閒聊與忙碌——誰能知道我有什麼妄想？或是我在夜裡與之搏鬥的惡魔？以及我在白天需要咬緊牙關才能從口中迸出那幾句最簡單的客套諸如不好意思謝謝你和請你再說一次？**求求你，瓊斯太太。求求你，求求你**。

偶爾我會收到她的回信，語氣節制、仁慈而謹慎——最可能的是，她認知到我們不再是治療者與個案的關係，因而需要保持一定的界限。每當收到她的回信，我都有種如獲大赦之感，因為這代表著她沒有死，而我，也沒有死，至少在她的心中是如此。她試圖透過文字安撫我，承認我正經歷一段艱辛的轉型期，她也希望一切很快就會好轉。她知道我對她的思念。穩住，之後一切都會變好的。

後來，突然出現了一堆有關職場槍擊案的新聞：一位心懷不滿的郵局員工，以及一群因為他的怒氣而遇害的同事。加害的郵局員工留下錄音帶訴說他的想法，都是些毫無組織、有精神病特徵的胡言亂語，聽起來跟我講的話沒什麼兩樣。那人聽起來是瘋了。**我可能做出那種事嗎？我已經做過那種事了嗎？我是大型槍擊殺人案的兇手嗎？我是他嗎？那些人是我射殺的嗎？有無辜者受害嗎？**這樣的念頭在我腦海中盤旋了好幾週，擔心在那樣的大屠殺事件中不知怎地我也有份。**被指控的人是不是無辜的？我是否應該去找警方投案自白？我很邪惡啊。一直有聲音與指令出現。我必須聽從它們說的。叫它們滾開！**

我范德比爾大學時期的好友肯尼與瑪姬·柯林斯住在伊利諾州的卡本戴爾（Carbondale），肯尼在那裡的南伊利諾大學教授英文已長達六年。我們始終保持密切聯繫，而他們邀請我去拜訪。由於我急於變換處境，加上我也強烈懷念他們一直給予我的那樣單純而堅定不移的友誼，於是我整理行囊離開了邁阿密，盼望能有一趟好的旅程。

這趟飛行的第一段航程是直接飛往聖路易，我必須從那裡再轉乘小飛機，前往離卡本戴爾最近的機場。飛機比我過去搭過的都要小，聲音也吵雜得多。相較於跨洋航線的飛機，它的飛行高度也離地面比較近，而我對機腹下經過的土地，無論是肉眼清晰可見的農場、河流、道路或車輛，都處於一種高度敏感的狀態。隨著飛行時間一分分經過，我開始相信很快就會禍從天降：飛機會墜地燃燒，只有靠著我強力集中注意力才能避免此事發生。或許，只要我屏住呼吸。或許，如果我閉上眼，開始數數。不對，在有關破壞與死亡的幻想情節中，閉眼從來不是好選擇。我需要保持警醒。

當然，什麼事也沒發生。飛行順利，降落有條不紊，而後在我眼前親切招呼的好友笑臉則是成功壓制了我的幻想。隨著我開始重獲些許掌控，我也盡全力參與老友們在久別重逢後理所當然會有的那種對話，不著邊際地更新彼此近況。我像一隻喜鵲般不停談著牛津、講著我在英格蘭的那些年、換新環境的辛苦，以及接下來要面臨耶魯的挑戰。我滔滔不絕，像是害怕自己一旦閉嘴就會有壞事降臨。

肯尼與瑪姬住在一間大而舒適的老房子裡，他們盡其所能幫我放鬆，讓我賓至如歸。他們在一起的生活看來那麼安詳，那麼正常。肯尼似乎很喜愛他的工作、學生，還有同事；瑪姬好像也在當地的護理學校教書教得很開心。他們都清楚我住院的事，但我從未實際告訴他們有關我的精神病。我希望他們對我抱持好感。我不要他們眼中的我是個瘋子。最重要的是，我希望可以跟他們待在一起久一些，期盼能從他們那裡吸收幾分正常，從他們對於我是個好朋友、也是個正常人類這件事的直覺信賴中汲取勇氣。即便如此，我仍然無法阻止自己不斷寫信給瓊斯太太，也無法停止每晚哭泣。

我一回邁阿密後不久，就要開始準備北上耶魯。如我所預料的，真的要開始進行必要的計畫與決策時，我便完全陷入了困惑與恐慌。我針對待辦事項列出各式清單，然後又迅速地劃掉重寫，補上其他事項。我是不是應該從距離紐海芬（New Haven）兩小時車程的紐約拉瓜地亞機場（LaGuardia Airport）落地？若是如此，那我接下來要用什麼方式去學校？還是我應該選擇距離較近但班次較少的哈特福（Hartford）降落？要在哪個時段飛？我是應該隨身攜帶所有東西，還是先把大件行李跟冬衣寄過去？那衣服呢？法學院，又是常春藤盟校……單單想到跟我母親一起出外購物就讓我喪膽（我猜她對我也有同感），於是我再次求助於我的L. L. Bean型錄，找了一堆大部分是暗色系又耐穿的褲子、襯衫及毛衣。我母親以一種幾乎難以察覺的方式挑了挑眉，但我對她的關切視若無睹。我從來就沒關心過自己的外表，現在又何必？此外，我根本沒有精力耗在我的外觀上，尤其當我把大部分集中力都放在自己腦中那些好不容易才勉強能應付的混亂時。

耶魯法學院——史特靈法學大樓（Sterling Law Building）——座落於紐海芬市區的一整個街區內，就在學校總圖書館對街。建於大蕭條時期的法學院是一群壯觀的哥德式建築，有必備的雕刻、塑像，還有彩繪玻璃窗，上面裝飾著許多色彩明亮的玻璃獎章。雖然聽起來很宏偉，不過，以我在學期間而言，這些建築其實縫隙頗多、破舊不堪，維護得也很差——一直要到一九九五年才因急需翻新而花費數百萬美元整修，耗時五年才完工。

我被分配到一間雙臥室套房，跟我的室友艾蜜莉兩人共享一個客廳。艾蜜莉家境富裕，是個活潑迷人的紅髮女子；她實在太興奮可以來到這裡，熱情洋溢到簡直能傳染所有人。不過對我沒用。

我在任何地方都無力從頭開始，更何況是耶魯法學院這種如此讓人望而生畏之地。

學校一開課，我必須完成的課業量就使我不得不停止寫信給瓊斯太太。我們每週幾乎有十二小時的課，加上課前、課後乃至於深夜都要花上大把時間在圖書館。法學院與日常生活區域形成某種四邊形場地，對我們大多數人而言，生活幾乎就是滾下床後立刻進到教室。牛津雖然已經頗具挑戰性，但還不至於把我的時間與心力運用逼到這麼緊的程度。在耶魯的學期才開始幾天，我的生活彷彿就像上了一臺沒有「停止」鍵的跑步機。

我的社交生活跟我以前每到一處新地方的狀態沒有兩樣。我一直與人會面，但不是真的交上朋友。我承擔不起其他人知道真相的風險。沒有人可以信賴，沒有人不會被我心智運作的方式趕跑。而且，哪怕我總一直覺得自己像個外星人，但在紐海芬最初的幾個月，這種狀況尤其明顯。當時是一九八二年，之前我有五年在國外。對於美國的文化或最新流行與名人，我幾乎一無所知，也毫不關心。當時政治話題漫天飛舞；在我出國的那段期間，有人試圖暗殺雷根總統，但此事幾乎沒有進入我的意識中。校園裡的人都在用一種小型卡式錄放音機加上頭戴式耳機聽音樂，談論著搖滾樂影片。我從未看或聽過搖滾樂影片（或是剛冒出來的搖滾樂電視台，MTV台，更別說是衛星電視台），也整整錯過了五年的電影——我不清楚為何我的朋友跟我在牛津時都沒去看電影，但就是沒有。當所有人都已經改穿時下流行的跑鞋，我還一直穿著海軍藍的碼頭工人鞋。我說話有輕微的英國口音（雖說許多美國人會認成英國口音，但在英國人耳裡立刻就聽得出我是美國人），無疑讓我聽起來更像是在擺架子。事實上，我的行為舉止已在無意識間染上諸多英國習氣——我對於不認識的人會保持一定距離，在某些學生直呼教職員名字，或詢問涉及他人隱私的問題，又或是隨意說出令我覺得無禮或有侵略性的評論時，也難免大吃一驚。對於過去五年來，在所有專業場合始終被稱為「薩克斯小姐」的我來說，如今變成「艾倫」讓我覺得怪異，又有點不知今夕何夕之感。

與瓊斯太太通信，為我的狂躁提供了某種安全閥或存放處。我清楚那名讀著我的信的人是真的認識我、理解我，也明白我寫作當下身處的境地。不過，一旦我沒空寫信給她，我的癲狂無處可去，壓力又開始緩慢積累。另外，我也沒有接受任何處遇或治療，或服用任何藥物。許多跡象都指向我該做點什麼——找人談談、服藥，這我心知肚明；畢竟我還不笨。但服藥是不好的，藥物是糟糕的，一如拐杖是糟糕的。如果你需要拐杖，那表示你就是個瘸子。那表示你不夠強大，無法靠自己完成事情。那表示你很弱，而且毫無價值。對我來說，我的價值只能透過工作的過程與成果來定義。

**我需要工作**。我試著忽視那位教法學研究的老師在課間惡意貶損我的事實。我試著不去注意其他學生理所當然地覺得我邪惡、有缺陷，而且在我背後談論我。即便回到我的住所，我依然難以得享安寧，哪怕是一時喘息——我那位歡樂無法擋的室友就在那裡念書。我想打電話給瓊斯太太，但艾蜜莉老是在場，而光是想到她可能會無意間聽到我們的談話內容，這個念頭就足以令我讓我大驚失色。如果，只要，我夠努力嘗試，夠認真集中精神，我或許就能獨自擊敗這種狀況。

接下來，我開始對我的契約法教授出現了強烈的精神病意念。她是一位年輕、聰慧而有趣的女性，充滿活力；我很快就開始把她理想化。她在照顧我。她是上帝。她有能力讓我一切安好。她知道我殺人的事，而她想幫忙。但我還是不能讓她殺了我。她想幫我。她會照顧我的。她有這樣的能力因為她是上帝。我將沐浴在她的神恩光芒。每晚我都會花上幾個小時沉浸在這些念頭裡，尋思自己是否該因為她為我做的一切而向她致謝。我該帶禮物給她嗎？還是寫封感謝函呢？

一如往常，我想到這些事情就會頭痛——一種重擊般、充滿燒灼感、真切的痛苦，不像一般頭部疼痛那類的生理性疼痛，而是在我頭顱內部某處的劇烈抽痛；某種聲波襲擊。有一陣子，我很害怕我的大腦會不會真的一直加熱，接著爆炸。我彷彿看見自己的腦漿炸裂，飛散得整個房間都是，噴濺在牆上。只要我一在書桌前坐下，試著讀書，就會發現自己雙手抱頭壓住兩側，希望能讓大腦留在顱內。

某日，正當我與艾蜜莉交談時，我轉頭看見自己身後站了一個骨瘦如柴、雙眼圓睜的蓄鬍男子，手中握著一把大刀，做出預備躍起的姿勢。我因為過於驚恐而倒抽一口氣。幻象當即消逝無蹤。

「艾倫，怎麼了嗎？」艾蜜莉問道。

「沒事，」我說。「一點事也沒有。」

學期開始不過兩週，我便再也無法承受，決定要前往學生健康中心。第一次約診，我就遇到一位美國版的巴恩斯醫師，那位在牛津曾治療過我的倒楣年輕精神科醫師。拜爾德醫師是才剛入行的實習醫師，她顯然被我難以辨識的喃喃自語內容嚇到了。形容我這種狀況的術語叫做「文字沙拉」（word salad，也就是所講出來的字詞聽起來類似，但字詞之間欠缺實質關聯性）——不過，以我的狀況來看，「水果沙拉」搞不好還比較貼切些。

「我的名字是艾倫。他們以前在學校都叫我『艾倫，艾倫，西瓜人。』我以前去上的。我現在也在，出了問題。」

「什麼樣的問題？」她問道。

「問題。就在這裡，瑞佛市。新庇護所居民之家[18]。那裡沒有庇護，新舊不論。我只想找個庇護所。你能給我庇護所嗎？你會不會太年輕了？你為什麼哭？我哭是因為聲音在時間盡頭。時間太蒼老。我殺了太多人。」

「嗯，呃，這樣子，艾倫，」她開口，先看看她的筆記本，然後目光回到我身上。「我認為你正在經歷某些精神障礙。有個名詞叫做『妄想』，是指毫無根據、固著且虛妄的信念。這好像是你正在經歷的狀況。」我感謝她為我上了一課。她闔上筆記本，並告訴我她跟我約診下週。

當我從診間離開時，我感到非常驚恐。事態完全不在我的掌控之內，我也不知該去何處求助。唯一我認識可能讓我覺得好些的人，遠在海的另一邊。我尤其擔心的是，如果我的腦袋真的炸開了，會傷到哪些人。**無辜旁觀者難題**。

幾天後的一個週五午後，我確信自己撐不過那個週末，於是去看了學生健康中心當天的值班醫師。輪值的精神科醫師人很好，比起上次看的那位年輕女醫師稍微更進入狀況；這位年輕的精神科醫師講話帶有拉丁口音，看起來很能同理。不過，跟她會面後不過幾分鐘，我很快便決定了自己必

18 新庇護所居民（New Haveners），與紐海芬人同音，haven有「避難所」之意。——編注

須從她小小的外套櫃裡跟她進行對話。我起身走向衣櫃，接著把自己塞了進去。她完全無法接受這種局面。

「艾倫，如果你不立刻出來講話，我就只好把你送去住院。」我順從地走出衣櫃坐下。「中國發生了戰事，」我說。「人人都需要全副武裝。你是上帝嗎？你有殺過人嗎？」

「不，不，我沒有，」她安靜地說。「艾倫，我們聊了這一會兒之後，如果你回到自己房間，你覺得你會怎麼度過剩下的週末？」

我搖搖頭。口中吐出更多胡言亂語。

她叫另一位治療師進入診間，是一位年輕的社工師，個頭小，看起來精瘦結實，一副不講廢話的嚴肅模樣。**他人很好**，我想著。**不可怕**。**一點也不可怕**。

他們又問了我幾個問題，基本上算是徒勞無功。他們說他們認為最好還是開一點藥給我。

「這個叫『奮乃靜』（Trilafon），」那個女人說。「是一種神經阻斷劑（neuroleptic）。對你的混亂思考會有幫助。」

我非常清楚什麼是神經阻斷劑——就是抗精神病藥物，有很糟的副作用，像是嚴重昏睡、手腳顫抖不止（有時可能變成不可逆），最糟的狀況可能致命。我才不要吃他們這種蠢藥。**我不過就是把其他人為了某些原因沒說的話宣之於口而已，憑什麼就要吃藥？大家都是這樣想，我們的腦部運作都是這樣，又不是說我有精神病之類的。**剛剛那些我大聲說出來了嗎？我不確定。

他們兩個又叫來了第三個人——精神部主任，一個年長一點的白髮矮個子男性。表情嚴肅，氣度不凡。三個人都催促我服藥。

「不，不行，」我說。「我不能。打電話給我朋友琴的先生，理查。他是神經科醫師。我們在英國的時候認識的，現在他們在華盛頓特區。他們會跟你們說。理查知道我腦部的一切狀況，他知道怎麼處理最好。」

他們搖了搖頭。在我眼中他們開始看起來像傀儡。人型傀儡娃娃。「艾倫，如果你不願意服藥，我們可能就只好讓你住院。」

這些話像一道電擊般通過我的身體，迫使我集中心神，逼我控制自己的言談，管好那些如彈珠般從嘴裡滾出的字詞。「這些都沒必要，」我盡可能堅定沉穩地說。「光是在這裡跟你們說話，我就覺得好多了。如果你們讓我住院，他們也會讓我出院。你沒辦法讓像我一樣功能良好的人強制住院。我一進去立刻就會出來。」

雖然這是演戲，但它確實有效。他們最後同意讓我週末期間待在學生健康中心的醫務室病房。他們還是不斷想說服我服用奮乃靜，但他們也保證不會強迫我。

我雖然打了場勝仗，但即將輸掉整場戰爭。

社工陪我到宿舍房間拿行李，然後走回健康中心讓我登記入住病房——在健康中心那一棟的最頂層。我並不開心，但我試著盡量安慰自己。**至少你不是住院。**

**就差那麼一點點，我僥倖脫險了。**

我在床沿坐著，感覺經過了長長的幾分鐘，然後決定我該去看看四周環境。讓我驚訝的是，我發現自己可以在無人干預的情況下輕鬆走進電梯，直接下到一樓，而實際上，我就這麼做了。我在大樓外的入口階梯前站了至少半小時，邊抽菸邊思考接下來我該做什麼。

那是一個美麗的新英格蘭秋天晚上，天清氣朗，滿天星斗。空氣清新，令人心曠神怡，校園內瀰漫著一股安祥與秩序的氛圍。**我不屬於這裡**，我想著。**此時我應該要在圖書館裡工作的；這是個天大的錯誤，一個令人遺憾的誤會。但現在已經至少晚上十點了，一個人走在這個區域實在太危險。如果他們發現我不見了，可能會很不高興或生氣。喔，管他的，最好還是回樓上去，在這裡將就一晚吧。**我嘆了氣，將美麗的夜景拋在身後，走回室內，準備搭電梯上樓。

就在我走回病房的路上，一名護理師看見了我。

「人在這裡！」她大叫出聲。

驚慌之下，我就像聽見獵犬圍捕聲的狐狸一般逃竄。我衝過最近的一道門，沿著防火梯奔下樓，聽到身後聲響緊追而來。他們的聲音迴蕩而下，腳步重重踩在金屬梯面上。僅領先他們一層樓的我，在某個較低的樓層看見一道打開的門。看起來像是兒童遊戲室。我一邊喘著氣，一邊蹲身爬進一張小桌底下，盡可能把自己蜷成一個小球。我聽到外面的躁動，大家呼喊我的名字，上上下下奔跑著尋找我的蹤跡。終於，某人進入我所藏身的房間，開了燈。

「我找到她了！」

我向她求情，語無倫次。「成群的獒犬追來了！這一大群，瘟疫！他們為什麼要這樣對我？為什麼？」

醫務室職員們快速聚在一起討論，同時也緊跟在我周圍，確保我逃不掉。等到值班醫師抵達時，我已經回到自己的房間，冷靜地坐在床上，能夠說出讓人聽得懂的話語。

「發生什麼事了，艾倫？」社工師問道。

我聳聳肩。「我覺得無聊，決定去走走。」

「我了解了，」他說。「那你在走走的過程中有想到要離開嗎？」

「有想到，」我承認道，「但我最後決定留下來。」

「明智的決定，」他說，然後微微笑道：「那你現在感覺如何？」

「很好。我沒問題。都很好。」

「是啊，你現在看起來確實沒問題，」他說。「不過病房職員認為你太難管理了，因此不能讓你留在這裡。」

他的態度雖然和善，但箇中傳達的訊息非常明顯：我要被踢出學生健康中心了。可恥。我無法決定該放聲大哭還是大笑。

心理師與社工師要求我在自己的宿舍房間裡過夜，隔天早上再回診，好讓他們看看我的情況如何。我同意了。他們給我一小包奮乃靜，鼓勵我說吃下這些藥會讓我覺得好些。

我從來就沒打算服用那些奮乃靜錠。我唯一一次認真考慮吃藥，是好幾天後的事：憲法課後，藥包從我口袋中掉出來，我的憲法教授隔天很尷尬地把藥包還給我的那個時刻。

不過，我認真履行了隔天早上到健康中心回診的事。我一夜無眠，幻想情境充斥整個房間，等到要跟我的心理師與社工師面談的時候，我似乎完全無法說出有意義的東西來。

「一。一次一拍節奏。節奏就是數字，」我告訴他們。

「艾倫，你今天看起來不太開心。可以告訴我們你感覺如何嗎？」

「我看到殺戮戰場，」我說。「很多人的頭被打爆。我沒做錯事。他們說：『震，正，鎮。』我以前會去滑雪。你們是要殺了我嗎？」

「不，當然不是，我們在這裡只是要幫你。你有沒有想過多少服用一些藥物？」

當時，我爬到桌底下，開始呻吟並搖晃。那些無臉生物在附近盤旋，就快把我撕碎，但是除了我之外沒人看得見。「他們要**殺了**我。他們要**殺死**我！我必須要試試！死，弒，四。」

「我們想幫你，艾倫。」心理師說她要回辦公室打幾通電話，而社工師會留在這裡陪我。我在原地把自己抱成一團，在桌底下邊呻吟邊晃動。那些生物想殺我，這些醫生則是想把我送進醫院。我知道這絕對是事實。我必須離開那裡。

我從桌底下爬出來，平靜地告訴那位溫和的社工師我需要去喝杯水。他跟著我出了房間，走向飲水機。突然之間，我衝向側門，希望能一路衝到樓梯，但他的動作太快，沒幾步就抓住我，然後把我牢牢制伏。他雖然身材不高大，但是非常孔武有力，在他的掌控下，我完全無法移動，只能隨他回到房內。

「我很抱歉必須那麼做，」他用一種充滿歉意的語氣說。「沒有其他辦法了，你知道，可是我真的覺得很難過。」即便我當時的心神狀態支離破碎，但我確實相信他。他本想和善以待，可我卻讓這件事變得難以辦到。

心理師回到房內，告訴我們週末很難找到空的病床。社工師隨即說或許他可以打幾通電話，看看其他地方有沒有機會。他離開房間去打電話。心理師留下陪我。

我即將要第三次踏入醫院了，我知道。我又要住院了，然後他們會逼我服藥。我身體的每一根神經都在尖叫。我不想去醫院。我不想吃藥。我只想要有人幫我。

我奮力壓制我聲音中的恐懼，很有禮貌地詢問心理師我們可否一起去大廳，因為我想喝水。她跟著我出了房間，走向飲水機，這時我再次衝向側門與樓梯。心理師對我大喊：「停下來，艾倫。我追不上你。請你立刻停下來！」**不要不要不要不要不要**。我無視障礙物、其他學生，或所有可能一直在盯著我看的人，我一路跑著穿過校園，回到我的房間。謝天謝地，室友不在。

而這正是我的法學生涯不祥的起點。

# 10

在完全預料到健康中心職員會找校警來追我的心態下，我做好準備，靜待他們到來。**他們會把我抓走。他們會把我囚禁起來。**我龜縮在房內很長時間，等待著無可避免的那一記敲門聲響起。但是，沒有人來。恐懼又坐立難安的我，決定要嘛只能再繼續躲在房內，要嘛冒險走去外面的世界。由於我十分清楚什麼能讓我鎮靜下來，我做了每次自己沒有退路時都會做的選擇——我把書整理好，前往圖書館。

走入門口的那一刻，我的呼吸立刻開始變得比較輕鬆。我在圖書館待了一整天，閱讀書籍與自己的筆記，試著把思緒集中在下週的課程上。我不時回首瞥向身後，但是並沒有人在注意我。一天將盡時，我終於讓自己冷靜下來了。

當晚回到宿舍房間，我發現艾蜜莉幫我留了一張來電訊息。學生健康中心的心理師打電話來過；她並未表明身分，這一點，同時讓我感受到她的專業與善良。她要我回電。我思前想後了幾分鐘——如果我沒有回電，可能發生的最糟狀況會是什麼？不過隨後我還是決定，以前幾天的狀態來看，回電給她可能才是明智的決定。

原來，我被轉診給另外一位醫師：漢斯．普利澤，一位資深心理學家，同時也是精神分析師。

而後我才知道，他在健康中心素有處理「最艱困個案」的美名。

普利澤醫師是奧地利人，身形厚實，髮色泛紅，膚色白皙。他的口音很重，常把「s」的清音發成「z」的濁音。在我們初次會診時，他微微地搖著頭告訴我：「你這週末可造成了一場騷動呢，」就像一個關切的父親在對逃學的女兒說話。「則」週末，他說。不知為何，我放鬆了些。「艾倫，我們需要試著協作，好避免類似事件再度發生。你今天覺得如何？」

就如同每次不認識的人問我這個問題時我幾乎都會採取的一貫作法，我反射式地回答，「還不錯。好很多了，謝謝你。」

「不，我不認為你真的這樣覺得，」他說。「我認為現在你的腦中有許多東西正在狂轉，你必須把你想的事情都告訴我，這樣我們才能協作，處理問題。」「窩們」才能「薛做」，「出力」問題。不知佛洛伊德本人說話聽起來是否就是如此？在他帶領個案通過他們心智的迷霧森林時，過程中充滿類似的口音。與此同時，我的心智再次開始加速狂奔，都快坐不住了。

「有人在控制我，他們把一些念頭放進我的腦中，」我告訴他。「我抗拒不了他們。他們正在對我這樣做。我必須殺了他們。你有在控制我嗎？是他們讓我在你的辦公室內走來走去。我賦予生命，也奪取生命。」

就在我喃喃自語並踱步的同時，話沒說完，我突然又被某個看不到的人或東西嚇得動彈不得，而後開始搖晃身體並呻吟。我想躺在普利澤醫師的沙發上，卻驚訝地發現他不許我這樣做。「躺下會讓人退化，」他說。「而你，已經退化得太嚴重了。」

令人意外的是，他告訴我他不認為我是思覺失調。「你看起來很拚命要跟我做出連結，」他觀察道。「目前為止你在現實世界的運作也算是成功。而思覺失調的招牌症狀之一是無法建立連結，現實生活功能也無法正常運作。至少，我目前是這樣看的。」

「那服藥呢？」我問道。「你會逼我吃藥嗎？因為我實在不想那樣。我不能吃藥。藥物真的不好，你知道。」

「我們看看狀況吧，」他回答道。「我們先討論這件事，然後等我了解得更多之後，我們再一起決定。」

這個來自舊世界、直言無諱的紳士讓我如此地想要信賴他；截至目前為止，他唯一的過錯就是他不是我親愛的瓊斯太太。最後，我們同意每週會診兩次。

然後普利澤醫師告訴我，時間到了，該走了。

「我……我不行，」我說。我的腳因為先前太過躁動，現在已經重如千斤。

微微搖頭再次出現。「啊，艾倫，你必須離開了。時間到了。我還有另一位患者，很快就要會談了。」

我極不情願地拖著雙腳走到等候室坐下。有股力量讓我無法離去，我就是走不到通往外面的門邊。片刻之後，普利澤醫師進入等候室與他的下一位患者打招呼，並帶她進入診間。隨後他突然又冒出來。「艾倫，你覺得你現在可以走了嗎？」他問道。幸好，這次我發現如果我再次集中精神，就可以辦到。所以我離開了。

在那之後的每一次會談結束時，我都會在等候室獨自多坐一陣子。感覺就像是我需要集結所有力量走出安全港。不過，普利澤准許我自行判斷何時準備好可以離開，而每一次，我也設法靠自己做出決定。

與此同時，我繼續上課，絞盡腦汁盡可能完成課業要求。不過，我還是深信契約法教授對我特別看顧。說不定她跟普利澤一起處理我的個案。他們倆有結婚嗎？說不定這背後有什麼陰謀。沒錯，這是個實驗！契約法教授跟心理學家聯手。他們為我的人生訂定了一份契約。透過契約法案例傳送有關實驗性療法的訊息給我。

某次與普利澤醫師會診的過程中，我在診間內瘋狂地來回踱步，反覆從一邊走到另一邊。隨著我的思緒變得愈發暴力，情緒也更加激躁。「我殺過人，也會再殺人，」我大聲宣稱，幾乎已經在對他咆哮。「還有誰跟我們在診間內？你是人類嗎？」我向角落一株大型的觀葉植物走去，扯下一片葉子。「看到了嗎？這就是我會對人做的！」

「艾倫，你不應該那樣做，」普利澤醫師肅穆地說。「我喜愛那株植物。你不可以再那樣做了。」受到責備的我頹然坐下，試著在剩餘的會談期間保持穩定。他立下規矩界限，而我試著遵守。但那些界限從來就限制不了我，至少在我心裡是這樣。時間一天天經過，我便感到愈來愈危險，彷彿自己以雙手抓著高樓外緣，懸掛在半空中，但手指卻漸漸無力、鬆脫。

課堂上，我被指定要開始準備我的第一份法律備忘錄。這種備忘錄的目的是要以簡潔有力的方式去針對一個相當特定的法律領域予以解釋。在備忘錄中，寫作者必須從議題的兩面進行分析，但如果是訴狀，就只會為單一立場提出說理。作業指定的時間距離繳交期限有兩週，有預設格式，長度不得超過十五頁。我身上背負著各種負擔，但我還是克服了這個要求——在同時兼顧其他三門課的狀態下，我日以繼夜地撰寫備忘錄，一寫就是許多個小時，徹夜不眠。等我完成時，這份報告已將近五十頁。我後來才得知，負責改作業給分數的人認為這是全年度交上來的作業中最優秀的兩份之一。問題是，這跟我被要求完成的有出入。「寫得非常好，」助教說。「可是這不是備忘錄——比起來，這更像是論文。」

法律要求精準；我也被期待精準。我想做到精準。可是每一次，我體內的某種東西就是會推我一把，讓我去了比我原本要去的更遠的地方。這種成果是不可接受的。這樣的我，是不可接受的。

然後，我又被指定寫第二件法律備忘錄。以當下的狀況來說，就好比被要求穿著運動鞋去攀登聖母峰。由於閱讀得過於焦慮，我眼中看到的只有字詞在頁面亂成一團，全無章法邏輯。更糟的是，我竟然記不起來到目前為止讀過的東西；每當我想落筆時，筆下流出的全是垃圾——連串荒謬無意義的斷片詞彙，既不能獨立也不能成篇，就像當年我在牛津時最糟的狀態一樣。**瓊斯太太，你在哪裡？我需要你啊。我們曾身陷此處，而你帶我走了出來。你在哪裡？**

我的一生中，書本一直都是我的救生筏、安全港，當一切都失靈時我可去之處。但現在，一頁頁呈現在書本上的都再難拼湊出意義。驚慌之下，我拾起手邊那一冊已經讀到破爛的亞里斯多德，可是連它也背棄了我。**沒有，什麼都沒有。**

我在耶魯法學院圖書館跟兩個同班同學打了招呼。時間是週五晚上十點。

他們當中有一個來自阿拉巴馬，叫做瑞伯（Rebel，根據他的解釋，「因為我是臀位出生——出生時臀部先出」）[19]。另一位叫做薇兒（Val）。他們倆都在我的「小團體」裡面——耶魯法學院第一學期的新生才會組的小型團體。對於此時在圖書館聚會這件事，他們並不算開心；畢竟已經是週末了，比起在這裡，本來多的是其他有趣事情可做。不過在我的堅持之下，我們還是一起赴約，製作第二份法律備忘錄。雖然我們每一個人都要寫出自己的備忘錄，不過教授許可我們一起規劃討論。我們非做不可，非**完成**不可，非**生出來**不可，非……

「備忘錄，就是探視權，」我告知他們。「它們提出了某些觀點，但真正的重點在你們身上。派特以前都這麼說。你們有殺過人嗎？」

瑞伯與薇兒看著我的樣子，就如同他們——或我——被當頭淋了一盆冰水。「你在說笑，對吧？」一個人玩笑似地回應。「艾倫，你在講什麼？」

「喔，老樣子。天堂啊，地獄啦。誰等於什麼，什麼等於誰。嘿！」我說，一邊從椅子上跳起來。「我們上屋頂去！沒問題的，很安全。」

我幾乎是直衝向最近的大窗，把它打開，爬出去，踩上樓頂——就在窗外的一片平整表面，一點也不可怕。過一小段時間後，瑞伯與薇兒跟了出來。「當然，警察有可能看到我們然後派一隊武裝戰術小隊上來，」我說，一邊笑著。「你們可以想像看看嗎？『天——九——九，天——九——九，有全境通緝令要我們逮捕入侵耶魯法學圖書館的學生們。』對，好像**那邊**有很多值錢的東西一樣。」

他們忍不住笑起來，問我到底是怎麼了。

「這才是真正的我！」我大聲宣布，雙手在頭上揮舞。隨後，就在週五深夜，在耶魯法學院圖書館樓頂，我開始唱起歌來，而且聲音還不小。「來佛羅里達的陽光灌木——你們要跳舞嗎？」

他們臉上原本的微笑迅速消逝。「你吸毒了嗎？」其中一個問道。「你嗨了嗎？」

「嗨？我？怎麼可能。沒有毒品！來嘛，一起跳舞！來佛羅里達的陽光灌木——那裡出產檸檬。那裡有惡魔。外面有人看著我們嗎？嘿，等一下，你們到底怎麼了？你們去哪？」

瑞伯與薇兒雙雙轉身，正要回到室內。「你嚇到我了，」其中一個說。

我聳聳肩。「好吧，我也進來好了。但是那裡面什麼也沒有。沒有。」

在我們一行人費力爬過窗戶回到室內的過程中，其中一個同學提到有關學生健康中心的事。「或許你應該，嗯，去那裡看一下。」

「我已經在那裡看診了，」我說。「每週兩次。」

「喔，好吧。那要不要現在過去看看？」

我搖搖頭。「不行。現在不行。我需要工作。我們還有這個備忘錄要弄。」

等到我們全部坐回到桌旁，我開始小心翼翼地把我的教科書堆成一座小山，然後把我的筆記活頁重新排序。這還不夠，我又重新整理一次。「我不知道你們是不是跟我一樣有過這種經驗，字詞

19 此字亦有反抗，叛逆之意。——譯注

在紙上到處亂跳，」我說。「我覺得有人滲透到我這份案例裡面。說到案例，我們一定要去踩點偵察一下，打通關節。關節對我來說完全信不得。不過它們確實能讓你的身體不會四分五裂。」

這種狀況其實已經遠超過他們原來跟我談的時候所預期的。「已經快午夜了，我們一事無成。我們還是先離開這裡吧，明天可以再找時間試試看。」

「不，我不行。我還不能回家。我得工作。作怪。怪物本質。」

「艾倫，我們真的要走了，」他們說，一邊收拾一邊緊張地環顧四周。「拜託。你得跟我們一起走。」

「不，我不行。我得工作。我要留在這裡，躲在書架後面。」

在他們走了之後，我還待了很久，一個人坐在兩堆高高疊起的書山之間的地板上，自言自語。圖書館變得更靜謐，一區區的燈光也漸漸關了。最後，由於害怕自己被反鎖在內，我終於起身，低著頭，這樣我才不用跟其他同學目光相接；不過其實已經不太可能，因為在那時段，剩下的人似乎就只有前門入口呆頭呆腦的警衛而已。

當然，這時外面天色已經一片漆黑。我從來就不喜歡處在那樣的黑暗中，至少我人還在地面時不愛；相較之下，頭上有片屋頂還是來得舒適愉快多了。在我走回宿舍房間途中，我的身軀也隨之顫抖。這樣的顫抖一旦開始，就停不下來。我無法入睡。我的腦內充斥著各種聲音，塞滿了許多的檸檬，還有那些我寫不出來的法律備忘錄，以及我必須負起責任的、那些未來會發生的大屠殺事件。我坐在床沿，身軀前後搖晃，因為感到恐懼與孤立而不斷發出哀鳴。

我終於還是出事了：在公眾場合，在同儕，也就是我的法學院同學面前，徹底搞砸。我是哪種人，怎樣的貨色，全部暴露出來了。現在所有人都知道真相——我是多麼沒有價值，我是多麼邪惡。當我在牛津的狀態也像如今這麼差的時候，我還知道自己可以尋求瓊斯太太的協助，而這件事讓我得以在他人面前，或者需要完成工作時，控制住自己的精神病意念。但現在我既沒有瓊斯太太可以容納我的癲狂，也無法從我的課業研究中尋求安慰，顯然，對我來說，基列的乳香[20]無處可尋，我靈魂的傷口終究得不到醫治與救贖。我隻手抓著崖邊，懸掛於半空中，感覺到正有一股力量把我的手指一隻隻地撬開；再過不久，我就會一路下墜，掉入無底深淵。

一夜無眠後，我堅決地回到圖書館，再次嘗試與備忘錄對抗，但我的腦袋就是不聽使喚。驚慌之下，我直接衝進教授的研究室。裡面沒人。我在原地等候。等到M教授回來時，他斜目看著我，面露疑問之色。

「我想找你討論我的備忘錄，」我說。「很抱歉，但我需要展延期限。」

「你進來研究室吧，我們討論看看。」他說。我在他的書桌前坐下來時，我躬身前彎、雙肩高聳幾乎及耳，看來就是一副準備挨揍的樣子。「備忘錄的案例素材都被滲透了，」我看著自己的鞋尖說。「跳來跳去。跳遠曾經是我的拿手項目。因為我高。我掉下來。這房間內有其他人嗎？這很

20「基列的乳香」源自《聖經》典故，指的是猶太人傳統的聖地Gilead會產出奇蹟藥物，得以醫治傷口，甚至救贖靈魂。有一首基督教聖詩便名為〈基列有乳香〉（There is balm in Gilead.）。——譯注

重要。有個計畫。大家把東西放進去，然後都說是我的問題。我曾經是上帝，只是後來被貶入凡間。你是上帝嗎？」

M教授無動於衷，非常鎮定。「艾倫，你看起來相當激動。」我的頭嗡嗡作響。檸檬，備忘錄，大屠殺。「嗯，這麼多殺戮事件，我激動也是理所當然，」我說。然後我開始唱我的小小佛羅里達果汁廣告歌，在教授研究室裡旋轉；我的雙臂如同鳥翅一般開展。之後，我走向他研究室內的一個角落，坐下來繼續唱我的歌。

M教授看著我。他臉上的表情難以解讀。他害怕我嗎？還是覺得困惑？我無法判斷。說不定，他也無法判斷。

「艾倫，我很擔心你，」他終於說。「我現在還有點工作要忙，之後，你要不要過來跟我還有我的家人一起吃晚餐？你覺得你可以嗎？」

這聽起來真是再合情合理不過。「好，」我說。「那一定很棒。不過如果你不介意的話，我想我直接從窗口穿出去，在樓頂上等你，一直到出發時間。」如果這件事對M教授而言聽起來不是個好主意，那他還真是不動聲色。於是我從他的窗口出去，爬上了屋頂。

接下來的一小時左右，我在耶魯法學院的樓頂上不斷發笑、唱歌，自言自語。我在那裡發現幾公尺長的鬆脫電話線，就拿它為自己做了一條腰帶。我還把散見於屋頂的各式各樣金屬製品撿起來，都綁到腰帶上。其中最棒的是一根長釘，大概有十五公分左右。我把它放入我的口袋裡，以備不時之需。**你永遠不知道何時需要保護自己。**

「艾倫？現在可以請你回到研究室裡了嗎？」是M教授從窗邊傳來的聲音。「我跟我太太談過了，」他說，「我們不止想請你跟我們共進晚餐，還希望你考慮跟我們共度今晚。」

我那時想，這樣的邀約也太大方了，因此告訴他我對他們的善意感到無比感激。可以吃到一餐家常菜，跟幾個好人一起談話、共度時光……或許這些事可以讓我的頭不要炸裂、腦漿四處噴濺吧。

M教授與我就這樣在一個寫意的秋日週六午後愉悅地步行橫跨耶魯校園，我身上還穿戴著那條自製的電話線腰帶。在他家的晚餐進行得不太順利，因此M教授決定致電學生健康中心，跟值班的精神專科醫師（我們姑且稱之為「那位醫師」）談談。

當M教授把電話聽筒拿給我，那位醫師輕快地告知我他接到來自法學院某人的電話，說昨晚我看起來狀況很不好。他隨即問了我幾個問題，我則是逐一給了不相關的答覆，然後他建議我最好去健康中心跟他會面。他聽起來就像是那種在等我回答時會一邊盯著錶，一邊用腳尖敲打地面的人。

「我不知道，」我說。「不，事實上，我不想去。」

我想那位醫師應該是吃了一驚，便建議我再考慮一下。（順帶一提，以我的經驗，像「你先冷靜下來再說」這種話幾乎不可避免都會對你說話的對象造成反效果）「你知道嗎？你真是個爛人，」我說道，一邊掛了電話。

「艾倫，其實我也不覺得他處理得很好，」M教授說。他指的應該是他跟那位醫師互動的經驗。

「我想我需要跟我的朋友理查談談，」我說。「他是神經學家，你知道。」好像有什麼即將發生在我身上，我不確定是什麼，但我知道不是好事。看來我必須開始集結我這一方的資源與力量了。

M教授幫我打了電話，我的老友琴在電話那一頭應聲，我說：「是我，我打電話來是想跟你還有理查講話。」

「你聽起來怪怪的，」琴說。「怎麼了嗎？你還好嗎？」

「喔，嗯，我忽上。忽下。到處都在，」我說。「都是那些被植入我腦中的指令造成的。」之後我極為急切地跟琴以耳語的聲量盡可能地低聲談話。我已經盡力了，真的。「問題是有些惡毒的事要發生了。我很憂慮，重點很明顯。有人用盡全力想要我的命。」我把手插入口袋；從法學院樓頂撿到的長釘還在那裡。

理查的聲音穿透電話聽筒而來。「艾倫嗎？」他說。「出了什麼事嗎？」「一齊來到佛羅里達陽光樹叢吧，」我跟他打招呼說。

一刻沉默，然後，「什麼意思？」他問道。

「自然新鮮的檸檬汁。有座自然形成的火山。他們把它植入我的腦中。快爆發了。我殺了好多人。我殺了小孩。書架上有朵花。我看得到它綻放。你殺過人嗎理查？我的教授是上帝。我曾經是上帝，只是後來被貶入凡間。你覺得這跟吉力馬扎羅火山有關嗎？」

「你感覺像這樣有多久時間了？」理查問。

「這不是感覺的問題，」我告訴他。「這是發生在我身上的事情。我有權柄可以對生命予取予奪。你別想他媽的弄我，理查，我殺過比你更厲害的人。小孩。檸檬汁。重點。」

「艾倫，你現在應該要知道，你完全不用怕我，」他說。「琴跟我希望你好，我們絕對不會傷害你或任憑其他人這樣做。」

「可是有人要殺我啊，」我哀鳴道。「我該怎麼辦才好？他們都在天上。他們正在殺我。我沒有做。」

理查以一種慈和又溫柔的聲音告訴我，他了解我覺得多不舒服。「你現在先讓我跟你的朋友M教授談談，好嗎？」我聽話地把聽筒交給教授。

我從M教授的表情看得出來，理查跟他說的話讓他惶恐不安。我正經歷精神病症狀發作導致的崩潰，理查說，需要盡快去醫院。我可能有危險性，甚至對教授的小孩也是（事實上我從未傷害過任何人。不過，以當下情況而言，單就我在電話中所說的內容來看，理查的擔心也不是全無理由）。

意料之中地，M教授立刻致電那位醫師，告訴醫師他會立刻把我帶到急診室。

「拜託，不要，不要，」我哀求道。「不要把我帶去醫院。這只會讓我狀況更糟，請不要逼我去那裡。我很好。我之前覺得不太舒服但現在沒問題了。拜託你不要帶我去急診室。」

M教授態度溫和地安撫我，但意志堅決。「不，我想我們得去一趟急診室，艾倫。你是一個如此聰慧的年輕女性，但現在你的狀況失常。再來，理查關心你、也知道你的情形，他同樣認為你該去醫院。無論如何，你現在不能獨處。我很抱歉，但還是不能讓你留在這裡。去了醫院，你就能找到可以幫你的人了。」

我試著讓自己鎮靜下來，集中精神說服他從我的觀點看這件事。「謝謝你，但是我想不用了。我想叫計程車來接我回宿舍。」

可是他已經下定了決心——他陪我走出門、上了車，打開乘客側的車門，溫柔但堅定地把我送入車內。

在駛往耶魯紐海芬醫院的一路上，我因為緊張而喋喋不休。「我的天啊，已經這麼晚了，你不用陪我，」我說。「不過，我能不能跟你借一點現金？看診一結束我就要立刻搭計程車回家。最多應該不過五或十分鐘吧，他們會告訴你我一點問題也沒有，這我很確定。」

「當然沒問題，」他說。「我會借你現金。」

當我們的車停靠在急診室入口，在M教授有機會把車門關上之前，我一躍而出，開始拚命朝反方向奔去。我原本沒計畫要逃跑，但我太害怕了。一切都排山倒海朝我逼近。同學知道了，老師知道了，理查知道了。**一切都完了。完了。**

那一區的環境並不適合一名女性（或任何人）在黑夜中獨自奔跑，既沒有現金也不知方向。還好，M教授幾步就在街角追上了我，他伸長手，強力地從我手臂下方抓住我，讓我轉往急診室方向。

「這樣才是最好的，」他說。

我們倆跟辦理掛號手續的護理師一起坐下填寫文件，我很快地解釋道，我的朋友M教授胃痛得很厲害，需要立刻看醫生。我歇斯底里地大笑起來。

幾分鐘後，我發現自己身在一個小小的隱密房間，等待那位醫師到來。M教授作為守護天使的角色到此結束，他回去了。取代他的是一位醫院看護，一位身材高大、面容和善的男性，有著溫柔的聲線。「小姐，就只是幾分鐘而已。你不用擔心。」

「你要跳舞嗎？」我問他。他微笑婉拒。

「嗯，這樣的話我要跳囉，如果你不介意的話，」我說。我在房間內轉來轉去，一邊試著解釋我的狀況。「他們要殺我。他們今天已經殺我很多次了。這可能會擴散，波及到你。」我一邊解開纏在腰間的電話線腰帶，開始在空中揮舞。「這可是非常強而有力的武器，」我說。

「我看到了，」看護說。「小姐，我想我必須從你身上拿走這個。你在這裡拿著這個東西，我想可能不是好主意。」

我退後一步。「不，」我說。

「要，」他說。「很抱歉。請你交給我好嗎？」

我萬分不情願地交出腰帶。「但你不可以把我的釘子拿走，」我拍著口袋說道。

看護問我在紐海芬做什麼。

「我是法學生，」我說。

「喔，真有意思，」他說。「課業一定超重。你知道，之前某天晚上，另一位法學生來過，也是有些精神問題，他的名字是——」

這個好人會不會等一下就去跟別人說**我**的事？如果我的頭炸開了，裡面的東西在房內四濺，算不算是某種茶餘飯後的閒談話題？我還以為醫療工作者應該要有守密義務（事實上，就連M教授——哪怕一定是出於良善的動機——也跟我研討課的同學提到我因為精神崩潰而入院的事）。

「他怎麼了？」我問道。「我是說，那位法學生？」

「喔，他們給他開點藥，然後就讓他回去了。」這個答案幾乎讓我對於守密義務的疑慮一掃而空：那名學生沒有住院嗎？他吃點藥，然後就可以回去了？我從來沒想過事情也可以這樣發展。我已經三年沒進過醫院，也不想現在中斷這個紀錄。如果吃藥是我唯一的交易籌碼，那我願意考慮看看。

然後，那位醫師進來了。

他恰恰與我透過電話對話所想像的一模一樣：身材矮小、官僚味重（連他拿在手上按得喀喀作響的鋼珠筆都是）、唯我獨尊、缺乏耐性。**那種讓火車一分不差準時出發的人**。我把手滑進口袋，手指握著我的長釘武器。他的目光隨著我的手移動。

「把那個給我，」他說。

「不要，」我說。

他立刻叫了保全人員。另一位看護走進來，這個人就沒那麼和善了，也不打算讓我留著我的釘子。當他從我手中挖出釘子的那一刻，一切都完了。短短幾秒內，醫生與他的整個急診團隊衝進來抓住我，把我從椅子上抬起，用力摔在臨近的病床上，力道之大讓我眼冒金星。然後他們用厚厚的皮帶把我的四肢綁在金屬床上。

我身上竄出一種我從未聽過的聲音——半呻吟，半尖叫，幾乎不像人，飽含恐懼。接著那聲音再次從我身上竄出，似乎是從我的肚腹深處某一點奮力衝出來的，直接刮磨著我的喉嚨。「不——，」我大聲吶喊。「不要這樣，別這樣對我！」我抬眼看見，一張臉，透過鐵門的窗戶觀看著整個場景。

她為什麼會看著我？她是誰？我不過就是一件展品、一個樣本、被大頭針刺穿的一隻昆蟲，無助也無處可逃。「求求你們，」我哀求道。「拜託，這作法跟中古世紀沒什麼兩樣。拜託，不要這樣！」在這陣混亂裡，一個念頭突然閃進腦中：如果瓊斯太太在的話，就不會這樣了。她絕對不會讓這種事發生。在與瓊斯太太協作的那段時光裡，我們一起使用的工具是語言，不是皮帶。她絕不會坐視其他人傷害我、驚嚇我，或讓我覺得無助或孤獨。

「我要你從一百開始往回倒數，每次減七，」那位醫師說。我用一種彷彿他瘋了似的眼神看著他。倒數？為了**他**？為他做**任何**事？從我進這間醫院開始，我就飽受驚嚇、困惑，充斥妄想。截至目前為止，他所做的每件事都對我的狀況沒有幫助。然後你看，又出現了，在窗外的那張臉。是有人付了入場費來觀賞一個瘋女人嗎？

一位護理師進到房內，手中拿著托盤，上面裝著小小的紙杯。「請把這喝掉，」她說。

「不要，」我回答道。「你自己喝。」

「如果你不喝的話，我只好用注射的，」她說，面容漠無表情。在手腳被捆縛住的狀態下，我根本沒有選擇。我試著咬緊牙關抵抗藥液流入口中，但沒有用，只是嗆得自己滿口藥水而已。那是我第一次服用抗精神病藥物。

驚恐於自己即將消逝，我開始拚命掙扎想掙脫束縛，藉此說服自己我還存在於現實中。**我正在縮小，我正在縮小**。事實上，像這樣被束縛是很痛的，非常痛。但至少這樣的疼痛可以提醒我，我還沒有從人間蒸發。

那位醫師還是一如以往地善解人意、充滿洞見；他發出那種小學老師才會對幼兒發出的「嘖、嘖」聲，一邊翻白眼。我不禁納悶這個人為什麼要來精神專科。「你的行為就像是你想住院的樣子，」他說，「這樣的話，我們就只好給你找張病床。」

那麼，所以說——對我做的這一切，不過就只是因為我沒有好好表現嗎？他講話的語氣，就好像我最該害怕的不過是上床睡覺前喝不到牛奶，吃不到餅乾。「謝謝，不用了，」我回答道。「還有，可以拜託你把這些束縛解開嗎？這讓我很痛。看起來也很丟人。」

「不，」他說。「我要你自己自願入住精神病院。」

「**你瘋了嗎？**」我大吼回去。「你才是那個該住院的人好嗎！我沒事。我現在想回家了。我還有工作要做。把我放出來。」

那位醫師說，他準備開立「緊急醫療證明」（Physician's Emergency Certificate），這可以讓醫院留置我十五天之久。我後來才知道，在他開的緊急醫療證明上，他說我「有自傷傷人之虞」；還把我描繪成「嚴重失能」。他的理由呢？就因為我無法完成法學院的作業。等到十五天經過之後，我有權參與一場我的強制住院治療聽證會——如果我要的話。

當然，我是過了一段時間後才得知這樁事件的其餘枝節。當下我只知道我要被送進醫院了。做什麼都沒用。

不過，沒想到那時的耶魯紐海芬醫院精神部竟然沒有空的病床給我，因此他們要把我轉院到城市的另一端——耶魯精神病院（Yale Psychiatric Institute）。「你在那邊會安全些，」那名醫師說。

「我在家一樣很安全。至少遠離你我就安全了，」我說。

當緊急醫療技術員把我送上救護車時，我因為他們其中一人的相貌過於俊美而震懾。「你是電影明星嗎？」我問道。「我很確定你是電影明星。我幾乎可以叫出你的名字，只是現在一下子突然想不起來。」

當他們把我從病床上鬆綁時，大概十秒，我感到一陣輕鬆，但隨後他們又再次把我綁上救護車擔架床。

「為什麼？」我問那位年輕又英俊的緊急醫療技術員。「你們為什麼非這樣對我不可？」

他看來有點尷尬，轉頭避開我凝視的目光。「這是規定。我很抱歉。」

規定。新的規定。我還有那麼多新的規定要學。「在我們出去之前，可以請你在我的臉上蓋一條毯子嗎？」我求情道。「我不希望別人看到我這副樣子。」

他非常溫柔地用一條白床單蓋住我的頭部，擔架床隨即從急診室滑出，向救護車的方向推去。

**死亡，或許就是這樣的感覺吧。**

# 11

我們一到耶魯精神醫院，緊急醫療技術員便直接把我用擔架抬上樓，護理師與看護已在現場等待。走廊狹窄而陰暗，典型的精神病房內部裝潢。反正來到這裡的人都已經瘋了，誰還管裝潢醜不醜？

我被帶到「隔離室」——除了床之外別無其他的一間空房。由於時間已過午夜，加上我因藥效而頭昏，除了略為觀察一下周遭環境，我幾乎無力做出任何反應。我只想睡覺，而眼前這張床看起來跟其他床鋪一樣好睡。

當晚值班的是葛瑞菲茲醫師，她是有著淡棕髮色的年輕女性，態度與那位醫師有著光年之遙。她臉上總掛著溫和的笑容，表現出令人心安的舉止，直到我從她口中聽到：「艾倫，我們希望你自己配合我們的拘束。」葛瑞菲茲醫師說著，一邊朝向床鋪移動。

**不，我辦不到。**「拜託，這真的沒有必要，」我哀求他們——一群陌生人，在一個陌生處所，在這樣詭異的一個夜裡。

一名體型相當巨大的男性（後來我才知道他是一位神學生）朝我緩緩移動過來，口中唸唸有詞道：「要就自己上拘束，要不就我們給你上拘束。隨便你。」

我或許有精神病症狀，但我偵測身旁危險氣息的天線還是很靈光。我喃喃自語道：「所以你是這裡的打手嗎？」

「好吧，好吧，」葛瑞菲茲醫師說道，一邊作勢要求準備壓制我的人退後。「那你自己躺下來吧，我們可以討論。不拘束。」

一陣輕鬆感淹沒了我，於是我坐回床上，腦中只想到要讓自己躺上枕頭。就在那時，房內所有人做了其他醫院急診室會做的事，一模一樣：短短幾秒內，我的四肢被抓起來按住，然後用皮帶綁在床上。

我開始用盡全身力氣尖叫並拚命掙扎，可是我的力量敵不過這麼多人的手，很快地皮帶就被勒緊。接著每況愈下：現在，只拘束我的四肢顯然已經不夠了。於是，他們竟然拖來一張網子蓋在我身上——真正的網子——從頸部以下一直蓋到我的腳踝，把我的腳、軀幹、胸口全部縛起，之後再把網子收緊，將四角綁死固定。我完全不能動，感覺連氣都喘不過來。

「我不能呼吸了，我不能呼吸！」我大哭。

「可以。你可以呼吸，」眾口一聲答道。他們圍站在我的床邊，俯視著我。我持續喘氣、哀求，最後他們終於把網子鬆開一些，讓我可以真正呼吸。（我後來才知道，美國每年大概有一百人在拘束的過程中死亡。）

在我被綁起來（「保證安全」，就像那位醫師會拿來形容的詞彙）之後，所有人，包括葛瑞菲茲醫師在內，都離開了。只有那名神學生留下來，在我敞開的房門口擔任守衛。

我在瓦恩佛從來沒有經歷過這麼讓人驚恐的事。就算有幻覺，就算有惡魔或外力威脅，抑或是我難以自制的衝動，我也從不曾像這樣失去自我。沒有一個我認識或關愛我的人知道我在這裡，被五花大綁在一張鐵床上，身上還綁著一張網子。在這樣的深夜，我孤身一人，邪惡力量從我體內與體外掩襲而來。此時此刻，若要跟我說，「醫院」這個字的古代字源竟然是指「庇護所」，代表保護、代表安慰、代表照護的庇護所，**不**，這根本不可想像。

雖然如此害怕，但我也同樣憤怒，發狂似地要找方法去展現我的抵抗——這件事不容易，特別是當你的四肢遭到拘束，還被固定在一張網子底下時。我被綁住了……但是我的嘴可沒被封住！於是，我盡力深深吸了一口氣，然後開始大聲唱我熱愛的貝多芬。第九號交響曲《歡樂頌》顯然不適合這個時機，所以我選了第五號交響曲。邦邦邦—**邦**！邦邦邦—**邦**！看啊！他是如何只用四個簡單的音符就創造出如此劇力萬鈞的樂曲！聲音令人滿意地迴盪在走廊大堂，所以我再接再厲。

我鼓足了體內所有的力量，或唱或吶喊或大吼這首樂曲數小時之久。我努力抵抗那些試圖攻擊我的生物、出力拉扯自己的拘束帶，大聲唱出我的心聲。每隔一陣子，就有護理師帶著另一小杯抗精神病藥物前來。我則是被動地把藥吞下，然後盡力懸浮在這藥物所創造的迷霧之上。邦邦邦—**邦**！

最後，我因精疲力竭而睡去，滿身是汗，意識斷續，全身痠痛。等到葛瑞菲茲醫師跟她的督導格林醫師進來時，我大概已睡了一小時左右。以一個明顯有能力掌控接下來發生什麼事的人而言，他年輕得令我訝異。「你現在覺得怎麼樣？」他問道。

我其實是想發脾氣的。「嘿，當一整個房間的人把你綁在床上，不斷把藥灌進你喉嚨，應該不太會覺得愉快的吧。」但我沒有那樣說。

「我覺得好多了，」我試著找出足以展現我奉承又懺悔的恰當語調。「我很抱歉造成這些混亂。你覺得可以把我鬆綁了嗎？這些實在很痛。」

不行。「我們希望你再多待在裡頭一下，」他神祕兮兮地回答。

到那時為止，我已經被綁了六小時了。我的肌肉痠痛不堪，皮膚也因為掙扎而磨破。我非常盼望能稍微伸展一隻手或腳，什麼都好。我甚至連搖搖腿都辦不到。建築物內部的燈光看來十分灰暗，幾乎就像從其他空間的餘光輾轉洩入一般。「我有什麼問題嗎？」我問道。

「你昨晚精神病症發作得非常厲害。」格林醫師回覆。

「可是，是哪一種精神病呢？為何會有這樣的狀況？」

他搖搖頭。我愈來愈熟悉這種機構的制式搖頭了。「要判斷還太早，」他回答。

「可是，當我們在弄清楚時，難道不能拜託讓我回到我的課業工作上？」我問道。「就像一般門診病人那種方式？我之前就那樣做過。我需要回去學校，在這裡實在太浪費我的寶貴時間了。」

「還太早，」格林說。「你還病得很厲害。我們需要更多時間觀察藥物對你的影響。」

「我覺得應該是有用，」我說，仍然一派好學生模樣。「因為我的思考真的清晰很多了，」事實上，這是真的。

他同意了——看來我有進步。不過壞消息是：他認為是時候聯繫我的父母。

「什麼？為什麼？不要，絕對不行！我不同意打電話給他們，你了解嗎？不能告訴他們這件事！他們不需要知道這件事！」

我以為格林理解，我以為他同意要尊重我的意願。但是醫院仍然打給他們了。結果原來是因為，康乃狄克州的法律規定必須進行這樣的通知。

兩位醫師又問我更多問題——關於我的感覺，還有病史——但過程中只是不斷重複，他們還沒準備好把我的拘束解除；我必須展現保持冷靜的能力才可以。然後他們就走了。

接下來的三小時，我瞪著天花板，感覺著自己被綑綁的手腕與腳踝處脈搏的跳動，試著控制自己不要向人面鳥妖那樣發出高頻尖叫。我似乎也設法控制著自己內心的惡魔。只要出現一絲示弱跡象，我實在不知道自己這種遭人俘虜的狀況會持續多久。

等到葛瑞菲茲醫師終於回來，這次帶來的是好消息。「艾倫，我們打算將你的雙腳鬆綁，觀察一下後續進展，」她說。其實，依照他們的說法，進展還不錯。我設法保持一定程度的冷靜，直到當晚七點，我四肢的拘束終於都得以解除。我被轉到加護室，其實也就是醫院把那些他們認為有必要持續監控的一小群患者，放置在有醫院職員照料的一個小房間內。即使覺察到所有目光都集中在我身上，我仍然伸展著我的四肢。當我移動的自由一度失而復得之後，它變成一項格外珍貴的禮物。我先前怎麼沒能理解這件事？

在當時仍不知道醫院已聯繫我父母的狀況下，我詢問能否自己聯繫他們。我必須告訴他們發生了什麼事——或者至少是，我自認他們可以接受的事件版本。我得到許可，前往離我最近的那支電話，撥打到佛羅里達的對方付費電話。我小心翼翼地控制著自己的言語和音調，謹慎地告訴父母我有點舊疾復發，跟我在英國時差不多，然後我會住院幾天，接受能幹的醫師治療，這些人都超好，一切都進行得很順利，我也很有自信情況很快就會自然回復正常。

「不，真的，這只是個小挫折。或許是因為這些壓力；法學院的課業非常繁重，你知道的。可能我只是需要休息，重新調整一下自己的方向。」

我父親的答覆來得既冷靜又有邏輯。他先問了我幾個關乎實際的問題，看起來也頗滿意我的回答。不過我母親的聲音聽起來就有點動搖，我似乎聽得出來她的語氣中有相當的不確定。

她的弟弟，也就是我的叔父諾姆，已經為了嚴重的心理問題苦苦掙扎了一段時間。他在三十幾歲拿到醫學院學位，但一直過不了考試，也因此無法執業。他被診斷出患有憂鬱症。他相貌堂堂、個性良善，也相當內向而安靜。雖然我從未跟母親深入討論過他的疾患（當時我們原本就不會討論這類事），我卻知道她頗為這個弟弟擔憂。現在又聽到我生病的消息，她聽來特別脆弱，還有害怕——於是，我裝得更加開朗，下定決心要讓她安心，不讓她憂慮的程度再度攀升。「真的，我現在覺得好多了，」我說，「說不定再過一兩天就出院了。」

可是我的父母說他們要來看我，霎時我的焦慮值衝破天際。「不，不，完全沒有必要，一點也不需要，這裡一切都好得很。」但他們很堅持。我也是。

很奇怪的，不知為何，我漸漸意識到體內有一股渴求。我確實需要他們，我確實想要他們來，我真的想見到他們。我需要有人在這裡、有人陪伴我。可是，如果他們來了，那也就代表正式宣布了這個醫藥與心理健康的危機——問題是，至今我仍不願正視現實。

從我罹病一開始，我就對父母採取一切細節（無論是我的行為，各種診斷，所有的專業醫療意見，我的治療會談等）祕而不宣的態度。我會這樣做的理由，在那時其實相當複雜（現在也還是）。首先，我感到很羞恥：難道有我這種智力與紀律的人不能把自己控制得更好嗎？其次，我不想讓他們擔心；他們還有另外兩個孩子，有事業要經營，有自己的生活要過。畢竟我已經是成年人了，截至目前，我不僅能自理事務，也取得了兩個要求相當嚴苛的學位。

第三（這是我的理由中最敏感的一點），我不想要他們來干預我的生活。已經有太多人對我的心智狀態還有治療與結果等等指手畫腳，都快超過我能承受的範圍了，結果至今連一個清楚的診斷都還沒有。在我還能使力的狀況下，為什麼要再增加新的人進來讓我負擔更重？我何必對自己這樣？此外，他們加入之後又能幫上什麼忙？

所以直到現在，關於我的病，在我有意識的選擇下，我一直都只讓我雙親知道那些他們非知道不行的內容，一方面是保護他們，另一方面則是保護我個人的隱私與自主性。但是，如今這一切都泡湯了。

當日稍後，我正準備好要離開加護室時，我問看護可否從我的皮包裡拿包香菸。我已經超過二十四小時沒有抽菸了，因此無論是生理上或心理上，我都渴望著尼古丁還有點燃香菸的儀式感所帶來的愉悅。護理人員給我的回答是可以。

可能是對於尼古丁的渴望；又或許是跟我雙親通電話之後的結果吧。無論原因是哪一個，我頓時再次遭恐懼淹沒。等到我打開皮包拿菸時，眼光掃到一小塊指環形的金屬，大概就像「救生圈」牌圓圈硬糖[21]的大小。這也是我在圖書館屋頂上漫步時繫在電話線腰帶上的其中一樣東西，它一點都不尖銳，更是完全不像武器。真要說的話，還比較像是個護身符。我動作迅速地把那個金屬環從皮包中放到我的褲袋裡，然後，在抽了一根菸後，又把另外一樣物品（這次是打火機）放入褲袋。當然了，這些東西以我目前在醫院的狀態而言，都是違禁品。

過了不久之後，有人告訴我該準備就寢了，叫我把外出服換成醫院裡的病人袍。在我更衣時，金屬環跟打火機都掉出了我的褲子外，引起了護理師的注意。驚慌失措之下，我一腳踩住它們後再一把抓起來，然後快速跑到我前天晚上待的小房間後面去。

「艾倫，把金屬跟打火機給我，」護理師說。

喔，天啊。「不行，」我說。「我需要這些，來保護自己。」

「你用不到這些東西的，」她說。「我們會保護你。交給我。」

「不！」我堅持。「我不想給你就不能拿，而現在我不想給你。如果你要把他們拿走的話我會採取行動。」

我不知道我到底為何會如此。我不知道我為何會對金屬環跟打火機有這樣的感覺，更不知道我為何會威脅護理師。我沒有任何想傷害她或任何人的意圖。事實上，我感覺自己既渺小又無助，根本不太可能（也沒能力）去傷害任何人。可是，話已出口，木已成舟，這些話聽起來全無必要且令人害怕；更何況我在吼出這些話的時候還是站高了身形說的。

護理師轉身離開房間。幾分鐘之後她帶了一批人回來。事實上，大概是一隊四五個人左右。「艾倫，我們要你讓自己配合拘束，」護理師堅決地說。「如果你不自願配合，我們就會用強制力。」

我不敢相信。「我很抱歉！我很抱歉！」我不斷哀求。「求求你們不要再把我綁起來。我會乖乖的。我只是在開玩笑而已。**拜託！**」

但是我早就已經輸了，我自己心知肚明。於是我只好一萬個不願意地躺回床上，讓醫院職員進行他們的拘束作業。這第二次幾乎比第一次更慘，因為這次我已經知道接下來的幾小時會對我產生什麼作用了。

雖然一次又一次不斷地被灌服奮乃靜，我仍然躲不過妄想的侵襲——這次的妄想群集而至，來得既快又多。在天空中盤旋的生物要殺害我；在地上的生物也在進攻。沒有人保護我。沒有人幫助我。隨著時間入夜，我的精神病症狀漸趨嚴重。我大聲歌唱、吼叫，因為驚恐而大聲哭喊。我正在不斷被**攻擊**。我不斷在拘束帶中掙扎抵抗，直到我腰痠背痛，皮膚也摩擦到破皮發紅。在這整個過程中，我的房門都是打開的；每一個經過的人都可以看進來，事實上許多人也確實這樣做了。

最後，在精疲力竭與藥力作用的打擊下，我終於昏然入睡——這個孤寂而痛楚的身軀，就這樣墮入夢魘的無底深淵。

21「救生圈」牌圓圈硬糖（Life Savers），一種美國老牌的圓圈形硬糖，因其形狀類似救生圈，故名。——譯注

等到日光悄然入室，我已經被拘束超過三十小時了。「拜託放我出去，」我哀鳴著，但回應我的就是一個平板無情的「不行」。如果他們真有一個關於何時把我放出去的時間表，顯然他們並不想讓我知道。白天很快就過去了，直到當晚八點，我還是處於四肢受到綑綁的狀態。

最後，前一晚被我威脅的那位護理師進來了，同樣帶著一隊表情嚴肅的護衛。或者這次該說是陪審團？我設法鼓起自己僅存的不管什麼東西，小心翼翼而仔細地道了歉——因為我終於學到，直接向被我的不良行為所害（無論是威脅或侮辱）的人道歉，才是獲釋的第一步。果然，他們將我的拘束鬆開。我掙扎著坐起身，整個房間頓時天旋地轉起來。

「但你不准離開房間，」他們告訴我。「我們正在等耶魯紐海芬醫院的評估小組給我們開一張床。只要一有空床，我們就會把你送回去。」

這些都是我在作夢嗎？這些都是我自作自受，為了某些無人能解的深刻理由？還是我，終於，變成了另一個瘋子？難道我的人生此後就是不斷在精神病院進出，被綁在一張又一張床上，不斷對抗內在與外來的攻擊，最終發現內外皆輸，一切徒勞無功？

十五個小時之後，我又一次回到了耶魯紐海芬醫院，這次被直接送到精神醫學評估科。醫院內的第十科，又叫MU10。在這個已經變得令我全然難以理解領會的旅程中，又多了一站。

# 12

以一個表面上顯然是為了促進被照護者的精神健康而存在的機構來說，耶魯精神病院對我而言實在是一段相當殘酷的經歷。在那裡的兩天，我大部分時間不是被監禁，就是全身拘束、強迫灌服藥物（當然也不是全無好處），而副作用來得又快又明顯：我的面部痲木得就像戴上一張面具，我的步伐慢到像是中風患者，腳步拖沓如萬斤重，而非我原本的長腿大步。此外，我連最簡單日常的對話脈絡都跟不上。「你今天覺得如何？」這樣的話對我來說就如同古代梵文一樣難懂。

我無奈地期盼MU10可以好一點。這間醫院是紐海芬最大的教學醫院，建築新穎而現代化；我去的那個單位很小，位於十樓，通常收容的患者不到十幾位。我被安排在護理站正對面的病房（也就是說，護理站的任何人都可以輕易看見我的動靜），然後我就在那裡等我的醫生。幾小時就這樣過去。

終於，我被帶往凱利根醫師的診間。「我們的計畫是，進行完整的評估之後先做出一個實際的診斷，」他說。「艾倫，我知道這段時間對你而言非常艱困，也讓你覺得困惑，而我們想要去回答這些問題，然後盡快幫你轉到真正可以協助你的機構去。」他的言行透露出一個溫暖而鼓勵他人的人會有的種種跡象，但同時也散發出恰當的權威感。我想要信賴他——我一直希望可以信賴某人

——但我也在學習在別人亮出底牌前先察言觀色。所以我盡我所能地聆聽（這在藥物造成我腦中的一團迷霧當中著實不易）。不過，照他所說，我的未來似乎除了住院更久之外，別無他物。

「不，你沒弄懂，」我說。從我的腦中聽起來，我自己的聲音就像是一張老舊的黑膠唱片正以極慢速播放。「我真的需要回到法學院去。我寶貴的時間不斷在流逝。你提到評估還有找出治療計畫的部分，我都同意，但我不能耗在醫院裡面。」我可以兼顧治療以及學業的，不是嗎？再怎麼說，我跟瓊斯太太協作的那段時光裡，這樣的作法就行得通。再者，我們在這裡討論的課業可不是專科學校或成人繼續教育之類——我是從牛津脫穎而出的。研究所。而且我表現優秀。

凱利根醫師則是以他最愛的口頭禪（我後來才知道），那句極為令人不悅的「我聽到了」回答我——無論他是否其實根本沒聽到，或者他聽到了但根本懶得理我。「我聽到了，」他說，肅穆地點點頭。「我也了解你的考量。不過，你想回去學校這件事我是認為不可能了，艾倫，至少在未來可見的這段時間內。你病得很嚴重。」

「我現在覺得好多了。」

「我們有機會可以再討論看看。」他的聲調還有表情已經很清楚：關於這個主題的討論到此為止。感覺上凱利根已經伸出了他的兩根手指，捻熄了我殘存的希望燭光。我是學生，不是精神病人——他為什麼就是看不見這一點？隨著我們的會談繼續，他所說的只有讓我愈來愈狂躁與混亂，我開始回嘴打斷他。「只要我想要，任何時候都可以回學校去，」我堅持道。「你不知道我是上帝嗎？雖說我現在已經不是。我現在是什麼，不能告訴你。我用心念之力殺害過數十萬人。不是我幹的。

是有人透過我的大腦去做的。我賦予生命，也可以奪去生命。」我起身，開始踱步。「我幾乎跟你一樣大。你傷不了我。看到那個你用來掛外套的衣架沒？我可以把它當成武器來保護自己。你介意我取用你的衣架嗎？」

「坐下，」他說。

「我不想坐下，」我說。「可是我想要那個衣架。」

「我想不行，」他說。「請你立刻坐下。」

「不要，我想回我的房間了。」

「我覺得這是個好主意，」他說。「另一個好主意，則是讓你在拘束之下多待一點時間。我們相信這類拘束可以讓患者感到安全，感覺事情更能控制。」

我不敢相信我聽到了什麼。「把我拘束起來不會讓我覺得比較好。」我一方面是在求情，但同時我也很憤怒。最起碼，有人可以問我什麼才會讓我覺得比較好吧？

「你不用緊張，」他說。「我們ＭＵ10拘束患者的標準跟耶魯精神病院不太一樣。在這裡，如果一切順利的話，你只要半小時就能出來了。」

誰來定義「一切順利」的意思？我很想知道。凱利根的語氣與表情基本上已否定了任何協商的可能性——於是我別無選擇只能逃跑，結果正好跟醫院員工撞個滿懷。我不斷掙扎，結果又是四肢被綁在床上，加上身軀上方用一張床單覆蓋著，緊緊包住我。

ＭＵ10把拘束病患當作一種治療方式。事實上，在我的病歷表上，凱利根明白寫著：「可隨意施用拘束。」而在後來的那三週裡，他們還真沒辜負這份指示。

因為我被判定為對任何種類的治療團體都構成過度的侵擾，所以我跟其他患者幾乎沒有交集，大部分時間也都跟他們隔離開來。我經常坐在我房間內的小書桌下，身軀前後晃動、呻吟，然後在可怕妄想的控制下不斷地喃喃自語。

許久之後，當我終於有機會讀到自己的病歷時，我發現醫院職員其實很怕我；事實上我對他們是如此的可怖，以致我被標註為「特殊觀察」——意思是無論何時都有一名醫院職員監看我的一舉一動。當我上廁所時，醫院員工就站在外面，而且我不可以鎖門。我可以在浴簾後方淋浴，但我的「觀察員」可以隨時進來，把浴簾拉開，看看我是否沒問題。她也真的這麼做了，差點把我嚇死。

當我被許可能夠稍微走動一下時，我認識了一個年輕的大學生，名叫詹姆斯。他顯然有過非常糟糕的吸毒經歷，因此讓他轉為躁症發作；他說他們曾經一次把他拘束三天之久。當我告訴他這不是我第一次住院，他的反應幾乎就像是我在我們短暫的友誼中，背叛了他。

「難道一次還不夠嗎？」他憤怒地問道。

「夠了，至少對我是這樣。我不是自願進來的，你知道嗎。我痛恨醫院。我希望你運氣比我好一點，永遠不要再回來了。至少你能做一件具體的事去避免這樣的命運：永遠不要再施用毒品了。」

「我只是難以相信你竟然讓這種事發生在你身上，」他說。

我聳聳肩。「那些屠殺讓我狀況很差。那些我用意念殺害的人。犯罪造成的大腦爆炸。你最近殺過人嗎？」

詹姆斯明顯地縮了一下。「拜託不要這樣講話。真的讓我很不舒服。」

「好吧，」我說。從那之後，我就試著遵守約定。

我只被允許使用塑膠餐具進食，在某次用餐時間，我開玩笑地舉起塑膠叉，跟一位在場的職員說如果我要的話還是可以用叉子戳她，結果立刻就被拘束起來。

當我因激躁而在走廊上踱步時，我會被拘束起來。

每當有人進出我所在的這個單位，我都會仔細觀察，畢竟一道打開的門總是逃脫的好機會。每一次我這樣做，都會被職員逮到，每一次我都會被拘束起來。

當我把我暴力的妄想內容訴諸語言（無論我多盡力避免，我妄想中的傷害對象裡偶爾還是會包含醫院職員），我會被拘束起來。

事實上，對於我所感受到的任何事物做出任何表達——恐懼、焦慮、躁動不安、解組性與妄想性思考——都會讓我立刻遭到拘束。甚至連開玩笑都不是個好主意。我慣常在特別艱困的時刻誇大其詞或耍些小聰明的這種傾向，往往會一次又一次地受人誤解，然後讓我遭到拘束。

我的朋友詹姆斯不能理解為何我老是挖坑給自己跳。「就照他們講的去做就好了，」他說。「這有什麼難以理解？你很**想要**被拘束嗎？」

「不，」我說。「我想要的是離開這裡。這就是為何我不斷往門口衝過去。上次我整整衝下去一層樓。在我成功之前我不會放棄的。大規模失業與內化。」

他嘆了口氣。「**拜託**不要那樣講話。」

部分問題在於，我表現得像是在精神分析療程中的患者一樣。當瓊斯太太跟我協作時，我被鼓勵永遠可以說出心中所想的一切事情，無論聽起來有多瘋狂——因為精神分析就是這樣運作的。那才是重點。不然的話，她怎麼會知道我的心智當中究竟出了什麼事？但是MU10的這些人不想知道。如果他們無法忍受我腦中的想法，那這些人究竟待在這一行幹嘛？當我亂七八糟的思緒暴露出來時，這些人就把我關進以醫院為外表的「隔離區」。那麼，這裡面的「治療」究竟在哪裡？他們到底是希望幫助我變得更好，還是只要我表現得恰如社會期待就可以了？整體來說，他們這些人似乎希望我接收到的唯一訊息，就是：「給我乖一點！」

這也是精神科患者會面臨的典型泥淖。這些患者既與自傷或傷人的意念奮戰，又迫切需要別人協助，但那些人同時也是自己威脅要傷害的對象。於是困境降臨：若老實說出心裡的想法，那就等著面對惡劣的後果；如果把所有妄想祕而不宣，很可能你根本等不到任何幫助。

醫院職員後來決定了：我的藥劑處方下得不夠重，所以凱利根呢，因為不願意開立超過建議最高劑量的奮乃靜，於是轉而加開煩寧（Valium）。我恨透了煩寧——這種藥讓我的思考過程[22]無論還剩下多少，都感覺昏昏欲睡、反應遲鈍。我幾乎可以看到我明晰且強而有力的心智正在揮手告別，離我遠去。

某一天，我乾脆拒絕服用煩寧。醫院職員於是將我壓制後直接注射針劑。我後來才在我的病歷讀到，以注射的方式給予煩寧根本無法發揮藥效。這種藥就不是這樣用的。不過，就算在知道這件事之前，我也不斷懷疑：在這個單位裡，想方設法要滿足的究竟是誰的需求呢。

在接到MU10與凱利根醫師的聯絡之後，我的父母來到醫院看我。（事實上有天下午我感到挺尷尬的，因為我不小心聽到兩名護理師在討論我的父母為何至今沒來看我：「薩克斯的爸媽到哪去了？」儘管我父母告訴我他們計畫要來看我，但過了一週才出現。）令我感到驚訝的是，他們把我的兩個弟弟也帶來了。我一方面因為他們的到來而感到安慰，但另一方面，他們的出現也讓我飽受驚嚇。他們從來沒有看過我這副德性。我覺得自己毫無價值，徹底失敗。但問題是，我沒辦法告訴他們我的感受，而他們當然也不可能問。再則，雖然他們在我們共度的時光中總是試圖表現出一副開心的樣子，不過對於我的法學院生涯才到耶魯短短兩個月就走到這種地步，他們也感到震驚不已。

院方許可我們全家一起度過感恩節晚餐的時光；地點則是設在醫院裡一個小小的用餐區內，是特別「保留」給我們家的。於是，正如先前在暑假與度假期間大家共處時所做的，我的爸媽與我盡力應對，讓對話盡量保持簡單，來去總不脫那些輕鬆、甚至幽默的話題——哪怕此時此刻，我的病況已經嚴重到像一口可能把我炸得粉身碎骨的過熱鍋爐。我們拿牆上的掛飾開玩笑說搞不好我們有被監聽，笑聲迴盪在大廳之間。我的兩個弟弟則相對安靜；我從他們臉上表情看得出來，他們感到既困惑又害怕。

家庭諮商治療師在之後的紀錄寫著：我的父母對我的疾病輕描淡寫，看似不願意接受它的嚴重

22 思考過程（thought process），在精神評估中，指的是透過語言表達過程或產量所反映出的意識與心智活動。——編注

性。事實是，直到此刻為止，他們也只知道我告訴他們的內容，而只要我們在一起時，包括這次相聚在內，我總是盡全力掩蓋這個疾病的嚴重程度。我不斷說笑話並且大笑，同時也因為他們表現出跟我相同的反應而感到放心。這就是我們處理這件事的方式；這就是我們家的習慣——事實上，家家各有它自己的習慣，不是嗎。輕浮與不莊重讓我們在相處時不至於讓所有人到最後都崩潰。

我也會有其他的訪客。法學院的兩個同學聽說了我發生的事，某日下午過來看我。雖然我很清楚他們不知該說什麼，但他們願意來看我，就已經足夠讓我感到安慰又感動。還有我在牛津的摯友山姆（他目前人住紐約）也來探視我。當我向他展示院方用來拘束我的皮帶與鐵床時，他的臉皺成一團，搖了搖頭。他懂我的處境，而這件事給了我勇氣。在這裡，很容易就覺得被隔離且孤單；每一個在乎我到願意來看望我的人，都讓我有理由去希望自己是值得被拯救的。

當然了，當我被拘束時，前來探視的訪客會被回絕（不過，基於明顯的原因，這些來訪者並不會知道回絕的理由）。於是有些被回絕的人就會以為我不想見他們，而這一點與現實狀況真是相差何止十萬八千里。話雖如此，不過有人來訪，有時確實還是令我精疲力竭，甚至困惑。有訪客時，我必須設法聚精會神，專注驅趕心內的惡魔，然後在朋友與家人離去後，自我又再度分崩離析。

在我到MU10後的第一週，年經的詹姆斯就離開了；後來我又遇到兩位新患者，蘇珊與馬克，之後我們幾乎每一天都混在一起（意思是，當我沒有被拘束或試圖逃院的時候）。蘇珊大約與我同年，患有暴食症。這種症狀一直到近期才被醫學界正式承認為精神疾患，但是大家對這種疾病所知實在太少——絕大多數的治療手段似乎都是以各式各樣「唯心論」的變形作為根基。

「我的醫生說我應該停止暴食跟催吐，」蘇珊說。「她跟我說，我的問題有個很簡單的解決方法——不要再這樣做了。」

我記得我的父母以及漢米爾頓醫師曾經對我的厭食症說過大概一樣的話。「你知道，我認為『不要再做了』這種話通常都是那些不懂的人才說得出來的。」

她點點頭。「現在他們想把我轉到另一區跟年長患者同住的病房，住院以一個月為上限的部門。你覺得這樣對我有幫助嗎？」

「這裡的人爛透了！」我說。「所以去另一個病房一定會比較好。我希望你可以在那邊得到你所需要的，真的。」

馬克還不滿十八歲，而且顯然具有某種器質性損傷，只是我不知道原因。他沒有短期記憶（我每次遇到他都要重新自我介紹一次），永遠處於困惑狀態之中，而且無論是說話或者聽懂別人的話，都有困難。他是如此惹人憐愛（而脆弱）地年少稚嫩，你很難不對他產生母性的感情。**這就是個孩子啊**，我想；每次跟他相處我就愈發生氣，也愈想保護他。**難道他就沒其他地方可去了嗎？其他比較緩和，有專業人士可以給他更好照顧的地方？**

某天，馬克告訴我他被安排去做了隔夜EEG（腦電圖），如此一來，醫師們可以對他的腦波樣態了解得更為詳細。他幾乎搞不懂這是在做什麼，因此數日以來他不斷抗拒這個程序。（我不禁納悶：**他的**父母呢？）他不可能聽得懂醫師的解釋。他只知道，他頭上會被貼滿電極，在他腦中搞些可怕的事，整晚不停，一直到隔天早上為止。

「別擔心，」我盡可能地安慰他。「你頭上那些東西不是針頭，一點也不會痛，你根本不會有感覺。他們就像是小小攝影機，拍下你腦內的照片給醫生們看，這樣他們才能設法幫助你。」

「可是他們為什麼要對我做這些？」他用顫抖的聲音問道。「萬一他們出包，做錯了那怎麼辦？」

「不會的，」我說。「他們很清楚自己在做什麼；這樣可以幫他們弄清楚你到底出了什麼問題。」

我突然覺得自己有點偽君子——我根本非常清楚這些人**不知道**自己在幹嘛。「嘿，我們來玩牌好嗎？你想玩什麼遊戲都可以。」

與此同時，在我進入耶魯精神病院時由醫師簽立的緊急診斷證明已經快到期了。那張診斷證明可以讓醫院違反我的意願、強制我住院十五天；時間一到，就只有以下三個選項。醫院可以讓我離開——這是我想要的，但不可能。我也可以透過簽立一紙「自願」留院切結，等於我表示：「好，我同意留院接受治療。」但這也不可能。

第三個選項則是院方申請召開某種叫做「強制住院審查庭」（civil commitment hearing）的正式程序。當患者堅持離院，而院方堅持患者有留院必要，就會在法官面前召開強制住院審查庭，由法官做成最終判斷。這個選項在我看來相當明確：我提出召開強制住院審查庭，要求讓我出院，然後法官在了解到整個情況有多荒謬之後，當然就會送我回學校。

不過，我的父母說服我放棄這個念頭，因為他們比我更清楚醫院會勝出。「不，艾倫，選『自願住院』吧，」我父親建議道。「你現在還不太能自理，再說，你絕對不會希望留下法院**判命**你住院的紀錄的。」

我當時並不知情的是，一旦遭到判命強制進入精神醫療機構住院，結果極為嚴重，而且影響深遠。舉例來說，許多申請表（例如申請參加律師資格考）都會問申請人是否曾經被強制住院。當時我並不知道，未來有那麼一天，我會很開心自己毋須在面對這個問題時被迫勾選「是」那一欄。於是，依照我父親的建議，我簽署了自願留院同意書。

之後我聽到一項令我震驚的消息——MU10竟然在未經我同意或知情的狀況下，致電給法學院的學務長，向他們確認我該年、甚至永遠，都無法返校繼續學業。MU10實際上等於讓我被法學院退學。

當校方職員告訴我這件事時，我被一股排山倒海的背叛感淹沒，以致幾乎喘不過氣。再三受到擔保的保密義務到哪裡去了？他們對於我的自主權該有的認知到哪裡去了？沒錯，我確實某種程度上受到疾病影響，但我並不是昏迷不醒的植物人狀態，難道沒有人可以先知會我一聲嗎？究竟是誰幹的？誰自作主張把原本專屬於我的個人資訊對外公布，弄到現在我的整個學術生涯肯定會受影響，搞不好還會被貼上特別註記？

在極度激動的狀態下，我哀求父母打電話給學務長，拜託他准許我日後返校繼續課業。我父母也照做了。他們雖然未必認為我已經完全準備好回歸校園（畢竟他們不是昧於現實的人），但透過這樣的舉動，他們證明了對我有絕對的信心——這一點，對當時的我來說是至為重要的訊息。雖說我得到父母的支持，但可想而知的是，學務長別無選擇，只能拒絕他們的請求。不過，沒有什麼是永遠的，我來年總是可以再試一次。

而正如凱利根醫師在我最初入院時所保證的，我的病情第一次得到了正式的診斷：「慢性妄想型思覺失調症，伴有急性發作」。至於我的病情預後，他們說，被列為「很不樂觀」。

所以，就這樣了。一部分的我長久以來一直在等待這些字眼（或者類似版本），但真正到來時的衝擊，或對我的人生代表著什麼意義，卻也沒有因此減輕。

雖然我從大學階段就持續經歷不少問題（甚至很可能在那之前就有），但我從未真正想過自己是「生病」了——在范德比爾大學沒有，甚至在牛津也沒有——而當時我顯然還處於妄想症狀之中。我真心相信每個人都像我一樣會有混亂的思緒、時不時與現實脫節的情況，還有某種未知不可見的力量在強迫我做出破壞性舉動的感覺。我以為差別只在於其他人只是比我更會掩飾這樣的瘋狂，然後在世界面前裝出一副健康、能力完整的模樣而已。我以為，自己「損壞」之處只在於我無力控制自己的思維與幻想，或是阻止它們浮現。當我在閱讀我所能接觸到的所有精神障礙相關書籍時，我毋寧是在找尋對於我這些明顯難以被外界接受的行為的解釋，而非診斷。我以為只要我可以弄清楚，我就能夠克服這些事。我以為，我的問題不在於我瘋了，而在於我太弱了。

在我進入耶魯前的那個夏天（也就是我剛從牛津返國，空閒時間很多的時候），我在邁阿密圖書館發現了《精神疾病診斷統計手冊》，（*Diagnostic and Statistical Manual of Mental Disorder*），也稱 *DSM*。我把它從頭到尾讀了一遍。雖說知識向來就是我的救贖，但當我浸淫到 *DSM* 的世界之後，我開始理解到有些真相之所以不要知道比較好，是因為太艱難也太可怕。我有足夠的智力閱讀那些內容

——定義啊，各式各樣的分類啊——我完全能理解那些文字的含義。甚至在某種程度上，我可以理解這門科學的某些部分。但理解跟相信是兩回事；在意識層面上，我就是拒絕接受這些東西跟我有關。好。現在走到這一步了，白紙黑字：診斷。這又是什麼意思呢？

思覺失調症是一種腦部疾病，其症狀涵蓋與現實的嚴重脫節。這種疾病經常伴隨著妄想，亦即固著但虛妄的信念——例如你已經殺了幾千人；此外還有幻覺，也就是虛妄的感官知覺體驗——例如你剛剛看見有個持刀的男人。語言與理智相關的功能也可能變得失去組織，甚至完全不連貫。這類疾病的預後則是：我自理的能力可能大幅減損。我不會被期待可以有自己的職涯，甚至連個糊口的工作都難以企及。我可能沒辦法與外界建立連結、維持友誼、找到愛我的人，或者建立屬於自己的家庭——簡言之，我永遠不會有完整的人生了。

當時，有關思覺失調症的治療在醫藥方面還沒有什麼太振奮人心的進展。沒有藥到病除的萬靈丹，這是確定的；有效的療法也還相當稀缺。除了一些抗精神病藥物（伴隨著短期內的可怕副作用，以及長期的嚴重健康風險）之外，幾乎沒有什麼可以提供給思覺失調患者。而這些藥物只對一部分人有效，對其他人則沒用。它們也必須長期在醫療專業人員的監管下服用，並且不斷調整劑量。至於在我的治療中始終極為重要的密集談話治療，則是全然不受青睞。

一直以來我總是保持樂觀，認為只要我疾病的謎團得以解開，這些症狀就會隨之得到療癒；但現在我知道了，在我腦子裡的那些問題會跟著我一生，而且一切跡象都顯示，無法可治。我不斷撞上一些字眼，像是「不斷衰敗」、「原因難解」、「慢性長期」、「極度嚴重」、「令人絕望」，還有「喪失」。

終其一生。**終我一生**。說是醫學診斷，感覺更像是死刑判決。

再來，則是一整團令人如墜五里霧中、有關思覺失調症的迷思。這類迷思經由各種書籍與電影長年的興風作浪，繪聲繪影，把像我這種患病的人描繪成無藥可救的邪惡，或絕望到無以復加的受詛之軀。沒錯，當我腦中的妄想演變成比現實還真實的時候，我有可能出現暴力念頭。我的精神病症狀會隨之增加，時間持續得更長，而我的智能也會嚴重受到影響。說不定我最終會在精神機構內自我了結，又說不定我會在機構內終老，**活完一生**。或許我會成為無家可歸的遊民，一個被家人拋棄、家當只剩隨身大小塑膠袋的老婦。或許我會是那個在都市人行道上雙眼圓睜的傢伙，看著路上往來推著嬰兒車的時尚媽咪如何側身閃避我的存在。**離那個瘋女人遠一點啊**。我將無人可愛，也無人愛我。我人生中第一次，真心地、深刻地了解到，當人們說「我的心碎了」的時候，究竟是什麼意思。

在許久之前，因思覺失調症所苦的人被認為是受神明詛咒，又或者是庇佑。在某些文化中，「幻視者」（seers）會受到尊敬，而且可能被賦予高位要津；但在另外一些文化中，這些人則可能被從社群當中隔離與放逐，有如痲瘋病人一般。直到近代，還有一九三〇年代的護理教科書針對思覺失調症的成因給出一張令人印象深刻（扯到極點）的清單：戰爭，婚姻，自慰，以及宗教布道會。

回顧思覺失調症的歷史，從來就不乏對家庭的責難。根據一百年來日積月累重如泰山的教示，我的疾病乃是對我雙親的控訴。多年前，一位廣受敬重的精神分析師鍛造出「生成思覺失調之母」

（schizophrenogenic mother）這樣的名詞——字面上來說，也就是生成思覺失調症患者的母親之意。這樣的一位母親（毫不令人訝異地）被描繪為冷漠，高傲，充滿敵意，排拒他人；但這些卻跟我的母親，或者我與她相處的一生體驗完全沾不上邊。可還有另外一種理論說，當父母親將子女置於「雙重束縛」（double bind）狀態，也就是孩子密切地接受到自相矛盾的訊息（例如「過來，滾開」或「你是好孩子，可是真的很壞」）時，也會形成子女的思覺失調症。

有關思覺失調症成因，比較現代的理論則是較不採信，甚至全面駁斥前述的家內傳遞論點，改而聚焦在患者的腦內化學狀態。在有關人類基因圖譜如何運作等方面急速擴張的研究，也協助將思覺失調症的焦點移轉到此一疾患的基因先天特徵。正如許多其他的家庭，在我的家族系譜中也有著嚴重精神疾患的病例。

相較於女性而言，思覺失調症在男性身上更好發於不同時期與階段。就男性來說，前幾次「崩潰發作」往往出現在青少年末期或者二十歲初期。對於大部分女性，狀況開始走下坡的時期較晚一些，通常在二十幾歲中期。不過，在疾病完全顯現之前，有一個階段（被稱為前驅症狀期〔prodrome〕）——只要其他人稍加注意，就會漸漸清楚大事不妙。我自己的前驅期可能就出現在我入住「回歸行動」戒癮中心的那段時日。當然，我自己在從學校步行返家途中，有關路上房屋對我傳送可怕訊息的那些體驗，顯然也為日後發生的症狀作了相當的預告。不過，從疾病發作到做成診斷（與治療）的期間，短則數週，長則數年——就跟我的狀況一樣。新近的研究則是指出，早期做成診斷（因而使治療在症狀尚未變得嚴重的階段就得以啟動）有可能帶來比較正向的發展。研究者也開始針對在年輕患者出現破壞與疏離行為前就進行早期介入治療（甚至有可能在第一次精神症狀發作前就予以介入）的好處進行了探究。

問題在於，前驅期症狀無論是把它們分離或合併來進行觀察，都與許多健康青少年在青春期例行經歷的狀況相當類似：睡眠情況不規律，注意力集中有困難，隱約有焦慮或緊張感，性格的轉變，或者還會出現從同儕社交生活中退縮的狀況。經常要到（孩子被診斷出疾病的）後來，父母才會了解：原來一直以來都有一段其實可以辨識的症狀初期，他們卻誤以為孩子的掙扎只是因為情緒憂鬱。事實上，如今，青少年跟成人一樣有時會被開立抗憂鬱劑，以對抗他們疾患中的這一部分。現在回想起來，那段在回歸行動戒癮中心的歲月，對我可能就有著類似的功能，讓我原本可能會在乖戾或害羞的青少年偽裝之下輕易遁入自己的世界時，給了我大量的刺激與注意。

讓整個狀況更加複雜的，還包括思覺失調症在臨床上經常與雙極性情感疾患（bipolar disease，以往曾被稱為躁鬱症）混淆，社會大眾更是經常將它與解離性人格疾患（dissociative identity disorder，曾被稱為多重人格疾患）混為一談。但是上述各種疾病的治療方式大異其趣。最後根本沒能對這些症狀做出診斷或診斷錯誤的風險也相當高。

我沒能及早被診斷出來，也沒能及早接受治療。我花了許多年在黑暗中跌跌撞撞，緊緊抓著我的亞里斯多德，盡力為我自己的人生協商出一條路來，直到我受惠於瓊斯太太的智慧與指引，終於對未來有了理由懷抱希望。不過，如今隨著凱利根醫師所宣布的診斷，那些日子也算是走到盡頭了。

每一個在MU10的人都認為我下一次住院要以年，而非以週或月作為計算單位。他們這種想法我難以苟同，但我也默不作聲——就算我坦率表達自己的想法，看起來也沒有什麼好處。我的父母和我考慮過是否要去波士頓或紐約的醫療機構，不過到了最後，我還是主張要回耶魯精神病院。因為如此一來，我還可以留在紐海芬，離學校比較近；事實上，從耶魯精神病院到法學院也不過只是一段順著美景從山坡往下走的短短漫步而已。說不定我甚至還能旁聽一兩堂課，為自己來年的回歸作點準備；說不定我甚至可以在離開的時刻來臨前，培養出一兩段輕簡的友誼。

在MU10的三週過得相當艱難。我精疲力竭，同時也因藥效而暈頭轉向，此外還對於接下來會發生什麼感到深深的恐懼。但當我爬上準備載我離開醫院的救護車時，我也因為可以把那裡拋諸腦後而感到一陣輕鬆。我在MU10所經歷的一切，對我來說既沒有鼓舞作用，也沒有太大幫助；事實上，我在那裡遭受的待遇大多既不人道也毫無效果。但是在耶魯精神病院的那段日子，實際上等同是一根救生索，讓我與我有朝一日想過的生活還能有些連結。無論那根救生索有多細，除了它以外，我也已經一無所有。

# 13

我回到耶魯精神病院之後遇到的第一位病患是艾瑞克。他畢業自常春藤盟校，年紀比我稍長，跟我同樣在MU10待了一段時間。「我一年多前也進去過，但是他們後來叫我出院，」他告訴我。「其實我希望他們可以讓我留院，然後說不定可以把我轉到這裡來，就像你一樣。我用了些計策讓他們以為我沒事。之後我就回家了。最後我殺了我父親。」

我一定是聽錯了。「不好意思，你什麼？」

他點點頭。「我勒死他。」

我啞然無語，而且驚恐萬分。真的動手勒死自己的爸爸？用雙手實際奪走他人的生命？那跟擁有可以殺人的意念又是完全不同的兩回事。此外，我是受到外力**操控**的工具；而艾瑞克，看起來還是有辦法可以控制自己。

我的雙親從邁阿密遠道而來，參與我在耶魯精神病院與醫療團隊的第一次會議——醫師、心理學家、社工人員，及護理師等。當我被問到與弟弟華倫的關係如何時，我暫時停止前後搖晃身軀以及哀鳴，就為了糾正提問醫師用詞的文法。「不對，『你與我之間』（between you and I）這個『我』，要用受格的『me』才正確。」現在的我只能想像（但當時我毫無所覺）我的父母必須親眼見證自己的女兒逐漸崩解惡化，這對他們是如何深刻的一種折磨。

我被安置在耶魯精神病院的加護計畫（Intensive Care Program, ICP）病房中。接下來的日子，我會待在這個小房間裡，在一位醫院職員以及一或二名其他ＩＣＰ患者的陪伴下度過。我必須避開其他人獨自用餐（在餐廳內也不准與他人往來），夜晚則是在鎖上的獨居房內入睡。此外，我也不能穿鞋。因為這樣一來，萬一我脫逃，院方才能確保我跑不了太遠。此時的新英格蘭已入深秋，寒意一日比一日更甚。

剛開始在耶魯精神病院的前三週，我的精神症狀依然像先前在ＭＵ10時一樣嚴重。我的用藥劑量增加，院方開的奮乃靜已經超越了最高建議劑量。不過院方一直沒有開任何煩寧——看來他們只希望我服用真的對我的精神症狀有助益的藥物。

不過，我的幻覺倒是從來沒有停歇過。四牆逐漸坍塌，煙灰缸不斷舞動；某一次我甚至進入一個麻布衣櫥裡，整個下午一邊大笑一邊喋喋不休，還邀請其他同病房的患者一起進來開個「喬遷派對」。全然迷失在妄想中的我，自然也警告了在場所有人（尤其是加護病房內的看護）我可以用強大的心靈力量對他們造成何等恐怖的毀滅性傷害。

令我難以相信的是，無論我說了什麼或威脅了誰，這次住院居然一次也沒有遭到拘束。如果我表現出暴力衝動，在場的看護就會鼓勵我透過一頁頁撕下雜誌的方式去釋放情緒；如果暴力衝動持續升高，看護就會把我帶到獨居室，避開其他人。我的行為其實跟先前在急診室，或我在數週前剛進耶魯精神病院，或我在ＭＵ10的時候都沒有什麼兩樣。可是院方對行為的回應方式卻有相當大的差異。看起來，我是否會被拘束的這個問題顯然與我身處何地，而非我做了何事，來得更有關係。

我得回一點自由，不過，我失去了隱私。我幾乎與所有患者完全隔離，但卻又總有人在看著我。或許是加護病房的標準流程吧——我自己有一個專屬看護員，如影隨形，無分晝夜，在我身旁見聞一切。看著我吃。看著我睡。看著我跟朋友講電話。看著我跟家人會面。我進洗手間的時候狀況稍微好些：看護會拿張紙巾夾在門縫，確保門縫稍稍打開，然後坐在門外等我。有一位看護員甚至連我沖澡時都全程在場。

院方除了不讓我穿鞋，也不許我在晚上穿著襪子，無論病房內有多冷。我實在想不出我能如何用襪子自傷，不過顯然院方職員看過其他患者這樣做吧。所以，不能穿襪——哪怕這表示我睡覺時會整夜冷到發抖。

我這時服用的抗精神病藥物劑量已經頗高，同時也參與幾個治療團體，此外，還有每週三次的個人治療時段——可以說，治療已經全面滲透我的生活。但是，我這種狀況並沒有靈丹妙藥可用；相反的，在我眼前的只有沉悶而令人生厭、日復一日不斷重複的精神病房生活。而我的這個版本又特別陰鬱。老舊、破敗的房舍，有著簡陋狹隘的大廳，以及黃漆外覆鐵窗格的窗戶，陽光怎麼也照不進來（就算偶爾有點光，也是微弱得可悲）。我的看護總是日夜緊跟著我，而我永遠不准走出戶外半步去吸幾口新鮮清涼的空氣，或換換口味，看上一眼不同的風景。在病房內我沒交到半個朋友；其他患者從來沒人試著跟我互動。哪怕是艾瑞克，那個弒父的常春藤畢業生，也刻意避開我。他以為他是哪位？我有點驚訝：他哪來的資格去避開其他人？除了我剛進牛津的那段時日，我從未如此孤單過。日復一日，長此不變。在我面前的日子只有無窮盡的無趣未來；我知道我終將在此兩鬢霜白，一切夢想都被吞噬於這醜陋無匹的四面黃牆之內。

然後，彷彿有什麼觸動我腦中的開關一般，我突然懂了。我**懂**了。將我與往外的門戶隔開的唯一障礙，其實就是我自己。我只要**停止**，就好了。停止說出我的幻覺與妄想，哪怕它們真實存在。停止說出毫無邏輯連貫的言詞，哪怕我也只說得出這些詞彙；不，不，還是保持沉默方為上策。停止抵抗；只要乖乖表現。我想著：**身處於精神病院中根本就毫無意義，我是法學生，不是精神病患。該死的，我要拿回我的人生！就算我必須要咬著舌頭忍耐一切痛苦，我也要把人生要回來。**

之後，想當然耳，在持續數週的穩定用藥後，我的精神病症狀逐漸消退。或許我擋不住意念侵入腦中，但至少我可以把它們組織起來，不讓這些意念外洩。**好，就這樣做**。

醫院職員過了一週左右才注意到我的「進步」(在我看來，也太久了)，而當他們終於注意到之後，又過了一週，我才從原本的加強看護病房被移出，也拿回多一些權利。我終於可以穿襪子睡覺了。也可以一個人安安靜靜地上廁所。沖澡時也不會有人陪伴在側了。

是啊，我絕對同意他們說的，我需要治療。「但不是這裡，也不是這種方式。我要回去英格蘭，」我說。「瓊斯太太知道我需要做什麼才能再度好轉。我可以回到那裡跟她一起進行治療。」

上述請求隨即被岩石般冷硬的面容與搖頭說「不」給否決。醫院不喜歡這種想法；耶魯精神病院才不會放棄患者的治療權，把它移轉給位於倫敦的某位女性——尤其醫院懷疑她可能根本就不知道自己在幹嘛。

就如同我在態度方面的轉變來得那麼突然（且有效），接下來發生在我身上的事也同樣來得措不及防，只不過是往反方向發展。事實上，這件事本身至少有一部分正是一個研究案例——高劑量的用藥進行上下調整，以及伴隨而來的複雜生物化學後果：先前大量服用抗精神病藥物之後，精神病症狀確實消退，但我卻開始變得嚴重憂鬱，也明顯感受到體內的能量與聚焦能力在一閃即逝後便離我而去了。突然之間，我連病房電視上最簡單的情境喜劇也無法理解，我前幾天才剛讀過的書中字句也變得難以解讀。我做了智力測驗，結果在語言部分的表現是「普通略顯遲鈍」，計量部分則是「智力障礙邊緣」。但我不是沒有努力嘗試作答——我是功能出了問題。我完全不知道憂鬱症狀在精神症狀急性期後緊跟而來是頗為常見的；我只知道我又再次滑落谷底。我打電話給爸媽，哀求他們把我弄出去。「一切又開始變糟了！」我哭著告訴他們。

他們答應幫我，於是我們再一次開始尋找另一家醫院，住院期可以短一點的地方。我的父母甚至聯絡了凱倫，也就是我大一暑假時看過的那位治療師，而她則是建議我們去一家位於費城的醫院，她自己目前也住在費城。我還記得她在許多年前告訴過我：「你真的需要協助。我也希望你知道，當你判斷自己準備好接受協助時，你可以，也應該，回來看我。」

耶魯精神病院的職員們盡全力說服我不要出院，無論是去費城，或是回英國接受治療。他們說他們願意把我移到開放式病房，也會讓我恢復更多權利。我甚至可以把鞋子穿回去。我很有禮貌地婉拒了。

在我進入耶魯精神病院後五週，我的爸媽把我帶離此處。他們把車停靠在車道，把我的行李裝進後車廂，然後載著我一起駛離紐海芬。我感到安全、放鬆，甚至多了一點樂觀；如果我閉上雙眼，幾乎就快要能夠感覺到自己又是個女孩，安適地坐在車內，跟爸媽一同出遊旅行。只不過，這次的旅程不是迪士尼之旅；而是從一間醫院前往下一間醫院，而我也將法學院拋諸腦後了。但不管怎麼說，那天，還是一個好日子。

單就外觀而言，賓州精神病院（The Institute of Pennsylvania Hospital），又稱ＩＰＨ，比起耶魯精神病院要來得吸引人多了，雖然它其實是全境歷史最悠久的精神病院。它位於一個嚴重衰落的社區正中心，醫院建築卻閃閃發亮，有著高聳的圓頂天花板，以及顯然每日皆有清理上蠟的大理石地板。我被帶往自己的私人病房，有自己的衛浴。如果說，治療中心也可以排列出食物鏈位階高低的話，看來我的階級應該有提升才是。雖然我還是試著與憂鬱症狀對抗，但同時我卻已經不再像先前有那麼嚴重的精神病症狀（多虧了高劑量的奮乃靜）。我起初以為我只會在ＩＰＨ待上幾週。不過，到頭來我一共待了三個月。

治療我的醫師是米勒醫師；他是個身材矮胖的精神分析師，帶著一種開放寬容的中西部態度，口中常掛著「正點」之類的用語。他這個人算是討人喜歡的——這是好事，因為我跟他一週要見六次面。此外，我也會與凱倫（就是先前那位邁阿密治療師）碰面，每週一次，每次幾個小時。這一次的會面固定在院外進行，讓我開心不已。事實上，我在這裡可以享有最高等級的權利，意思是我甚至可以一個人獨自行走。

就如同其他的精神病院一般，ＩＰＨ也為患者提供許多團體活動。我到醫院的第二天，就去參與了藝術治療評估。自忖沒什麼藝術天分的我，也只能畫出我知道該怎麼畫的東西：一個火柴棍人形，還有一棵樹。「這太棒了，真是具有原始力量的作品！」治療師大聲稱讚。從那之後，我就不太去參加團體活動了。

取而代之的，我則是開始閱讀我的法律書籍，為來年回歸法學院做準備。我在離開紐海芬之前先取得了選課相關規定，以及各科指定的閱讀清單；每一天我都辛勤研讀，期盼回歸時機到來時，我已有萬全準備。因為，我就是要回去。管他有沒有診斷，我非回學校不可。

同時跟兩位治療師合作可能會讓許多人感到困惑，這是因為，就算各方都抱持著良善意圖與最開放的溝通方式，治療師之間還是很可能會有相互牴觸的狀況。可是我自己倒喜歡這樣的安排，也都喜歡我這兩位治療師。再者，我很快就搞懂了：這樣的安排方式其實對我有利。米勒有權決定我何時可以出院，所以我在對他揭露我內心世界的運作狀況時，也會儘量更加謹慎。我總想出院，而他則是我的法官與陪審團。不過，凱倫就不具備那樣的權力，不是那樣的角色。所以在我對她傾訴我那些怪誕駭人的夢，還有持續出現的暴力思緒時，也會感到比較自由些。

不過，我第一次試著自己前往凱倫辦公室的過程，卻是由一連串的可笑錯誤所組合而成——其實一點也不好笑。計程車駕駛找不到地址，我自然也幫不上忙。我們在費城市區繞了又繞，在好幾個加油站停下來問路，而等到我們終於到達目的地時，我已經遲到超過一小時，昏頭轉向、計畫大亂。我顫抖著敲了敲凱倫的門。

「天啊，你終於出現了！」她說。「我剛跟你父母通完電話，我還告訴他們你一定是私逃了！」——這是醫院的行話，也就是未經許可潛逃的意思。「現在我得在開始治療之前快快打電話告訴他們，他們快瘋了！」

一開始，米勒醫師與我談論的大多是我如何體驗並處理自己的日常生活大小事，但很快，我們的治療就變得更加精神分析取向。我甚至又開始躺在沙發上訴說自己的夢境來供他分析。我也很常提到瓊斯太太，以及我有多想念她。

「你要不要寫信給她？」某日下午，他這樣建議。「要不然甚至也不妨打電話跟她聊聊？你覺得這樣如何？」

我難以置信自己聽到什麼。不知為何，我一直以為他會對這件事設下層層障礙阻攔——就像他們在耶魯精神病院對我做的事情。「一點也不會啊，」他說。「我覺得這個主意滿不錯的。」

在他的支持之下，我寫了一封小心措辭的信函，詢問瓊斯太太是否有意願跟我約時間講一通跨洋電話。她回信說她願意，這讓我如釋重負。

當我真的從話筒中聽到她的聲音時，我的心突然用力跳動起來，然後一陣鋪天蓋地的悲傷即刻淹沒了我。自從我最後一次見到她之後，已經發生了這麼多事——絕大部分都不是好事。我自覺彷彿是我辜負了她。我告訴她我有多麼深切思念她；她回答說她也想念我。「瓊斯太太，你覺得我有可能再去那裡，看看你嗎？有機會的話，或許今年夏天？」

她的答覆來得毫無遲疑。「啊，當然可以，艾倫，」她說。「我想那完全沒問題。」

歡欣鼓舞的情緒回來了——現在我又有可以期待的目標，有我認識且信賴的人可以幫我規劃我的計畫。我開始了解每次我想到她時，心中那股深切的痛楚；我離開她時是如此悲傷，那天是如此失序，以致我們連好好道別都辦不到。我當時其實還沒有準備好放手，也難以找到適合的語言來訴說。或許這次，我能夠用一種自己可以承受的方式來道別，一種讓我不再頻頻回首顧盼，而能再度放心前行的方式。

儘管有副作用，但我還真的必須承認奮乃靜對我的病情有幫助。話雖如此，我也還是一如往常，急切地希望擺脫藥物。凱倫同樣是藥物的激進反對派，我父母也差不多。因此米勒醫師同意我們可以試試減藥，但是必須以非常和緩的方式進行。

即便以他那樣溫和的手法幫我降低服藥劑量，我還是幾乎立刻就感到狀況有所變化。我原本表情空白、如同人皮面具一般的臉孔，又舒張成它原本應有的模樣，同時我也停止了在大廳拖著雙腿不斷來回漫步的行為。我覺得頭腦比較沒那麼模糊，比較能夠覺察在我身旁發生的狀況。「不過呢，你看起來似乎對我憤怒的情緒變多了，」米勒說。在最近的一兩次療程中，我出現了在會談正式結束前就逕自離開的舉動，他對這一點頗為關切。

「我還可以，」我沒耐性地說。「我們繼續下去。」

在兩個月之內，我的藥量調降到近於零，只剩下一些助眠藥物。到第三個月，我已經躋身病房中的資深人士之一了。事實上，醫院職員有時甚至會在病房會議中諮詢我對新進患者的意見——哪個人狀況不錯，哪個人需要注意，哪些人可以考慮多釋放一點權利。對於承擔這樣的角色，我個人覺得並不舒服：所以我現在是這些職員的同僚了嗎？抑或我仍是患者？若是如此，他們為什麼相信我？他們當中又有誰是我可以信賴的？我其實寧可自始至終都不要牽扯進這件事。但我很清楚，自己的一舉一動還是在眾人的嚴密觀察之下；一旦問我意見我卻毫無回應，之後我就勢必要付出某種代價。某次我走在大廳通道，突發奇想跳起來摸天花板，只是為了想試試是否摸得到，然後突然發現自己被一陣驚慌淹沒——萬一我剛剛的行為被別人看到怎麼辦？一定會被別人打小報告的。我對於被審查的恐懼並非只是偏執。是真的有人在嚴密觀察我，相關的風險也絕對存在。

到了四月初，我的狀況顯然已恢復到可以離開IPH的地步了，於是我再一次請我父母幫我，讓我離開醫院。「你不覺得你該待到米勒醫師覺得差不多了再離開嗎？」我父親問道。

「我不覺得，」我說。「此外，他才剛告訴我他要去度假兩週。我現在就要出院。」

米勒則是建議我不妨考慮在他休假期間返家（大概是類似休養恢復的概念吧，我猜），然後再回到醫院住進開放病房大約一或兩個月。針對這件事，我請教了病房內一位我很信賴的護理師。「如果我已經恢復到可以離院的程度了，那我為什麼還要回來呢？」

她針對這件事沉思了一下。「以我的經驗，醫師通常遠比患者本人要更知道什麼對患者最好，」她最後說。「所以如果我是你的話，我會回來。」

另一方面，我父母則是認同我的想法——如果米勒真的認為我已經恢復到可以一個人在家裡待上兩週，那我就應該可以永久離院才對。院內職員對這樣的想法則是不太支持。無論如何，計畫還是成形了：我會在米勒休假的同一天出院。我的出院證明上則註明了「違背醫療意見」（Against Medical Advice, AMA）。

出院當天，我提著行李箱走在大廳通道時，一位每天會來病房的男看護（人結實瘦小，但長得好看）看到了我。雖然在我住院期間，我們從未交談過，這次他倒是給了我一個溫暖的笑容，朝我的行李箱點了點頭。「真好，要出去了。」

我臉上的笑容也隨著他的微笑綻放。「謝謝你，」我說，隨即走入春末的陽光之中。

不過，在搭乘計程車前往費城機場的途中，終於逃脫成功、將醫院拋諸腦後的感覺，對我而言卻有些難以承受。我孤身一人，無人看護；隨著各種情緒一波波層層疊疊襲來，我很快就被壓垮了。就如同那些妄想偷偷繞過了大門守衛，長驅直入——偏執的思緒以及來自某人或某物的強烈訊息堅持要被聽見。我正身處於一張由天空中生物所布下，巨大而細緻的陰謀網絡中心。這個陰謀計畫跟我即將搭乘的航班有種說不出所以然的牽扯。但回去醫院的念頭不會出現在我的腦中。我咬緊了牙、鼓起全身氣力把心神集中在我確知為真實的事物上，登上了前往邁阿密的班機。**撐住。要撐住**。結果，這趟航程一如以往，平安無事。

我回到家的時候，時值五月，就像其他許多年輕學子在學年之末離校一般。九月到五月——距離我走在耶魯校園、擺弄著電話線腰帶，講些我在將至的世界末日的陰謀詭計之類的蠢話，已經過了一整個學年。而現在我又再次回到家中，完全脫離抗精神病藥物的控制，功能尚可，儘管只出現某些日子裡。日子有好有壞；壞的多些。我會跟我的弟弟還有弟妹一起到海邊，隨之而來的光與熱幾乎令我瑟縮。不過幾分鐘的時間，我已深信在場的所有人之所以來此，都是為了伏擊我——他們認定我是邪惡之人，且殺過許多人。我相當確定，只要我輕舉妄動，他們就會一躍而上殺了我。我靜靜地一動也不動，坐在靠近海邊的毛巾上，猶如木板一片，心裡暗暗哀求不要被人注意到。我只後悔著自己怎麼沒能帶把槍在身邊，被攻擊的時候至少可以自衛。

患病如是，多年下來對我折磨不小。持續試圖將現實與妄想區分開來的努力，極度耗人心力；事實上，我常覺得自己一敗塗地——思覺失調症的診斷已經將我僅存一絲奇蹟得治的希望剝奪殆盡了。我讓我的家人失望；我是家門之恥。我不斷思索自己是否永遠就是如此一無所是的廢物。「說不定已經太遲了，」我說。「搞不好我面對自己人生的方式需要現實一點。」

「你不能再這樣想下去了，」我父親堅決地說。我在他開口講下一句、也就是在我人生中已聽過很多次的「振作——堅強」演講之前，就已經知道他要說什麼。「這不是癌症末期，艾倫。就算面對那種診斷，還是有人反抗成功，這你知道的。你被診斷出來的跟那個相比要來得輕鬆多了。有正確的態度，你就能夠對抗它。不要再自怨自憐了！」

我不禁尋思，如果自己站在父親的立場，我會怎麼辦——假設我有機會，或有能力，在類似的狀況下為我的孩子說上一段類似的長篇大論。我患病了，千真萬確，而且這個疾病正在摧毀我的人生——他怎麼能夠都用（或者**只用**）鼓起勇氣要堅強之類的話帶過？他真的不懂嗎？

但話說回來，我也必須承認，沒錯，到頭來我可能也只能給我的孩子幾乎一模一樣的一番話

——因爲這些話所反映的是我畢生受教的宗旨：智能，加上紀律，足以克服一切險阻挑戰。而在大多數時刻，這樣的教誨對我確實有用。問題是，這種說法假設的前提是，一個人所具備的智能是功能全然正常無損的狀態，可是專家已經宣判我的腦部有嚴重的毛病。那麼，我的腦部生理跟我的心智又是同一回事嗎？我有可能承認其中之一有嚴重缺陷，卻又緊抓另一端不放手嗎？我痛恨父親為我設下這種可能根本無法達成的高標，可是他的意見對我而言又代表了一切——而他相信，我可以做得到。

於是我從已知的現實當中尋求慰藉：我身處醫院之外，也停藥了。我又開始閱讀亞里斯多德，這一次居然都沒什麼問題。我想回到法學院重新開始學業的決心並不是我妄想意念的一部分，而是我自己。我相信自己有辦法回到法學院並完成學業。這是我所認識的自己，這部分跟妄想一點關係也沒有。

為了要重回法學院，學校政策要求我必須與大學精神健康部門的主管面談。就如同我這一生所做的，我在「考試」來臨之前拚命準備：我針對這位主管做了一番詳細研究，也詳讀了每一篇他寫過的文章。有個美妙的巧合是，他發表的文章當中之一正好就在討論：學校教職員在面對那些前來申請入學或復學，同時也曾有精神病史的學生時，應該提出哪些問題。我不敢相信自己如此好運——抑或這是命運的安排？不管究竟是什麼，我只是不斷針對文章當中所提出的問題一一排練我的答案；而結果正如我所料，實際面談的問題都是他在文章當中所提過的。

當我得知我的醫療紀錄並未從醫院轉給學校時，不禁感到一陣安心；至少就我所知，耶魯校方沒有人曾經向醫院索取過相關紀錄，我自己就更不可能主動提出這些資料。他問道：我有過任何症狀嗎？我認為我可以承擔學業壓力嗎？萬一我開始覺得狀況不佳該怎麼辦？緊張如我（我前一天晚上沒睡好；面談時則是把雙手壓在膝蓋下方，以免對方看到我緊張到發抖），倒是不用說謊來掩蓋什麼。相反的，我只是預先策劃好讓答覆在不傷及自己的範圍內盡可能貼近事實。無論如何，我最後告訴他：「以我目前每週跟治療師碰面四次的狀況來看，我很確信無論發生什麼事，我都可以處理得非常好。」於是，我復學了。

下一個橫在眼前的待跨高欄，則是我接下來要前往英格蘭探訪瓊斯太太的計畫。雖然旅行對我而言充滿艱難，再加上要在旅程中保持正常狀態對我造成的挑戰，但我沒有理由不相信這一趟旅程會讓我滿載而歸。或許，到頭來，這次與瓊斯太太共度的時光，正是我一直需要的那股推動力。

重回牛津對我而言，感覺有點怪。牛津的夏日翠綠而枝葉滿盈，猶如靜物畫；無論是看起來或感覺起來，都與邁阿密猶如天壤之別。我的前房東珍妮把我先前住的房間租給了另一位房客，所以我就在她家附近找了家小小的供早餐民宿住下。能再度跟她相處，並再次見到開朗美麗的莉薇，實在令我喜悅不已。

接下來的幾個月，我每週與瓊斯太太會面三次。重回她破舊的宅子裡那間我所熟悉的治療室，再次在她的沙發上舒展我的身軀、毋須擔心有哪些念頭進入了我的腦袋而又脫口說了什麼，實在是太令我感到安適了。我一五一十地跟她說了我被拘束、服用藥物、每次症狀發作時我很恐懼失去自我的事。我細細訴說我的妄想內容、那些無比邪惡的天外之力如何在我無力控制的狀況下影響我。還有我，是如何充滿惡意、令人唾棄、生來就為毀滅所有世間的一切。

她全然無懼，眼中完全沒有流露出一絲警覺神色。她毫不論斷，只是傾聽，然後把她所聽到的反饋給我，告訴我她認為這些代表了什麼意義。她沒有忙不迭地緊抱著思覺失調症的診斷不放（雖然她肯認症狀與行為的存在——畢竟，要否認這些是不可能的）。「不要把焦點集中在這件事情，」她說。「不要用那些連許多受過高度訓練、天資聰穎的專家都不完全懂得的詞彙來定義你自己。」對她而言，理解的最佳途徑就是精神分析。在這裡，生物學與藥物所扮演的角色，其實並沒有多大的發揮空間。

當離開牛津返國的時刻終於來到時，我對自己的信心已然增長許多。這一次，我不再為了離開瓊斯太太而感到無比神傷。她一直都會在，我們也會密切保持聯繫，我也隨時可以回來看她。現在，是回到我原該擁有的生活的時候了。

當時我不會知道，那是我最後一次看到健康的瓊斯太太。次年，她就因為一樁嚴重車禍而進行氣管切開手術，之後昏迷了數月之久。當她恢復意識時，身心都已嚴重受創；事實上，她被診斷出罹患由腦外傷引起的帕金森氏症。當她丈夫布蘭特博士寫信告訴我這些事時，我立刻設法回去牛津探望她，但我所見卻令我驚恐萬分。面色灰白、氣若游絲而不斷顫抖的她，伸出了手喚我的名字，說：「我愛你。」

在那之後過了一年，我再次造訪，看到她變得如此瘦小脆弱，我只感到極度震驚絕望。她是不可能完全康復了；她再也不可能恢復成原來那個她了。緊張之下，我開始叨叨絮絮訴說我在法學院成功的第二年，以及我對未來的計畫。讓我心碎的是，她開始落下淚來。「喔，瓊斯太太，怎麼了？」我問道。「我說什麼傷到你了嗎？」

「我很抱歉，」她輕輕地啜泣道。「可是我不記得你了。」

隨著我轉身從這一次簡短的會面離開，我才發現她是多麼美的一個人。幾個月後，她去世了。她的離去給我帶來的悲痛，深深埋藏在我的靈魂之內；對我而言，無論從任何面向來說，都是至親家人逝世。如此長久以來，透過發生在我身上的一切，我才鼓起勇氣認知到，瓊斯太太一直都陪伴著我，就在她屋子裡的那間小治療室。沒有人比她更懂我。

# 14

我在學校課程開始前幾週回到紐海芬，這樣我才能先跟一位新的醫師——喬瑟夫．懷特（Dr. Joseph White），一位經由耶魯精神病院的醫師所推薦給我的耶魯資深教員——開始進行治療。懷特以其在精神醫學方面的工作而聲名遠播，但同時他的學術研究也深入觸及到人文領域。他在與重度精神障礙患者共同協作方面，具有極為豐富的經驗；同時，他也是出了名的「談話治療法」（talk therapy）信仰者。簡單來說，我應該是有相當充足的理由可以相信自己不至於所託非人。

對於我的疾病來說，無論如何，精神分析都算不上是理所當然的療法；許多在耶魯精神病院的專家也都就此提出過警告。他們解釋道：精神分析有可能會造成退化，而我已經是過度退化的狀態。應該要用支持性心理療法加上藥物治療，才是正辦。以他們之見，我應該要提升自己的心理防衛，而非挖得更深，或者將之解構。

可是對我來說，精神分析是**唯**一言之成理的療法。先前我在英格蘭時發病幾乎已經到了失能的地步，是靠著精神分析治療法才讓我得以不用入院，還在牛津攻讀完學位。當我身在美國出現一模一樣的狀況時，卻遭到入院、拘束，以及強制灌食抗精神病藥物的命運——我人生中的一整年就這樣付諸東流，同時因為原先保單所理賠的三十日住院費用幾乎與醫療費用不成比例，還花費了我雙親數千美元。要說我瘋了那也罷，但我可不笨——我當然要選過去有成功紀錄的療法。

我與懷特碰面的地點，在他社區心理衛生中心的辦公室（這個中心是耶魯醫學院的關係機構，專門收治那些無力負擔自付健保的人，不過我是以自付患者的身分看診）。懷特是其中一個部門的主管，負責督導進入這個中心的住院醫師。

中心是一幢兩層樓，單調無特色的灰色建築；醫師的辦公室也同樣灰撲撲的，沒有特色。不過，我卻立刻就喜歡上辦公室的主人。懷特長得相當顯眼，有一種貴族般的含蓄。當時他看起來就像個典型的耶魯教授。我們暫時決定每週先會面四次。

相較於瓊斯太太，懷特要來得更加古典佛洛伊德派。克萊恩學派進行的手法深入又快速，分秒不浪費，直取問題核心；但是懷特的風格則是更加注意我構築的防衛機轉——也就是那些我們建構出來保護自己不受外界傷害性思想與感覺侵擾的心理手段。瓊斯太太快速聚焦在我的思緒與感覺上，但懷特則是仔細審視我將自己心智某部分阻擋在外的方式。當瓊斯太太討論我的嫉妒感受時，懷特則是去討論我對某人的過度欽慕能如何讓我得以**避免**去嫉妒這些人。他會靜靜等待、傾聽，說一兩個字，然後再繼續等待和傾聽。雖然他比較沉默，但沒什麼能逃過他的雙眼。此外，他也會設下界限。

「艾倫，我要你停止走來走去，」某天下午他說。

「為什麼？」我問道。一部分的我是真的好奇，另一部分則是感到我因抗拒而汗毛豎立。「就算我走來走去我們還是可以談話啊。」

他搖搖頭。「不，」他說。「我要你訴說你的感覺，我需要你不做任何行動。」他的聲音並不苛刻，容色也無一絲憤怒。他鎮靜、掌握全局，說話態度就像一位導師對課堂上坐立難安因而可能錯過課程內容的學生一般。懷特很早就認識到我的意志力——雖然常常能助我一臂之力，但也同樣可能推動我做出破壞性的行為，對我造成害處。

一旦我確定跟懷特的安排，下一件事就是學業，以及如何解釋我去年突然離校的怪異「故事」。多年前當我試圖去瓦恩佛申請志工職缺時，就已經得過教訓。任何吐實的企圖只會害了我自己：無論是社交面，還是專業面。所以我編了個故事，說我花了一年的時間休學去弄清楚到底法學院適不適合我。這故事本身發揮的作用還不錯，可是只要有同學告訴我她有多佩服我勇於花時間去深思這個決定，我就覺得自己像個騙子。在小山般高的祕密上再堆上一個謊言，實在很難讓我感到舒服，可是精神疾患就像是個標價吊牌——而我，很願意付出代價去保守這個祕密。

之後，課程開始。我走進新學年的第一堂課堂教室，坐下的時候洋溢著靜謐而幾近脆弱的喜悅，以及差點可聞的嘆息：我回來了。

我特別喜歡我「小組」的教授——因為這堂必修課只有十五位法學院一年生，感覺頗像研討課小組。他的名字是鮑伯·卡佛（Bob Cover）。年方四十，他已經以《被控訴的正義：反奴隸制與司法程序》（*Justice Accused: Antislavery and the Judicial Process*）一書獲頒愛姆斯獎（Ames Prize；此獎由哈佛法學院頒發給影響深遠的法學論著作者）。他除了是一位睿智且有說服力的老師之外，同時也是一位哲學、文學，以及猶太歷史學者，更是一位人權運動家——他是耶魯職員與技工工會運動的頭號支持者，也活躍地參與了施壓要求耶魯在南非種族隔離政策終結前撤出投資的運動。全身全心投入、充滿熱情，也具備真誠的人性——這一切都是我對日後自己的期許。那年稍後，我很幸運地擔任卡佛在《哈佛法學評論》發表的〈法與敘事〉（Nomos and Narrative；nomos是希臘文中的「法」）一文的研究助理，當我看到他在該文的第一則註腳就感謝我對本文的貢獻時，我真是興奮極了。（令人難過的是，在我法學院三年級那年，也就是一九八六年年末，卡佛因嚴重心臟病謝世，年僅四十二歲。他的逝去深深撼動了整個耶魯的法律社群，且影響深遠。）

在練習多年之後，我已經學會將自己的絕大多數症狀從人們的目光下隱藏起來；對於如何在自己覺得不正常之時表演出正常，也變得愈來愈熟稔。設法讓這齣演出、這件外衣更趨完美，於我至關重要——如果我還想在現實世界行走的話。可是，儘管我已如此警覺，我的精神病症狀還是偶爾會浮現。某日，一位同學獲得我的教授之一的高度讚賞；幸而當天不久之後我與懷特就有約診。「有人想要殺我，」我說。「他是朋友，他是敵人，他送士兵上前線，就是那個我大腦炸裂的地點。我好害怕。」

「我想你在說的，應該是你對同學的競爭心所生的感受，」懷特說。「你大概是從那裡出發的，但之後你因為對於同學出現了如此強烈的負面感覺而感到驚恐——所以在內心，你讓你的同學攻擊你。有時在感到憤怒或傷悲的狀況下，把它解讀為自己遭受攻擊，會來得容易些。」

他也幫助我了解到，我在感到受困或不悅時，會遁入自身的暴力意念之中；即便對我來說，那樣的解釋都有某程度的道理。「我認為你之所以會說出這些具有威脅性、令人恐懼的意念，是因為你自己感到被威脅或恐懼，」他說。「暴力正是你對抗恐懼的防衛。你在這裡很安全。」

因此，我得以重新走入現實世界，把暴力和妄想一股腦用力推入衣櫃中，再轉身用背全力把門頂住。我已經下定決心不再浪費任何時間，不再失去任何一部分的自我……這時，卡佛教授給我們小組指派了第一次的法律備忘錄。我的身體反應來得之快，連我自己都感覺震驚：發熱，發冷，雙拳不自覺緊握，難以專注。**法律備忘錄正是上次打倒我的東西**。整整兩週時間，我不斷地修訂自己的主張論點，把自己深深埋入研究之中，並試著跟其他課程做出平衡。**沒事的**。**冷靜下來**。**集中注意力**。

我的備忘錄發回的時候，上面只寫了四個字：「整體很好。」我當時其實無法得知，對鮑伯·卡佛來說，這已經是高度讚賞。有些同學被要求全部重寫；而我需要做的不過是修改幾則註腳。但是那四個字對我還不夠。對我來說，這幾個字代表著**我**不夠好。到了當天傍晚，我的思緒與行為已經變得比夏初的狀況更混亂許多。**只有圖書館是安全之處**，我想。**我要去那裡做事**。

一旦坐下之後，我抬起頭，看到一個同學接近。「今年是哪一年？」是我打招呼的用語。「你知道你的學童們在哪嗎？誰在圖書館裡跟我們在一起？你有殺過人嗎？」我從來沒想過別人沒有用思緒殺人的經驗。我同學（她對於現實狀況有著過人的理解力，以及快速的反應能力）立刻問我有沒有治療師或醫師的電話號碼，她可以幫我打過去。於是我給了他懷特的姓名與電話號碼，然後告訴她我隨身的法律書裡沒有「不」這個字。之後，我就開始用希臘文背誦亞里斯多德。

「艾倫，你先待在這裡。待在這裡就好，我會盡快趕回來。」當她回來時，她告訴我，懷特已經在電話另一頭；然後她帶我走向電話。

「怎麼了？」懷特問道。「那裡有起司有嘶嘶聲，」我跟他說。「我是起司嘶嘶人。這都跟我努力不足還有下意識的選擇有關。眩暈和殺戮。」突然之間，我感到驚恐。

懷特的聲音很冷靜。「你聽起來似乎感覺不太好，」他說。「你的朋友們很關心你。」「喔他們人很好。你喜歡香料？我吃了三道。他們都在傷害我！他們在傷害我而我很害怕！」

「我知道，」懷特說。「但這不是你的問題，艾倫。是你的疾病在作怪。一切都會沒事的。我要你現在先去急診室，那裡的醫師才能幫你。」

他的建議像一道雷射一樣，瞬間我的心神為之凝聚。急診室？不。我好不容易才得到第二次機會，我才不要重演去年的事件。「不行，」我告訴他。「天塌下來我也不可能去急診室。」

「但我認為你真的需要去，」他說。「他們不會傷害你的，他們應該可以給你一些有幫助的藥物。」

「說不定他們會把我五花大綁，囚禁起來，」我強烈反駁道。「不能去急診室。」

「我知道你因為去年的狀況感到害怕，」懷特說。「可是這次不會了。而且我真的認為你需要他們的協助。」

「我會想想看，」我喃喃自語道。我的思緒碎裂成片片，從破裂邊緣外溢而出，但我下定決心：想讓我回去急診室，除非出動警方使用強制力把我帶回去。

我驚惶失措地離開圖書館，往宿舍房間走回去，試著想睡一下，可是沒有用。連房內的空氣看起來也在我眼前幻化成圈，瀰漫重重威脅。**危險**。**邪惡**。精疲力竭的我，在隔天早上前往學生健康中心，再一次發現自己坐在一位我不認識他、他也不認識我的醫師面前。「我講話很奇怪，」我告訴他，一邊非常簡略地只挑一些重點敘述了我的醫療史。他開了一些奮乃靜給我，我把藥放進了口袋。先前耶魯精神病院餵我服用奮乃靜，已經吃到我無法行動或閱讀的程度——我現在吃這個幹嘛？我隔天就跟懷特醫師有約診，到時再說吧。

等到我的約診時段來臨時，我已經深陷精神病症狀之中，幾乎無法言語。我在他的椅子內前後搖動身軀，不斷翻眼，然後瞪視地面。

「艾倫，你的狀況怎麼樣？」懷特問道。

「二加上時間相除。」一片靜默。

「可以告訴我這是什麼意思嗎？」

不行。更多沉默，更多晃動身軀以及比手畫腳。

「一切都會沒事的，」他說。「你去學生活動中心，這件事做得很好；我原本擔心你不去急診室，會抗拒接受治療。」

「現在有一種藥，」他說，「叫做耐悶（Navane），是一種抗精神病藥物，但是副作用比奮乃靜要來得溫和點。我們一開始先服用低劑量，十到二十毫克就可以了。」「不，」我說。「這不是好主意。」

「這可以幫助你集中精神，」他說。「這種藥比其他同類藥物作用來得溫和、藥效快，而且拜託，對你真的有幫助。」

最後在別無選擇的絕望狀態下，我同意了。只不過是一份法律備忘錄，我就垮了。這樣的話，我到底要怎麼面對接下來的所有備忘錄作業？

耐悶片的藥效就跟我服用過的其他藥物一樣快。幾小時之內，我的心智已然恢復鎮定。我可以閱讀，也能夠思考了。

每個人的身體對於不同的藥物反應各異；找出適用於特定個人的「靈藥」，基本上就是不斷嘗試刪除選項的歷程。雖說這個道理看似明顯，甚至太過簡單，可是對於精神疾患的治療而言，卻是唯一不變的事實。而這一次，耐悶生效了。我持續服用了大概十天，完成了許多工作，但同時也認為這藥雖然有效，但還是會讓我覺得有點暈；此外，很可能這藥也不是非吃不可。**我等到不舒服再吃就好了，然後不用吃太多天。我可不想被藥物控制**。不過兩天之內，我就完全停止服藥。我又騙過他們了。當然，問題是，騙過了誰？

我後來又花了十五年的時間，才終於學會擅自停藥的教訓。相較之下，學習古希臘文來得簡單多了，而且不會對自己造成近乎毀滅的傷害。

思覺失調症最糟糕的面向之一，是深刻的孤立感——持續察覺到你跟別人不同，是某種異類，而非真正人類。其他人有血肉之軀與骨骼，裡面有各類器官與健康的生物組織。而你，只不過是一台機器，內在都是由金屬構成。藥物與談話治療會減輕這種糟透了的感覺，但是友誼也有同等強大的力量。

史蒂夫・班基（Steve Behnke）是法學院一年生，有一張娃娃臉，滿頭濃密的沙色頭髮，以及跑者的身材。我們初次交談是在十一月初的法學院販賣部，正是典型新英格蘭的秋夜：樹葉才剛開始變色，你幾乎可以嗅出清冷乾爽空氣中的秋意。我們一群約七、八個人在週五晚上坐下一同晚餐。

史蒂夫與我一起上契約法的課，在這之間，他曾問過我幾次作業相關的問題。除此之外，我們不算真的講過話。當晚晚餐的談話相當輕鬆隨性而愉快，話題不斷從一個跳到另一個——課程、法學期刊、暑期工作等。我注意到史蒂夫相當投入（點頭微笑之類），過了一陣子，我才發現他看來比較像單純在維持禮貌。等到其他人準備起身離開，我才意識到我還沒打算要走。

就這樣，開啟了一段持續一生、充盈著即刻的安慰與接納，就如同某人強而有力的手在你最需要的時刻向你伸出般的對話。我們第一次對談，就談得既深且廣：我們各自如何進到耶魯，家庭成員有哪些，對他們的感受如何等等。之後開始討論到哲學、宗教、我們各自認為重要的事，還有理由。史蒂夫在普林斯頓主修古典文學，並且被提名為該學年的畢業生代表，在典禮上以拉丁文致詞。畢業後的那個夏天，他在一個小城市的機場擔任清潔工，之後去了羅馬，跟一群班乃迪克教派的修士同住，還在梵蒂岡跟著一名擔任教宗拉丁語學家的修士研讀拉丁文。他一度考慮要進入修道院鑽研中古世紀哲學，但後來沒這麼做——因為修士不能成家（而他很想要一個家庭），再加上中古世紀哲學也不再能燃起他的熱情——至少無法作為終身志業。於是，史蒂夫不但沒有成為修士，還進入了耶魯法學院。而我也是。但我們兩人其實都不太確定究竟為何會如此。

一段時間之後，我才想到：就在我被綁在精神病院床上，呼天搶地發出怒吼、擔心自己被殺的那一刻，史蒂夫正在俯瞰羅馬古城的修道院內，唱誦著葛利果聖歌。而現在我們兩人到了此處，同一個地方，來自兩個截然不同的方向。當我們互道晚安時，已經過了午夜。隨著我步行回房，在我尋常的混沌之中，竟然隱約浮現出一種感覺：意料之外地，我似乎冥冥中受到了護佑。

我不清楚為何我決定把有關自己的事實全都告訴史蒂夫，我也不清楚為何我覺得自己可以相信他。但我確實這樣做了。從我們相遇的那一刻起，我就衷心相信，這個人將會成為我的知交好友，並在我的人生中扮演一股良善的力量。一旦我的心裡出現了這樣的可能性，我才理解到我自己有多渴望這件事成真。但是我不相信這種好事能夠成真，除非我完整揭露真實的自己，並且讓他「看見」全部的我。我每日的生活有如此大的一部分是在偽裝，但我很清楚我絕不會對他偽裝。

於是，一個下雨的週日午後，在紐海芬的一家披薩小店，我跟他說了我的過往。除了醫師與治療師以外，這是第一次我對別人說這些。

史蒂夫天性好奇，同時也是一位紳士。因此，他問了不少問題，但都是以一種非常溫和無害的方式提出。他告訴我他對精神疾患其實了解不多；畢竟他沒有什麼理由鑽研這個。但他持續聆聽，展現出相當的同理心。於是，漸漸地，細節一點一滴地出現。以一位猶太裔女性的身分來看，我在想，說不定史蒂夫會是一位很棒的牧師。

當史蒂夫與我第一次認識彼此時，浪漫的感覺是如此遙不可及，以至於我根本就不會花心思去考慮這一方面，或考慮跟他的可能性。但隨著我們的友誼增長，我才發現這段情感已逐漸往我想要的方向發展。對我而言他是（由於欠缺更好的形容詞）——如同手足般的存在。意思是，如果你能找到一個兄弟（或姐妹，以手足而言）跟你閱讀同樣作者的書，有相同的政治與哲學信念，持續重讀同一堆書，而且對於開精神疾患（尤其是我的疾病）無傷大雅的玩笑也同樣感到自在的話。

那是一個狂風呼嘯的秋夜，我們在法學院內；當時我才跟史蒂夫坦承關於自己的事情不久，內心天人交戰。「你沒有辦法想像身處急診室是什麼感覺——糟到極點了，他們把你綁起來、讓你等上一整夜直到有人有空看你為止。他們一大早就進到你的房間，只因為他們準備好了，可以講話。我真不知道，除了『他×的放我走！』之外他們還能期待從我這邊聽到什麼。」

史蒂夫面露小惡魔的壞笑，看著我。「或許你可以引《哈姆雷特》，如何？」然後，以他盡其所能的莎士比亞腔，他吟詠道：「嗟！爾等高貴醫士，魚肚既白，夜幕亦隨東丘之晨露而逝。賢士何不與我鬆綁，令我得行今日待我之務乎？」

他微微笑了。我則是笑出聲來。他懂我。我當下就知道，這個心胸深廣一如其心思迅捷的男人，將會是我一生的好友。

# 15

到了下學期，我們開始可以隨喜好自由選修課程。我選了精神衛生法實作（mental health law clinic），還有刑法。史蒂夫也選了這兩門課。

精神衛生法實作的課程中，有個部分是要學生到精神病院中為真正的患者代理辯護。史蒂芬．威茲納（Steve Wizner）教授是這堂實作工作坊課程的指導教授。他的身形高大，有著捲曲的黑髮，是一個喜怒無常又頗為善變的人（有時他會前後兩天給出相互矛盾的建議）。雖然如此，在我初期提供快速諮詢給其他狀況不佳的精神障礙者時，是他幫助我對自己有信心。

負責教授刑法的喬．高斯丁（Joe Goldstein）同時既是法學教授，也是精神分析師。喬看起來就像是典型的「瘋狂教授」：寬鬆不合身的衣裝看來像睡衣一般，加上狂野如愛因斯坦似的髮型，搭配上引人注目、怪異的說話方式。他每堂課只指定了寥寥幾頁的閱讀教材，課程大綱讓這堂課看起來易如反掌——但他可不是在開玩笑的。他期待我們認真地細讀指定教材的每一頁，每一段，乃至於每一句話；違背者將會招來喬的怒火，而那怒火之大，可不是開玩笑的。

耶魯的法律服務組織（Legal Services Organization, LSO）都會讓學生以團體方式合作提供服務，因此史蒂夫與我一起處理我們的精神衛生法個案，從一開始，我們就代理精神病患與兒童。我們最初處理的案件之一涉及了兩位年幼男童，其父因強制性交累犯而入獄。男童的母親希望兩個孩子離爸爸愈遠愈好——顯然她認為孩子的父親就是個具有某種令人信服魅力特質的心理病態者。雖然有相當多的證據指出，讓孩子與獄中的父親或母親保持聯繫，對孩子有好處，不過也有同等強力的證據主張應該把孩子全部交由監護權人的父或母方比較好——而在本案，有監護權的母親極為稱職。兩個男孩相當健康快樂、受到良好照護、住在穩定的家庭環境中，而且監護人的判斷力值得信賴。在康乃狄克州，監護權與會面探視事件的未成年人於法有權受獨立的律師代理，以保護其權益；我們作為本案孩子們的代理人，則是必須找出孩子們的最佳利益為何，並運用耶魯兒童研究中心的專業資源去達成此一目的。

史蒂夫，我，還有一小群朋友愈來愈常一起泡在紐海芬的約克賽披薩店——那裡有著紅色合成皮的長沙發，牆上掛滿耶魯紀念品與運動隊伍照，樓上擺著一部點唱機，樓下則有一台小精靈遊戲機。就這樣，我們一邊配著肉丸與醬汁，或義大利餃，又或是一片片吃了又吃無窮無盡的起司香腸披薩，一邊為一樁樁案件擬出策略，也討論彼此的課程。自從大學以來，我所擁有的正常生活或感覺差不多就是這樣吧。

到春季學期結束時，學業負擔愈來愈沉重，各科的考試近在眼前。在耶魯可能出現的評分等級如下：傑出榮譽，及格，低分及格，不及格。只要是課堂內的考試（基本上都是開書考），我一定是拿傑出榮譽，除了第一次之外。至於高斯丁的刑法課，則是讓我們從老師的出題中任選申論主題。我選的主題是：對於犯下殺害子女罪行的精障母親，是否應該訂立特別法予以規範。我花了幾小時諮詢史蒂夫的意見（學生被許可這樣做），又花了許多小時把所有概念組合起來。考試結果發回來的時候，史蒂夫得了傑出榮譽，我則是及格。正如我身邊的大多數同學，我自己對測驗分數也極度關切，但我跟他們的不同之處在於，我除了這些學業表現之外，什麼都沒有了。我不運動，不演奏樂器，沒有任何嗜好；至於我的社交生活，無論我如何設法經營，也還是微小而脆弱。換句話說，我在學業表現上贏得的分數，就是我存在於這世上的表現所據以衡量的唯一客觀指標。設定並達成學術目標，這件事運作起來就像是某種黏著劑，我需要透過它才能把自己固定在一起。一旦失敗（或至少以這個狀況來說，達不到自己期盼的表現），黏著劑便隨之消融，我本就脆弱的自我感覺進一步碎裂得更加嚴重。

在我從系辦公室拿回我的考試成績並得知分數後，我直接回到宿舍房間，反手關上門，爬上床。我整個人在床上蜷曲成胚胎形狀，當天剩下的時間都在呻吟、喃喃自語，深信無臉無名的生物已然宰制（在我精神症狀發作、開始胡言亂語時所使用的字眼是「封阻」〔interdict〕）我的思想。我深怕自己會被匕首所害：這些匕首無處不在，對準了我的肉身；只要我膽敢入睡，立刻就會將我削成片片。我既不敢離開房間，也懼怕留在房內，就在這樣的狀態下，我下午設法拖著自己的身體前往與懷特的約診。他僅看我一眼就知道事態非常不妙。

「我只拿到及格，」我說。「他們就只給我及格過關。喬喬的課。封阻漫天亂飛，其他孩子只能吃粥。沒事就是好事，壞事飄飄拍動。像蹼一樣。」那些壞東西也在診間內現身了。「他們要殺我！叫他們走開！」

懷特試著要我解釋發生了什麼事，但那超出我的能力，於是我在片刻之間變得愈發憤怒。「殺人既邪惡又必要或曰必要之惡！命令會來自他處！」我狂躁地在診間內踱步，雙拳緊握。

「我們得認真看待這個狀況，」懷特說。「你認為你需不需要去醫院？」

「不，」我立刻反彈。說得好像還有其他可能的答案一樣。我自己的心魔已經夠糟了，但醫院的鬼靈更糟。**瓊斯太太，噢，瓊斯太太，我需要需要需要需要你。**

模糊的當下，我隱約察覺得出來懷特正在我的固執以及他手上的決定之間掙扎。他大可堅持送我就醫；又或許，他大可直接把我送去拘束。但他並沒有那樣做。「好吧，不去醫院，」他以一種審慎而深思的語調回答。「但我要你回去服用耐悶，加倍原本的劑量。還有，我要你每天約診兩次，直到你的狀況緩解。」

接下來的兩週，我在每日兩次跟懷特的約診之間穿梭來去，總是低著頭，雙肩內聳駝背，雙眼盯著兩腳。而這之間的時光，我大多坐在房間地板上，或者在自己床上縮成一團球，獨自一人喃喃自語，只有我的心魔陪伴我；偶爾有人敲門，我也總是不應。很少沖澡，進食則是幾乎沒有。漸漸地，增加劑量後的耐悶開始發揮藥效，心魔退去，意識中的那層濃霧也逐漸消融。於是我從地板上起身，梳洗整理了自己，再一次回歸現實世界，一切重新開始。

我的同學中有許多人在第一學年後的暑假前往紐約市，那裡有許多令人印象深刻的大事務所付了高薪請他們擔任暑期實習生，同時耗費心思請他們吃飯喝酒，爭取他們未來到此任職。諸如此類的暑期對我來說實在難以想像：大事務所的壓力加上大都會忙亂夏日的混亂無章，是我無力承受的。除此之外，我也需要離懷特醫師近一點。

史蒂夫透過他在精神衛生法實作坊的個案，找到一個收容精障遊民的中途之家，並決定暑假在那裡擔任駐點輔導員的志工。於是我們兩人都留在紐海芬，繼續我們在耶魯法律服務組織的工作，以每小時幾美金的費率為精障者與貧窮的孩子們提供法律協助。

那個暑假，在我們的當事人中有一位罹患厭食症的年輕女性，她大概還不滿二十歲，但卻已經是康乃狄克州某家私營精神病院裡的病人，待了幾乎兩年之久。她一直想要出院，但她的雙親卻要她留在醫院。他們的憂慮其實可以理解；在當年，無論醫師或一般大眾，都才剛開始理解厭食症的真正面貌，亦即：這不是一種「有選擇餘地」的疾患、也不是因為意志不堅所造成，這是一種真真切切的精神疾患，甚至可能致命。不過，即便如此，也不代表這位年輕女性已然自動放棄了她對於自己治療的發言權。她的一位高中老友（如今已經是耶魯的學生）致電告訴我們關於這個案子的事，而當我們與這位年輕女性碰了面，我很快就能認同她——不僅是因為我自己曾因體重下降而與父母爭執的經驗，也因為我可以理解自身全然無助、命運卻完全操於他手的狀況會帶來多大的挫折感。

總會有某人（或某群人）對精障患者批評指教，告訴他們該做什麼。以我自身經驗而言，我發現如果是由別人來徵詢**我的意願**（例如，「如果有機會照你的意思處理，你希望怎麼做，而我們又能如何幫你達成目標？」），那會有效得多。事實上，這位年輕女性全然接受她需要治療這件事；她所想要的（同時也有權去要的），不過是在關於到哪裡治療與如何治療的決策歷程中，自己也能出聲發表意見。我的工作正是去協助她得到這樣的機會。而即便我如此能同理她，隨著案件進行，我也開始了解到，作為她的法律代理人，我並非在為**自己**主張——我是在為他人的權益主張。最終，史蒂夫與我成功地幫她在另一家醫院找到容身之處。我們都相信這家醫院可以給予她更好的治療，同時也更加尊重她的自主權。

剩下的暑假期間，我服用的耐悶劑量都維持在前次新增的劑量水準，並同時服用抗憂鬱劑。我不得不承認，藥物確實有其效果——我可以完成我的學校作業，在現實世界內的運作也都頗為不錯——但我還是期盼著自己完全脫離藥物的那一天可以到來。

第二學年的重重挑戰還有新的課程，隨著九月的腳步悄然掩至，但同時醫師也調低了我的耐悶劑量，將它再次調回到十毫克。與懷特的每週約診也回到四次。不過，雖然服藥與約診依舊，我還是會出現某些短暫的幻覺，時間絕大多數是晚上：有一次是一隻爬在牆上的大蜘蛛，不過大部分都還是圍繞在我身旁、瞪視著我的人群。**他們不在那裡。他們不是真的。就算他們真的在那裡，也沒有在瞪著你。**

基於我們在耶魯法律服務機構為未成年人與精障患者提供法律服務，史蒂夫與我取得了進出耶魯醫學院（Yale Medical School）以及耶魯兒童研究中心（Yale Child Study Center）的身分。由於我們參與了幾乎所有精神科醫師與心理學博後研究者會去的課程，因此我們兩人都在兒童研究中心度過了一個「緊湊的學期」。對於對精神分析療法有興趣的法學生來說，沒有什麼安排能夠比這更理想了。

不過，我自己曾是一名住院精神病患的回憶，時不時仍會在意想不到的狀況下湧現——例如，我在穿堂走道間與凱利根醫師錯身而過時。他就是把我留在MU10住院的那位醫師；他就是那個下令為我上拘束的人。每當我們四目相接，我總不禁納悶：究竟是誰的餿主意，讓這個人進到兒童研究中心來。我很確定他對我也抱持著同樣的想法。

「我覺得我要停藥了，」我告訴懷特醫師。一切都進行得很好，我的感覺也很好。沒有藥物輔助我也可以。「我不需要。」

「嗯，」他說，然後停了一下。我突然覺察到自己正試著去解讀他的心思。「這樣吧。你慢慢減低劑量，然後我們再來看一下狀況。要不，我們先把劑量降到每週兩毫克好了。」

太慢了——照這種速度，我要完全擺脫藥物也得花上五到六週的時間。問題是，不管我要做什麼，總是必須得到他的專業知識與支持。於是我說：「好，我就從這個劑量開始。」

我之所以有這樣的反應，並不僅僅是因為我不願讓自己依賴藥物。主要還是副作用的問題。直到九〇年代開發出新一代的抗精神病藥物之前，用於治療精神病症狀的傳統藥物都伴隨著誘發遲發性運動障礙（tardive dyskinesia, TD）的嚴重風險。遲發性運動障礙是一種會造成非自主動作的神經性疾患，一開始是面部與口部周邊區域，有時則會蔓延到全身。罹患TD的人會不由自主地震顫與抽搐——簡言之，這些人外表上看來就像精神病患，而一旦罹患TD，這些症狀一般都不會消失。

我在精神病院與周遭的環境待得夠久，很清楚自己絕對不願意變成那樣。

第一週，我並沒有感到有什麼不同。「這樣做的效果不錯，你不覺得嗎？」我問懷特。

「我們再看看吧，」他說。

到第二週，我開始有點緊張不安。總覺得戰戰兢兢。**這不過就是一般的壓力，大家都會這樣。不要再想這件事了。停。**

到了第三週，我已經出現肉眼可見的崩潰症狀，但仍掙扎著去隱藏它們，即便對懷特醫師也是。我行將崩解消融。病症的攻擊就快將我撕成片片。**停。這不是真的。都會過去的。**「我感到有點壓力，」我告訴懷特，「但應該只是我自己患得患失。換。換又跟罹患，病患有關。你不這樣認為嗎？馬？」

他一側的眉毛挑起。「聽起來，你的狀況似乎有點辛苦，」他說。「我們是不是該把耐悶劑量調高一點？」

我搖搖頭。「不。太早。我還很好。都很好。我只需要再努力嘗試看看。」

「我不認為這跟嘗試有關，艾倫。我認為這跟你是否需要藥物協助有關。但如果你想要再用一點時間試試看……」他的句末聽起來似乎有個問號。他是在問我的意思嗎？

「對，」我鼓起僅存的全部決心說道。「再一點時間看看。」

我不太清楚他為何對我如此通融。或許他認為我最終真的可以擺脫藥物；或許他希望盡量尊重我的意願。或許，他，也不希望看到我身上出現ＴＤ的顫抖症狀。不管他的理由為何，在我試著擺脫藥物的過程中，這都不會是懷特最後一次同意給我支持。

到了第四週，我進入了精神病症狀全面發作的狀態。**來自天上那些人要毒死我。那我就毒死全世界。**

「我認為你之所以出現這些嚇壞自己的念頭，是因為你知道你現在必須要提升服藥劑量，」懷特說。

「不是！」我基本上等於在大叫。「這跟藥物沒關係。這就是一項規模巨大的企圖，涵蓋醫療與生理，當然還有心理層面，的脫軌，也就是對於軌道放鬆管制的後果！」

「要承認自己需要藥物真的不容易，」懷特說。「可是你真的需要。」

**輸了，我輸了。**「沒有需要！我沒病！我是邪惡。啦滴答。我一直健康到不行，謝謝你，我健康到不行。」

但是我們兩人都心知肚明，我又再次撞上精神病症這堵該死的高牆了。他一幫我增加耐悶的劑量，我就開始覺得好上許多。**可是這跟我，或者我生病，沒有關係。這就只是為了我可以就學而已。我沒病，我只是需要一點幫助才能好好讀書。**

在我跟史蒂夫為我們的法律服務組織個案提供法律服務的期間，我不只一次對心理衛生照護體系的荒誕感到震驚。幾乎每一次都會出現我們互望著對問「等一下，這個案件裡到底是誰才有毛病？」的時刻。在某個案子裡，患者的病歷上寫著他之所以遭到拘束是因為**他不願意下床**——但這幾乎不可能構成康州法律所明定要求的要件，「對自己或他人的即時危險。」

在另一個案子，我們代理一位已經入院數月的年輕男性——他因為宗教理由而拒絕服用藥物。本案的當事人病得相當嚴重，這一點其實無庸置疑（雖然他本人並不同意這樣的評估結果）；舉例來說，他曾嚴重自殘，因為他認為《聖經》要求罪人就是必須如此。在當時，康乃狄克州仍許可對於接受強制治療的患者以強制力施用藥物，但我們為當事人撰寫了強而有力且論證嚴謹的書信給院方，主張若當事人選擇不服用藥物，那麼，他就不應該受到強制用藥——這正是宗教自由基本權的誡命。後來，院方也同意了。

最後，我們的當事人被移到新的病房。他在那裡不跟任何人（尤其是醫院人員）交談，因為他不信任醫師或其他任何人。但另一方面，他幾乎每天都會打電話給我們討論案情，或者由我們打給他。事實上，有些日子裡，我們甚至無法讓他掛斷電話——他對於法律細節實在是非常的投入。

經過為時數週的往來通話之後，醫院排定了舉行聽證會的時程，同時也為我們當事人指定了監護人。為了準備，史蒂夫與我前往醫院去與他會面，並向他解釋程序會如何進行。但我們見到的，卻是他的其中一位護理師。

「他精神病症狀發作，」她以絕對肯定的語氣說道。「如果你們不信的話，自己看病歷紀錄。」

所以我們真的看了。是一份繕打的評估報告，開門見山就說：「患者非常怪異。他完全不講話。但我們知道他是可以講話的，因為有許多次曾有人聽到他在講電話，跟他幻想中的律師討論他的法律權益。」

這時，史蒂夫開始輕聲唱起了誘惑合唱團（the Temptations）的歌曲，〈一切只是我想像〉（Just My

Imagination）。

根本沒有人花點工夫去注意一下，除了打電話之外，我們的當事人有時也會「**接到**」打進來的電話；也沒有人會想稍微去問一問，他是否真的有律師或律師們代理。他瘋了；於是，他的律師們必定是幻想出來的人物。當這些幻想中的律師開始對當事人的醫護人員自我介紹時，大家的驚愕可想而知。

我最愛的案件之一則是傑佛森的案件——那時當事人也才脫離青春期不久，後來我斷斷續續又跟他在本案上合作了六年左右。當我們剛開始遇見他時，傑佛森已經在某個州立精神病院的後端病房待了許多年——在此之前，他還在州立青少年精神病院待了更多年。除了被診斷出有精神疾病之外，傑佛森也有輕微的智能障礙。於是問題來了：智能障礙與精神疾病並不能完全畫上等號，但當時也沒有新證據顯示他仍然受到精神疾病的影響。如果他沒有受到影響的話，那麼州立精神病院顯然就不是他該待的地方。

即便在我們初次探訪後，還是要再經過三或四次的會面，傑佛森才有辦法認出並記得我們是誰；很快地，他看起來像是真心享受我們的造訪，似乎也決定要信賴我們。無論他所面對的障礙是什麼，我們仍相信他有「尊嚴之利益」（dignity interests），需要由我們設法找出**他**想要的待遇並予以保障。

「你喜歡這裡嗎？」我們問道。

石像般冷淡的面孔。「不。不喜歡這裡。這是壞地方。」

「為什麼呢？」

「約翰，他打過我一次，但我有扁回去。」

「你要待在這裡嗎？」

「不要，」他說。「這裡沒什麼事好做。」

「你在這裡有朋友嗎？」

「沒有。不喜歡這裡的人。其他人，他們跟我不一樣。」

「你有跟任何老師碰過面嗎？做點學校功課？」

「什麼學校功課？」他問。「我們沒有什麼學校功課。」

很顯然，傑佛森需要由知道該如何照護他的人來照顧；他需要的是團體之家。問題是，他過往長久待在精神病院的歷史，加上他的身形（身高超過一八五公分，體重超過一三六公斤），在在都令我們擔憂：目前真的有地方能夠收容他嗎？

於是我們開始幫傑佛森找收容地點，一找就花了好幾週——這裡太小，那裡太大，其他的沒有空位（候補清單長得要命），再不然就是被收容人看起來一副遭到忽略的狀況。在這段四處尋找的期間，我們仍然持續回到精神病院去與我們的當事人碰面，只是為了讓他知道我們並沒有忘記他。「拜託，我可以離開了嗎？」每一次他都這樣問。在他巨大的身軀之內所隱藏的是一個極其寂寞的孩子，清楚知道自己待的地方不對。

終於，我們聽說在西紐海芬有一所非常棒的團體之家出現了空位名額——那裡的收容對象多半是自閉症障礙與智能障礙的患者。大小剛好，加上有能力的看護人員以及良好的紀錄。說不定那裡有機會成為傑佛森的新歸宿？

在歷經數次前往新團體之家的外宿與週末造訪安置之後（他表現得都很好，顯然也非常開心），傑佛森終於從精神病院中獲釋——那個原本就不屬於他但卻仍關了他許多年的倉庫。我不禁想知道：在那麼多年以前對他所做的第一個診斷，究竟是怎麼來的？是誰做的？到底還有多少個傑佛森——那些無法理解狀況或遭到錯誤診斷的人——被監禁在那樣的精神病院後端病房裡，終其一生不斷等待著某人或許可以來看看他們，甚至理解他們的本質？

# 16

隨著就讀法學院的生涯即將進入尾聲，我能確定的只有一件事：我絕對不可能向派瑞・梅森一樣在法庭中傲然挺立，滔滔雄辯。再者，我大概也不可能擔任辯護律師或公訴人，為了代表好人或追訴壞蛋，在陪審團面前講出一番令人動容的言詞辯論。我也無法進到財星五百的大公司去擔任內部律師、策劃法務體系中複雜的權謀運作，或是成為知名事務所華麗的信紙抬頭上印著的眾多合夥律師之一。但我**當時**總得找個工作。念完書、通過律師考試，然後找工作——不管是什麼工作，不管在哪裡。

我想到這件事……就感到頭皮發麻。我這一生，除了在電影院販賣部賣過可樂爆米花、短暫在「中心」擔任受訓志工，以及在法律服務組織的暑期工作之外，就只當過學生。而且我連當學生都還要對抗嚴重的心魔，才能做到有始有終。

在課堂上發言讓我感到極為痛苦不適，也因此我幾乎從不發言。在某次期末考之後，教授打電話給我，說他完全沒印象我是哪位——但我的答題卻是全班最好的。每次發生這種事情時，不管我過去成績有多好，這類評語仍令我訝異不已。我總是必須把這類話語在腦中重複播放，才能稍微有效地關掉在我腦中隨時不斷播放的錄音帶內容：**這整件事只是個不幸的錯誤，他們把我跟其他同學**

**搞混了，事實上我的真正表現一點也不傑出，大家遲早會發現事實真相。**

對我來說幾乎不可能辦到的事，還不止是在課堂上發言而已。我也很怕寫研究論文，而這種狀況一直持續到我真正成為學術圈的一員為止。我至今仍然印象深刻的一篇論文，是為了喬治・莫爾（George Mahl）所教授的佛洛伊德課程所寫的。我當時極度害怕撰寫論文報告，怕得我差點棄選那堂課；還好史蒂夫後來成功設法說服我那堂課的好處——雖然必須交報告。事實證明了，那堂課確實是我修習過最好的課程之一。那次論文的主題是丹尼爾・保羅・史瑞伯（Daniel Paul Schreber）——他曾任德國薩克森邦最高法院的首席大法官。史瑞伯在他的自傳《關於我神經疾病的回憶》（*A Memoir of My Nervous Illness*）中曾提到他因為罹患思覺失調症而精神崩潰[23]。佛洛伊德針對史瑞伯做了一份個案分析，而我則是針對他的妄想體系建構了未盡相同的另一番詮釋——當時他妄想的主軸在於自身正在變為女性，並因上帝之光（Rays of God）而受孕，以此培育新種族的男人與女人。（當我在諾特丹大學法學院進行求職面試時講到了這一段，面試我的其中一位修女打趣地評論道：「這有什麼問題嗎？」）[24]

當那篇以史瑞伯為主題的論文發回到我手上時，上面有莫爾教授的註記，告訴我說這篇文章已經「可以公開發表」。（後來這位教授又說，我的期末考答題內容是他教學二十五年來僅見最佳。）這件事對我意義重大，尤其是因為我發現，在我上過的課程中，莫爾教授是最優秀的講者之一，甚至直到今日都是。在莫爾的課程中並沒有所謂的課堂討論，但他的授課內容極為精闢，以至於根本沒人會去懷念討不討論，也沒人捨得蹺他的課。

莫爾教授的回饋對我有著巨大的效應——一開始是正面，但幾乎立刻就轉成負面：我又開始停藥了。**我已經可以公開發表了，我根本就沒病——這也代表我不需要服用任何藥物治療我的精神疾病。我已經沒事，不用再做這些了**。之前我最後一次透過懷特的「漸進斷奶法」（weaning method）試著停藥，也只是讓我隨著一週週減輕劑量而變得更加焦慮。**那種方法是錯的**。這一次，**我要一氣呵成。慢吞吞地做什麼，直接把OK繃撕掉就好！**

一開始的一、二天我覺得還好；甚至有點興奮。到第五天，我又出現全面且重度的精神病症狀，深信邪惡生物即將摧毀我。我說著沒人聽得懂的話語，蜷縮成一團。我無法工作，而最後一個學期的期末即將到來。終於，懷特堅持我必須重新開始服用耐悶，而且要再度增加劑量。藥效幾乎立刻發揮，明顯可見，但這一次，與其說感到鬆一口氣，毋寧說我變得更加憤怒。**我受夠了**。難道不是應該要支持病患的決定嗎？如果我在決定停藥的當下是有醫療決策能力的，那這個決策本身就沒有能力欠缺的瑕疵。這是由一個有著完整能力的人所作出的醫療決策，不是嗎？

在支持患者決策這方面，出現過一個悲劇案例：我的好友丹在精神衛生法律工作坊的第一位當事人是一個青少年，名為東尼，東尼絕大多數時候都待在精神機構內。當丹接手他的案件時，東尼

23 當時稱為「早發性癡呆」（dementia praecox），之後才更名為思覺失調症。——編注

24 天主教的教義奠基於聖母瑪莉亞因神意而以處女之身未婚受胎，並誕下耶穌基督之事；因此當作者以「妄想」進行佛洛伊德精神動力的分析與詮釋時，在天主教的眼光中可能未必將此類合乎教義的「念頭」視為與精神疾病有關的「妄想」。——譯注

正因為精神疾患而入住青少年精神病院。不過，奇怪的是，當時東尼唯一的臨床診斷只有注意力欠缺疾患（attention deficit disorder），或稱ADD。東尼想要出院，東尼的父母卻不情願他回去，丹在不斷懇求後，才終於設法讓他的雙親接納他。

幾個月後（其實算起來大概也到了東尼原本該離院的時間），丹接到東尼打來的電話：他因為涉嫌謀殺的罪名而被羈押在監所內。他被控在父母及七歲小弟都還在屋內時縱火燒毀他們居住的拖車屋，他們全都因此喪生。丹大受打擊；事實上，我們選修精神衛生法課程的全班都大受打擊。對於一群理想主義的法學生來說，有些教訓會比其他教訓更難吞下去，而這一次的教訓——「幫助人」未必永遠會是好事（或者該說，所謂的「幫助」在每個案件的定義下都不相同，一定要審慎檢視）——對所有人而言，都是悲劇。當然，值得三思之處在於：我們其實無從得知，丹的介入是否真的在東尼的故事結局上造成什麼重大影響。

不過，一般來說，能夠為精神病患提供協助，對我而言還是感覺很好的一件事。眾多患者之所以住院，可能各有其不同的因素，在治療處遇上，也很可能有潛在的錯誤或疏忽。其中有些損害可能可以設法回復；有些生命可能有機會獲得改善。我早早就察覺到，前往精神病房有時會引爆我的情緒——或許是因為這激發了我自身的依賴需求，再加上我對自己過去住院時遭到不當對待所生的憤怒。但我還是相信，比起絕大多數的人（無論是醫療專業工作者或路人），自己更能夠理解一個無助的患者在床上是什麼感覺，或者驚恐萬分的患者四肢被拘束時作何感想。

然而，縱使我激烈否認自己的疾患，我對自己的局限卻知之甚詳。如果我連在課堂上說話都辦不到，那麼，自然就不太可能去擔任滿懷熱情的辯護人，前往第一線的法院戰場作戰，試著讓醫院管理階級或食古不化的法律體系注意到我的主張。如果我真的希望對精神病患的生命造成一些改變，我就必須找出一條不同的途徑來達成目標。

在一八九一年創立的《耶魯法學期刊》（*Yale Law Journal*）過去出版了（而至今仍是）「在各法律領域與法學研究具有原創性的學術成果」。其中的論文篇章向來是由世界各地領先群倫的教授與法學家所撰寫；不過該期刊也接受由學生期刊成員所提供、形式上比較短的文稿，稱為「評註」（Notes）。為了成為該法學期刊的成員，我必須針對自己希望在評註中所撰寫的主題，先提出主旨說明（topic statement）——而我的主旨，也就是在精神病院內使用拘束手段之問題。當我提出的主旨說明被接受後，我便詢問史蒂夫是否願意協助我針對評註的文稿進行修訂，並準備日後的發表，想當然耳，他答應了。我希望自己的論述主張可以盡量做到論理一貫且強而有力；事實上，某種程度而言，我希望自己日後刊載在期刊上的文字可以達成不可能的任務——回到那位被綁在耶魯精神病院與耶魯紐海芬病院ＭＵ10病床的年輕女性的過去，改變她的結局。我希望我的文字可以改變所有曾對我做出錯誤診療或處置的醫師們的想法。對我而言，或許為時已晚。但對其他人而言，說不定還不算太遲。

我針對此議題所做的研究指出：在英國，已經有超過兩世紀未曾對精神病患使用任何拘束措施；當然我自己在當地時也從未看過這類東西的蹤跡（而我根本算不上是個溫和或特別願意合作的患者）。可是，在美國，這類拘束措施幾乎到了可以隨意施用的程度。這真的是我們能運用的最佳方式嗎？如果說精障患者已經因為遭到有權力的人員拘束而感到驚恐萬分，那麼，在這時對其進行治療，有哪些規則需要遵守？哪些條件？怎麼做才算是合理（或不合理）的精神醫療照護？在我投稿的期刊評註文章內，我針對此議題提出了一份模範法律（Model Statute；亦即可作為各州立法典範的參考用法律）；此外，我也主張，倘若醫師因為未拘束患者而遭控應負起過失責任，此時，法律上應該就此過失程度予以對醫師有利的從寬認定——換言之，我希望藉此改變醫師的誘因。無論是我的醫師，還是其他人的醫師。

在準備我的評註時，我有機會與當時在耶魯擔任教職的某位精神衛生專業人士談話。「你不覺得被拘束起來對人是種難以置信的貶損嗎？」我問道。「就別說那樣有多痛苦了。而且令人驚恐。」那位教授看著我，面露理解之色。「我想你真的沒弄懂，」他很和藹地說。「這些人跟你我不同。拘束對他們產生的影響，跟用在我們身上是不一樣的。」**他如果知道實情就好了**，我心想。

我投稿到期刊的評註，〈精神病院內機械式拘束措施之使用〉（The Use of mechanical Restraints In Psychiatric Hospitals）於一九八六年在《耶魯法學期刊》上發表。這件事所帶給我的驕傲感受，巨大到幾乎讓我難以承受。幾個月後（當時我已畢業），我收到貝澤隆精神衛生法中心（Bazelon Center for Mental Health Law）一位律師的來電——該中心無論在當時或現在，都被認為是第一流的公益法律事務單位，專門代理精神障礙人士。位於華盛頓哥倫比亞特區的貝澤隆中心，代表那些無力為自己辯護的選區選民在法庭內與國會中奮戰。「我讀了你的評註，感到興味盎然，」她接著解釋道，她打算使用文章內的資訊來組織並提出一宗團體訴訟，藉以挑戰在某間中西部醫院對患者所施用的拘束措施。我的評註文章幫助了某人。我的工作造就了改變。這篇文章協助了另一位律師，以及那些跟我並無不同的患者——完全沒有不同。

畢業曾是（我猜，對絕大多數人來說，現在還是）一段反思的時光。對我來說，那意味著問問自己是怎麼走到現在的立足點，是什麼讓我有機會離開醫院、進入教室，以及我在前方不確定的未來裡，該如何盡可能確保安全。

首先，我持續進行談話治療，為我提供治療的人是一位理解我並尊重待我的精神分析師。透過鉅細靡遺地為我的行為進行詮釋，懷特幫我在我的心智上開了一扇窗，讓我得以窺見我的精神病症狀是如何保護我免於痛苦意念與感受的影響。我的精神病症狀在我人生的心理層面事實上扮演了特定的角色——無意識的心智以意識心智的守護者身分現身。不知為何，認清這件事讓我在看待這一切時，可以用一種少一點毒性思考、多一點彈性與可塑性的態度來面對。或許我還無力完全控制自己的精神病症，但我也並未束手就擒。

除此之外，懷特（就像瓊斯太太，但卻又與迄今為止的所有醫師不同）不會在我面前退縮。他從未強制我入院（用那種表面上說是為了保護我，可實際上只是自我保護的藉口），但在我行為最可怕的時刻他卻能堅守立場，堅持以保護我的利益為先。他比任何人都清楚，大多數時刻，我只不過是被自己嚇到魂飛魄散、無法思考而已。

當我們遇到藥物治療這個難題時，懷特從來就是以鼓勵取代施用強制力。縱使我對於服用藥物有千百個不願意，大部分時刻我都還是會乖乖地服用——這要歸功於懷特，因為我有了他這樣一位願意真摯聽我傾吐、信賴我，也對我的信賴作出回饋的醫療專業人士。

至於史蒂夫，我終於找到一位真誠的摯友，幾乎可說是靈魂伴侶。他能看清並接納我的疾病，卻完全不會把這些障礙當作是我真正的核心本質。這樣的連結——能跟這樣的一個好人，聰慧的人，充滿熱情、風趣又包容的人建立的連結——讓我感受到自己是真正的人。而這樣的關係也讓我對於日後再遇到其他像史蒂夫一樣的人充滿希望，期待這些人也能穿過疾病的迷霧，珍視我真正的價值。

我自身所參與的學術規劃，也提供給我等量的結構化（這部分我真的需要）與非結構化時間（這部分我則還需要學習管理）。某種程度而言，我以為每個人都需要一個好的「日間照護計畫」——而我的，正是耶魯法學院。

所以，我撐過來了，而且還設法建立了一些生存用的工具。我找到一所學校可以協助我成長，找到一位精神科醫師讓我覺得活著可能還有價值，還找到一位朋友讓我覺得自己像個人。雖然說，距離我找到一位能讓我感覺自己像個女人的男人可能還有很長一段路，但我在畢業之際所擁有的，以我的經歷而言，一點也算不上不好。畢業這件事本身已經是一種勝利；而事實上，學校還選了我與另外一位同學擔任畢業班代表——也就是代表畢業班上台領取畢業證書的人。在我上台的時候，我全家人都在現場觀禮。而我回首這一路走來的種種，難以抑制萬千感慨。

那是個美好的一天。

不過還有。接著還有不算無關緊要的事情，像是法律資格考、找工作、搬出宿舍，以及找到新住處等等，在等著我。從畢業後的那天起，就是改變的開始；問題是，改變從來就不是我的強項。

我決定先留在康乃狄克州一陣子。我還沒準備好要離開懷特，而他也認同。此外，史蒂夫也還沒有要走。他有意申請臨床心理學研究所，但首先他還需要取得多一點臨床工作的經驗，因此，他前往先前在法學院時曾服務過、專門收容協助嚴重精障患者的中途之家，在那裡擔任駐點工作人員。

我的法律資格考定在七月；至於找工作，則必須等到取得律師資格之後。在考試將至前的那段日子我有些失眠，還有一點緊張——倒不是只有我會這樣，每個人都會。不過，我在模擬考表現得很好，此外，在耶魯的三年中，幾乎每個人都再三對我們保證：「不用擔心，律師考複習課程裡面會教你一切考試需要的東西。」——除了相信他們之外，我也別無選擇。不過，還有人給了我另一個忠告：**不要想太多**。所以我摒除雜念，最後考進當次律師考前百分之一的名次。

史蒂夫與我在法律服務組織還有一些個案要收尾。在律師考試後，備考與預期考試當天種種的一切都已成過去的某日，我逕自走進法服辦公室跟莎莉打了招呼——她是在那裡工作的祕書之一，後來我們成了朋友。

「一切都好嗎？」我問道。「你要跟我一起去法學院搞點破壞嗎？我不知道有誰在聽我們講話，但這是跟問題相關的至高陰謀。謀。謀畫觀點。我是不是該從窗戶跳出去呢？」

「你在說什麼啊？」莎莉半帶著笑問我。

「我只是在搞笑啦，」我說。「搞笑跟笑笑羊有關。我就跟羊一樣害羞。你有殺過人嗎？我已經用意念殺過很多人了。」

莎莉臉上的笑容消逝無蹤。「艾倫，你有點嚇到我了。」

「別怕，」我說。「我只是一隻貓。魚很美味。我要回去做我的工作了。」

「喔，不，等等，」她說。「我想你應該留在這裡一下……」

於是我坐下，然後開始唱歌，然後停了下來。「如果我用衣架做一頂帽子，你會不會介意？」我問莎莉。「然後，我想我就可以直接跳出窗外了。」

很快地，莎莉和另一位祕書瑪麗亞（謝天謝地，她也已經成為我的朋友）打了電話給史蒂夫．威茲納——法律服務中心的主任。威茲納立刻從不知道哪裡趕了過來，其他人向他略作匯報後，就把我叫進了他的辦公室。「艾倫，狀況如何？」他問道。「你看起來有點不舒服，一切都還好嗎？」

「我太好了，感謝您，太好了，」我快活地回答。「我正為了電影在創作歌曲。有人正走私貨品，出現在書狀律令。我們將要被訴，但我的名字並非是蘇。非常謝謝您。您是如何長到這麼高？千萬別被絆倒。」我歇斯底里地笑到難以抑制，幾乎要從辦公室的椅子上摔到地板。

大概兩年之前，我曾跟威茲納說過我的疾患以及病史；他也知道我持續接受治療的內情。「我想打電話給懷特醫師，」他說。

「我不覺得有那種必要，」我說，「不過你要的話可以打。」

當電話接通後，他告訴懷特發生了什麼事，然後把話筒遞給我。「艾倫，把耐悶的劑量增加到二十毫克，」懷特用他冷靜的語調說道。「請現在服藥。」

把話筒遞回去給威茲納之後，我伸手進我的包包，撈出藥罐，乖乖遵照指示吞下相當的藥物錠數劑量。「一切都立刻好多了！」我興高采烈地告訴威茲納，然後我們同時大笑起來——他是出於心上一塊大石落地，我則是雖然仍受妄想影響，但意識已然清楚到會對自己剛才造成的場面感到尷尬。不過，要到真正恢復，還是一小段時間之後的事了。

自從我上次住院後的三年間，這僅僅是第二次我在懷特或史蒂夫以外的人面前發作出這麼明顯的精神病症狀，而這其實已經成為某種模式的一部分：我為自己設下目標、成功達成，然後崩潰。我生命裡一切熟悉、令我感到安適之物，又一次，不是即將離我而去就是即將被我拋在身後。前方未來的一切是如此嶄新而令人心驚。輔助的鷹架皆已拆除，而我卻不確定我這根獨木能否撐起大廈的結構。

當我的精神病症狀發作時，某種（屬於文明與社會化的）帷幕也隨之落下，我祕密的那一部分於焉浮現。而後，當精神病症狀退去，我則是被壓倒性的羞恥所吞沒：我被看見了。**現在他們都知道了**。不過，這一次的症狀發作跟先前相比，卻有些內在本質上的不同。我跟莎莉、瑪麗亞，以及威茲納都已共事三年；我信賴他們，他們也信賴我——他們看待我的方式既是朋友，同時也是專業人士，被認定有能力以負責任的態度處理病人與案件。所以，回首去看，我想我那時去到辦公室、在他們眼前崩潰，某種程度來說幾乎算是合理。當你感到驚嚇，瀕臨崩潰邊緣，直覺會告訴你要往能夠保你安全的地方去；當你要揭露如精神病症狀一般私密的個人資訊，自然會希望在場之人都是你所信賴的。

在往後的日子裡，我不知為何自信滿滿地認為自己的生存本能似乎是隨著時間經過而愈來愈好——與其在大街上、雜貨店或銀行排隊人群中發作，我竟能設法把症狀積累隱藏起來，直到我能找到一個安全處所為止。雖然我的同事們未必做好面對這種事件的萬全準備，但我們所共同建立的關係已經為他們提供了處理這類事件，以及處理我，的工具。他們夠鎮定，也做了正確的決定；而事件就這樣平安落幕了。

我第一份「真正」的工作面試，是在紐海芬法律扶助會（New Haven Legal Assistance）——以在康乃迪克州的同類工作而言，這份職務很可能是最好的。我當時相當緊張，但也沒有比平常服用更多的精神藥物。我的紀錄優良；我也自認有不錯的機會可以被錄取。後來，扶助會的律師打電話給威茲納，說我雖然有著傑出紀錄，看起來也是個好人，但他們無法錄用我。基本上，我在面試那一關完全當掉——根據他們的說法，我就是「等同處於昏迷狀態」。

在我的下一份面試（這次是位於布里吉波特的康乃狄克法律服務會〔Connecticut Legal Services，或者CLS〕），第一關面試的會內律師建議我在與該會的行政主管面談時，舉動最好「更加輕快活潑」些。問題是，「輕快活潑」從來就不在我的人生劇本當中，而我也沒看過有哪份工作把它當作工作的必要條件。或許我就只是需要多喝杯咖啡吧。無論狀況如何，我最終都留下了值得信賴的印象，因此也拿到了CLS的這個職位。

辦公室位於一棟年舊失修的屋宅——這一區以前曾是布里吉波特不錯的區域，但現在已成為貧民區的核心地帶。我一到職就開始接案，其中有一半是家事法案件，一半則是房屋租賃案件。在典型的法律服務會任職，是幾乎不會有時間讓人反省、學習、思考或籌謀劃策的。我們無論是資源或人力都處於最低狀態，而等到當事人來找扶助會時，自身處境通常也已經相當困窘，以至於律師們能介入協助的空間也極其有限。我第一天到職就被要求要（隻身）前往帕尼克神父公共住宅村——這在當時是全美第六大的公共住宅計畫，也是所有公共住宅中最惡名昭彰的其中之一：四十六棟磚造建築矗立於十六公頃地上，容納近五千人口，其中多是必須日日與槍枝、毒品、家暴，以及這種混亂無序奮戰的低收入家庭。

帕尼克（Panik，發音同「恐慌」〔Panic〕）這個名字，其實取自一開始在大蕭條時期為布里吉波特住宅局（Bridgeport Housing Authority）專案倡議的神父；但這個字的言外之意倒也貼切。我說我一定要有人陪伴才能去那裡，於是會裡很快就派了人。此外，到職第一天，我就被分派了一個預定在一週內就要開庭的案件。先前沒有人做過任何準備。沒人見過當事人。案件先前已經和解過了。

我很快就理解到自己之前在法律服務組織被寵壞了。在那裡，我們可以任意挑選自己要的案件，最後只選那些最有意思的，或者能夠進一步闡明某些法律論點的。我們能夠與許多不同領域的專家共事（而他們聽到我們是耶魯的學生時，往往也樂於回電），我們手上有大把的研究與策略規劃時間，而且我們還有職員協助。我們有充分的時間作業，以及思考；事實上，謹慎思考是倍受珍視的。

但是在CLS，我絕大部分的時間都用來與滑頭的律師協商，而他們代理的是無良的房東，或家暴施虐者。我沒空致電或回電，也沒空研究或思考法律問題——可是，思考卻是我真正熱愛法律的不可或缺元素。雖然我喜歡甚至欽佩我所代理的許多當事人（當我真的有機會找出時間跟他們談話時），但我發現這個工作本身等同於一場無窮盡的磨難，自己很快也沒頂其中。我既不是派瑞・梅森，更不是聖女貞德；到了每天下班時，我幾乎都已經沒有知覺。我擔心自己沒有給予當事人應有的協助。在驚恐襲來之下，我開始找尋其他地方，隨便哪裡都好，只要能收留我就可以。我為了自己想走而感到相當罪疚，但這樣的罪惡感還是不足以讓我留下。

帕尼克神父公共住宅村的最後一批居民在一九九三年遷居他處。一年之後，這些建物就遭到拆除——對於這種過度樂觀，以高樓、高密度居住社群作為低收入戶住居解方的想法來說，也算是終得其所。畢竟以當代都市規劃者的專業來看，這種想法根本就是不可行（而且往往很不人道）的惡夢一場。如今，在原址取而代之的，則是一批以單一家庭為居住單位的新型單一或雙併住宅，配有近來才植草的庭院與嫩綠的樹苗。據說，布里吉波特正在回歸，變得更好。有時我難免也會想著：我那年的當事人之中，是否也有人有機會回歸呢？

我後來確實繼續為一個精神衛生法的個案提供公益法律服務：傑佛森案。當史蒂夫與我把他送進團體之家後，就開始設法幫他尋找受教育的機會。麻煩的是，他已滿二十一歲，但相關法令規範卻只為未滿二十一歲的青少年提供特殊教育資源。於是，我們試著主張一個新理論：既然傑佛森被關在精神病院內的五年間完全未接受任何教育，那麼他就應該得到這段時間被積欠下來的「補償教育」（compensatory education）。此一理論現今在特殊教育領域中可說已被廣泛接受，但在我們主張的當時卻是相當新穎。最終我們獲得了勝利——雖然這個過程可以稱得上是道長且阻。傑佛森後續在該州一流的特殊教育機構又接受了五年的教育。

我在布里吉波特工作的這段期間，與懷特約診進行精神分析變得愈來愈難。我跟他試著就各自的行程表合作約診，但一週要約診四天，很難完全配合。後來有一天，有關我診斷的問題就這樣出現了。

我們發現：我在CLS工作所附加的保險可以支付我進行精神分析約診的部分費用。不過，如果要這樣做，懷特就必須填寫一份表格，具體說明對我病情的診斷。我原本希望他會寫一些無害的東西（或許像是神經性焦慮疾患〔neurotic anxiety disorder〕之類），這樣我才不會留下患有嚴重精神障礙的官方紀錄。畢竟我的未來應該還會有其他的工作，而我希望在接觸這些工作的過程中能夠不要因此受限。但懷特非常清楚地告訴我，他打算本於職業的倫理道德填寫表格，將事實和盤托出。我很快地理解到：就這部分而言，他不可能作出任何妥協。

當我們剛開始一起進行精神分析時，懷特就跟我討論過我的診斷。他當時認為造成我苦痛的主要狀況來自憂鬱症，而非思覺失調症；而那樣的觀點讓我鬆了一大口氣。「但是先讓我們把標籤放在一旁吧，」他那時說道。「這些東西會移轉注意力，但我們眼前其實還有更重要的工作要做。」

當然，我一直對他最終做出的診斷保有強烈的興趣——憂鬱症，即使是精神病性的憂鬱症，基本上主要仍是一種情感性疾患，而那還在我能接受的範圍內。但思覺失調症（或其變形）則是一種

「思考障礙」——也就是一種以精神病症狀為核心本質的疾患——而這就是完全不同的一件事了。

在一兩天內，懷特就把表格交還給我。當我看到他對我伸出手、把他手中的表格遞給我時，我可以感覺到自己的脈搏在耳內狂鳴。我從他手中接過表格，細讀上面的文字：「情感思覺失調症，憂鬱型」(schizoaffective disorder, depressive type)。這是一種精神病（psychotic illness）。一種近期才被從思覺失調症當中分離出來的病症。看著這些文字，而且是來自於一個我認識的人，一個我無法與之爭論其臨床判斷的人，對我而言形同宣判死刑。於是，彷彿我刻意要讓自己全然棲身於此診斷一般，我很快就開始崩解。

那一夜，當史蒂夫與我正在散步時，我告訴他我看了懷特的診斷，並因此大受驚嚇。「在過度成就的表象（正如個案成功從耶魯法學院畢業所示）下，所隱藏的是輕度的智能障礙，」我輕聲說道，一邊偷偷用眼角看了他一眼，等著他作出反應。

史蒂夫知道懷特的意見對我有多麼重要，於是他的臉霎時泛紅，開始支支吾吾。「艾倫，我知道懷特真的很聰明，但有沒有可能他在這件事上面搞錯了？我實在不認為你有智能障礙。」他抬頭，看到我正在微笑。

「騙到你了！」我笑著說。但我從他臉上的表情看得出來，他無法決定是要陪我一起笑，還是該轉頭往另一個方向離開。

笑歸笑，但我的處境實在沒什麼好笑之處；任何以「思覺失調」為開頭的診斷都會摧毀我，這點我心知肚明。為何懷特會認為我是那樣的？我真的病得那麼重嗎？難道我所做的一切，我努力得來的進步，都只是個笑話？說到底，精神病院才是我的最終歸宿嗎？

就如同在嘲笑我一般，宇宙這下子又把我拋進幽暗的大洞裡，妄想於焉來歸。

在懷特的強烈要求之下，我再一次增加了耐悶的劑量。幾天之內，我再次恢復正常。可是他的診斷依然持續困擾著我。我是如此確定自己真的有進步，我以為我已經擺脫了醫院的初次診斷。可是現在，懷特下的判決如此之沉重，甚至充滿惡兆，正如我自己的薛西弗斯之石——我把它推上山，它滾回原點；我推上山，它滾回原點。這件事絕對有可能可以把我完全擊垮。

我大多數的時間都還是繼續跟史蒂夫在一起——他已經愛上自己的工作，會與我分享箇中甘苦。對我來說，我們在一起的時光令我感到放鬆安適。史蒂夫覺得他在中途之家所做的工作為他帶來極大的收穫，也把那裡的生活與他當年在修道院的日子相比。我經常去他工作的中途之家共進晚餐，又或許就是單純坐在廚房桌子附近，跟那裡的人們交談。有一天，我踏進那裡的門內，才發現他們最新的被安置人是先前我在耶魯精神病院病房中所認識的一位患者。剛開始的幾分鐘，我們之間有些尷尬，直到我們都意識到咖啡與對話對我們而言意義都相同，而且理由也並無二致。

在中途之家度過的時間提醒了我：生病也有其好處。醫院與急診病房的工作人員對於重症患者的狀況非常注意，而中途之家的被安置人幾乎總是有對象可以交談。相對於此，「好轉」也就代表放棄那種被注意到、被看見的機會，或者要設法用其他（更好的）方式獲取他人的注意。這其中隱含的寓意，令人熟悉：離開原生家庭很好，但少有人能在離家途中不屢屢回頭的——至少在剛開始時總是如此。

那個夏天，我得知當地的一家法學院（現在名為昆尼別克大學法學院）有個兩年期的約聘教職缺，負責教授法律研究與寫作。這個職位完全沒有獲得終身教職的機會，但它卻讓我有可能脫離法律服務工作。畢竟，擔任律師對我來說從不是簡單的事，而在帕尼克神父公共住宅村的那段期間，我已經發現自己無法承擔這類工作。再加上有了這個新的教職，我就可以待在紐海芬，繼續我與懷特的精神分析診療。於是，我申請了這份教職。

在我面試時（相較於先前我在兩個法律扶助機構時期所搞砸的面試，我的表現改善許多），人很好的院長也盡可能婉轉地給我忠告，說這份工作對我很可能是大材小用。但我沒放在心上。我需要工作，而我也想要工作；此外，他並不知道有關於我的一切資訊，我也沒打算告訴他。

當我收到錄取通知時，當天我就決定接受。

「我有事要告訴你。」史蒂夫用他最溫柔的聲線說道。我暗地撐住自己，心裡隱約知道即將聽到什麼。「我要離開紐海芬，搬到華盛頓去了。」

他跟一位我很喜歡的女性（人溫柔又善良，常讓史蒂夫微笑）交往一段時間了。她在耶魯的學業已經完成，也獲得維吉尼亞大學（位於夏拉茲維爾〔Charlottesville〕）的博士班錄取通知。史蒂夫希望離她近一點，這我理解，同時也支持；事實上，長久以來我也知道，我跟史蒂夫的距離終有一天要漸行漸遠，這件事遲早要發生。

然而，這件事帶給我的傷痛很深。他一直是我的同事，我的知己，我最好的朋友，而且以某種複雜的觀點而言，他是我最佳的見證人——見證著我的疾病、我的黑暗，以及我為了留存在這世上，為了對專業社群作出貢獻所經歷的種種奮鬥掙扎。他對我的論文提出評論，他幫我把散裂崩潰的心智凝聚到一處，他記錄下我的進展（也提醒我這些進展真實存在），有時他甚至能接下我講到一半的句子。而我也經常能接下他沒講完的句子。關於我，沒有他不知道的事。我們無話不談，我對他無事不問——無論是私事、公事，或者學術相關的事。可是，現在他就這樣要離開我了？難怪我對他帶來的消息的第一個反應是：「不！」

「是的，」他說。「時間到了。」

「你不在我身邊，我不覺得我撐得下去，」我說。聲音顫抖著。

「你可以的，」他說。「艾倫，你一生的故事正是有關於你如何奮戰去取得你所需要的事物，並在最終**真正取得了**。你就是一個真正的倖存者——你找到了願意相信你的朋友、治療師，以及教授。而現在，你也能開啟你的專業職涯了。這一切都不是我為你做了什麼——都是**你自己**做到的。」

「可是那些時候我有你幫我，」我說。

「而以後我還是會一直幫你，」他說。「這不是你我友誼的終點——沒有什麼可以終止你我的友誼。拜託，你得承認：在不遠的未來，某天你也會前往他處。你有重要的工作要做，當這個時刻到來，我住在哪裡根本就沒有差別。」

在他離開的那一天，我們一起吃了早午餐。我幾乎是勉強才把蛋捲吞了下去，慢慢地，一次一小口；而咖啡喝起來猶如一週前沖泡的那般苦澀。之後，史蒂夫坐進他的車——他用五百塊美元買來的一輛福特品托（Ford Pinto）——往前駛去，往南向I－95公路前進。我佇立在原地，張望了幾分鐘，回想到久久之前，肯尼與瑪姬．柯林斯在范德比爾大學從我身邊離去的那一天。我的心在那一天碎了，正如眼下這一刻；可是我會存活下去的——悲傷如我，仍清楚知道這件事。於是，我坐進了自己的車，開著它（一路哭著）回到法學院開會。我把車停妥，重新整理了自己。史蒂夫說得沒錯——我還有事要做。該做正事了。

# 17

接受教職這件事，哪怕它本身並沒有多麼德高望重（就如院長自己所暗示的），卻是我所做過最好的專業決定之一。

我任職的學院屬於規模較小，我自己也曾讀過的那類學校，無論是外在壓力或內在緊張程度都沒有耶魯那麼高。在校的學生既用功又胸懷大志，總是很願意傾聽與學習（不過，這所學校當掉學生的比例頗高，跟耶魯不太一樣）。我的主要職責（為學生的法律備忘錄與書狀打分數）雖然耗時，但頗為單純，有些時候也可能非常輕鬆。雖然我自己相當不適應在公開場合發言，但我與學生之間的來往互動，則是幫我漸漸累積起自信。我開始覺得，自己像是真正的老師了。

我在這裡有個名為山迪．麥可強（Sandy Meiklejohn）的教授同事，他是著名的哲學家與「第一修正案」研究學者亞歷山大．麥可強（Alexander Meiklejohn）的孫子。山迪從法學院畢業後到執業期間曾當過職業網球選手，他對自己最後竟然會擔任教職也相當訝異。不過當他任教後，隨即發現家族的教學傳統（他的祖父亞歷山大在一九〇一年到一二年之間曾任布朗大學院長，並在一九一三年到二三年間擔任安姆赫斯特學院校長）也在自己身上浮現。山迪熱愛教學，他雖然以嚴格聞名，但也是許多學生最愛的教授，既不會擺出一副高人一等的姿態，也不會迎合學生。對我來說，他也是一個極佳的角色典範。

山迪與我隨即結成好友，我們時常在工作時共進晚餐。在我擔任學術工作者前期那些跌跌撞撞的日子裡，他就像一位仁慈而直覺敏銳的「教練」般給我協助，另外，他也在我試圖彙整發表文章的過程中幫了忙。我後來對於「精障者的醫療決策能力」這個主題產生了相當的興趣（理由應該很明顯）——那些希望自己決定是否要服用抗精神病藥物的精障患者，需要具備哪些特質或特徵，才會被認定為擁有做這種決定的能力？法律對此是如何定義？醫療體系對此抱持什麼觀點？而我們又應該如何看待此事？既然山迪對於締約能力（contractual capacity）相當有研究，那麼，他在另外一個與能力門檻相關議題上的回饋，對我而言自然極為重要。

初任教職的那一年幾乎可用光陰似箭來形容，而我任教的狀況也相當良好——至少肯定比我自己預期的要好。我幾乎算是無痛接軌，讓自己成功地適應了這個時期出現在生命中的許多變動。這份教職讓我更容易跟懷特約診；雖然我渴望擺脫藥物，但我仍然持續服用耐悶，以及另外一種抗憂鬱劑，依拉維（按：Elavil是商品名，學名即為先前作者所服用的安米替林〔amitriptyline〕）（當然我偶爾還是會在劑量上動點手腳）。我對自己的教學有自信，也交到一些新朋友，此外，我那篇有關醫療決策能力的文章進度也相當不錯——山迪持續幫我閱讀草稿，同時針對該投稿到何處提供他的建議。我自己的希望是：如果我的文章能夠發表在法學期刊上，或許（與懷特再持續協作一年之後）申請其他地方的教職，並離開紐海芬，會讓我覺得比較安全。

然後，懷特告知我他很快就要退休——準確來說，是三個月後。

就如同某人霎時按下開關一般，我幾乎立即崩潰，狀況極差——比起我在牛津時期還有耶魯初期的幾個月來得更糟。前後不過幾天，我又回到全面社交畏縮與幾乎無法出聲的狀態，也再度開始出現身體前後晃動與無意義喃喃自語的症狀——而且無論是我獨自一人或在懷特的診間，皆是如此。破壞性能量與難以言說的恐懼深深包圍了我。「拜託你別走，」我哀求懷特。「你不能走。世界末日快來了。」

幸好，當時法學院正值模擬法庭競賽期間，所以我除了到場之外，什麼也不用做——這樣很好，因為我根本無法說話。某天，我把我所有的珠寶帶到懷特的辦公室，還有一張鉅額支票——大概近乎我的全部財產。「我想把這些珠寶給你太太，」我告訴他。「我用不到了。然後，我也用不到這些錢了，所以給你。」

「艾倫，你很清楚我不能收。你不認為該去醫院了嗎？」

不！不去醫院。絕大多數時間我都窩在自己的公寓內，身體蜷成一團，在沙發上喃喃自語。朋友會帶香菸與食物給我，但我無法進食。只要有人在我身邊，我就會開始談論與暴力相關的事物。「我殺過許多人，現在既然懷特也被邪惡力量附身，或許我也只能殺了他。他也不是唯一一個。」我說。

這時，史蒂夫正造訪全美各地的大學，參與許多心理學博士班的面試。他其實已經打了許多次電話確認我的狀況，但我都沒接，於是他打給我的朋友們；他們則把我發生的事情告訴了史蒂夫。他立刻回紐海芬。

我打開了我公寓住所的大門。史蒂夫後來告訴我，他目睹我精神病症狀發作的期間以來，那一天他親眼所見的我尤其使他震驚。我大概已超過一週以上未曾進食。我骨瘦如柴，行走時雙腿也猶如木頭。我的臉看起來（以及感覺起來）就像一張人皮面具。由於屋內百葉窗都是拉下的，因此整個公寓（正值下午時段）幾乎一片漆黑。屋內空氣充滿腐臭味，整個處所就像垃圾堆。史蒂夫其實曾跟許多罹患嚴重精神障礙的患者一起協作過，但直至今日，他仍會告訴我，那天下午他親眼見到的我是他平生僅見最慘的狀態。

「嗨，」我說，然後回到沙發上，獨自在靜默中坐了約五分鐘之久。「史蒂夫，謝謝你過來一趟，」我終於開口。「世界要崩塌了。他的話。聲音。去告訴時鐘暫停。時間是時間已至。」

「懷特要離開了，」史蒂夫肅穆地說。

「我被推進墳墓，狀況很不睦，」我呻吟。「目前的重力不放過我。他們都要殺害我。叫他們走開。我很害怕。」

史蒂夫花了幾天時間陪我，而這段時間內我只是聽音樂，偶爾喃喃自語著無法理解的內容，並威脅要做出暴力行為。除了去赴懷特的約診，還有偶爾出現在工作場合以保住教職之外，我不願離開我的公寓，但史蒂夫溫和地堅持我非多出門走走不可。我需要沐浴、刷牙、換上乾淨衣物、吃東西。事實上，我們某晚真的去跟朋友碰面用餐；幸而老天保佑，當晚我一個人在餐桌上靜靜地喃喃自語時，大家除了各自享用餐點之外，並沒有太多反應。

然後變化又一夕出現。結果，懷特並沒有要離開——至少暫時沒有。由於需要花點時間才能找到替代懷特的人選，因此耶魯說服他再待一年。剎那之間，雲霽天晴，心魔退去；我的頭腦重新清楚起來了。當我狀況回復穩定，懷特便開始了他的精神分析與詮釋。「你持續把幻想寄託在眼下一切狀況都跟你有關這樣的意念上，」他在診療時告訴我。當然我是。他**不就**是為了我才留下來的？不是嗎？

當懷特告訴我他要離開，我崩潰得如此嚴重，這件事我是怎麼看的？此時此刻，無論你在何處——在自己房內、圖書館裡、公園長椅上，或在公車上——就是有數百種事物在爭奪你的注意力。從外在來看，這些無非就是景象、聲響，以及氣味；但以內在而言，這些還涉及了你的思維、感受、記憶、願想、夢境，以及恐懼。以上的每一項，無論由內或由外，全體，即時，都在不斷用力敲著你的門。

但你還是有能力選擇把你的注意力給予哪一項，或哪一些事物。或許是手中書本帶給你的感受，也可能是你身處房內的溫度。你移動、重新放置墊在背上的靠枕。你重新閱讀這一頁的最後一段，接著翻到下一頁。你腦中閃過起身走進廚房的念頭，或許是去弄一些點心吃。縱使這些行動只描述了在你腦內與周邊實際發生事件的極小部分，但重點是，你可以選擇注意它們，同時把其他你不想注意的事物貶入背景。

現在試想：負責選入你想注意的特定事物並同時排除其他資訊的篩選機制，瞬間被關掉了。突然之間，外在向你撲來的每一幕景象、每一道聲響、每一絲氣味，都變得同樣重要；每一個內在的思緒、感受、記憶、意念紛至沓來，以同樣的強度嘶吼，要求你把注意力給它們。同一時間，你一次收到來自十幾種不同媒介的十幾項訊息——電話、電子郵件、電視、音樂、有人敲門、腦內的意念——而你卻無法選擇哪些可以優先處理，哪些能夠放到「稍後」面對。這就好像美國超級盃美式足球賽的觀眾群，所有人一次直接當著你的面吼出他們要說的話語。

或者再試想以下狀況：把你自己放在一間空房間的正中央。打開音響、電視，還有嗶嗶作響的遊戲機，之後再同時找幾位手中拿了冰淇淋甜筒的小小孩。將上述每一種電器的音量開到最大，接著把孩子們的冰淇淋統統搶走。然後想像上述狀況一天二十四小時、每週七天在你人生中全年無休地進行。你該怎麼辦？

一開始，你會拚命設法讓自己清明一點，想辦法逃出這片雜音——或許找一件讓自己可以專注其上，又或許是可以掌握的事物。吃藥可能是解方之一，如果你體內的化學組成狀況還容許你服藥的話。你也會拚命嘗試讓自己的生命盡可能處於有秩序，可預測的狀態（或許是去控制那些組成你人生的元素），這樣一來，你至少可以預先知道自己被期待要做哪些事，有哪些事即將發生，還有如何準備。你的基本目標會是設法將意外事件的頻率降到最低。在經歷一段緩慢而痛苦的歷程後，你終於找到辦法成功重建自己內在的訊息篩選機制，架構與可預測性也再度降臨。雖然你必須要從此犧牲掉自己的隨性與自發性，但至少你設法換回了一點理性與秩序。

我設法撐過畢業階段，從事頗有難度的公共領域職務，轉換跑道到教職，還學習了新的技巧。然後是史蒂夫的離去。這之間絕大部分的時光，我都屹立不倒。而後，我為自己該如何活下去制訂了一個新的計畫，一個可行而有效的計畫——而這份計畫的核心則是懷特醫師。我知道該如何與他協作，也知道可以預期從他那邊得到些什麼；這些都足以提供我「一些可控之處」，進而賦予我的生命一點可供依循的架構。當然，我明白改變乃無可避免——至少我有學習到這點。但與此同時，我也還在學習如何面對與處理它。對我來說，懷特要退休的消息正是一項災難性的意外，就好像晴天霹靂、突遭雷殛一般。在這項消息從他口中說出的那一刻，我設法為自己生命所建設的一切架構與可預測性就這樣在我面前崩毀了。至於我的篩選機制——我如此小心翼翼重建以設法替代原本篩選功能的機制——也一同遭到摧毀，不復存在。所有景象、聲響、氣味、味覺、記憶、情緒、思維、意念，霎時之間又如猛獸一齊出閘，呼嘯著將我淹沒。

我總認為，自己剛進耶魯的前幾個月之所以崩潰，有一部分是因為我無法順利完成與瓊斯太太的療程之故。而現在，懷特退休的消息一出，我體內有個聲音告訴我，歷史即將重演。幸而最糟的狀況並未出現。史蒂夫以外在世界使者之姿現身在我面前，而懷特退休計畫的推遲也使我內在世界的秩序得以重建。

可是，如果懷特依照他原本的計畫退休，因而無法再如我的計畫一般多治療我一年，那麼，我很確定我一定會再次入院。我非常清楚：總有一日，懷特與我會同意我們的治療已走到終點。但是對我來說，若要保持理智，就需要讓這樣的「終點」在正確的時刻與地點來臨。而現在，這樣的期盼看來又有了可能性。

無論如何，這件事仍是一次令人驚懼的挫折；我的恢復雖然讓人鬆了口氣，但整個過程幾乎毀掉我的信心。我開始理解，自己之所以能維持一定程度的良好狀態，所依賴的不僅僅是我自己的專注力與決心，機運的因素也同等重要。對於一個生存繫於結構與可預測性的人來說，這實在算不上什麼好消息。

一九八八年夏天，我結束第一年的教學工作，同時也全副整裝、準備投入法學院的教職市場。我完成了手上這份以拒絕施用藥物能力（competency to refuse medication）為題的學術期刊初稿，也相當自信這篇論文在日後的教職「會談」中能夠派上用場。計畫重新回歸正軌。

那年七月四日國慶日的週末假期，我原本計畫了一趟前往邁阿密探親的快速小旅行。但就在航班出發的前一晚，我突然嚴重頭痛發作。

雖然我經歷過為數不少的醫療狀況，但頭痛卻還是第一次。而且這次的頭痛之嚴重，幾乎就像不會消退一般，整整持續了兩天之久。我的頭部、頸部與背部都嚴重疼痛，而且伴隨這些症狀的大多數時間我都感到噁心想吐。

我試著透過哲學的眼光來看待此事，也試著對自己的身體多點耐性。我有朋友也罹患過偏頭痛；或許這次就是輪到我。或許終於有這麼一次，我所體驗到的是正常狀況——也就是常見的壓力。又說不定是因為氣候太熱。或是濕度過高。無論如何，這頭痛的去時正如來時一般疾如風雷。

兩週之後，這樣的頭痛再次復發。我因為它所帶來的劇痛，以及我竟然無力克服而感到震驚。一位我透過史蒂夫而結識的朋友，約翰（不僅是充滿智慧的牧師，也是才華洋溢的精神專科醫師）

最終成功地說服我去看醫生。醫師也同意我的說法——沒錯，就是偏頭痛，有可能是壓力造成。他給我開了含有可待因的泰諾（Tylenol）。在這次約診結束後，我開車回耶魯去拜訪我在法服的朋友，但我所能回憶的最後一件事卻是嚴重的嘔吐。即便到了現在，我還是記不起那之後的五天到底發生了什麼事。

根據事後的拼湊，在我出現嘔吐狀況後，瑪麗亞跟莎莉開車載我回家，叫我一定要直接上床休息。隔天早上，她們又打電話來查問我的狀況，但線路不通，長達好幾個小時。到了中午，她們因為擔憂而來到我的公寓，卻發現我身上仍穿著前一天的衣物，我的床上沒有睡過的痕跡，而我只是不斷重複一句話：「你們怎麼會在這？怎麼會在這？」她們告訴了我，但是過了一會兒之後，我又不斷重複問起同樣的問題。換句話說，我的頭腦無法讓同一思緒延續一段期間。

她們幾乎像是要把我綁上車一般急如風火地送我到急診室。果然，在急診室出現的災難也完全一如預期：急診室發現我有精神病史。於是，對我的診斷就到此為止了。

對精神疾患的汙名，正如一隻長著許多張面孔的惡獸；不幸的是，醫療社群本身在這頭惡獸身上也貢獻了幾張面孔。在史蒂夫先前工作的專案中，有位精障患者背痛得非常厲害，但診療這位患者的醫療人員之中竟然沒有人把他的疼痛當一回事，只因他是精神障礙者。於是，一旦急診室的人知道我有精神病史，而且目前仍在服用抗精神病藥物，堅若磐石的診斷立刻就出現了：我「只不過」是精神病症狀又發作了而已。可憐的瑪麗亞已經急得跳上跳下，只為了告訴任何一個願意聆聽的人：她親眼見過我精神病症狀發作的狀況，但這次完全不同。問題是，她的證詞全然幫不上忙。畢竟，我就是一個精神病患。結果急診室把我趕了出來。

瑪麗亞決定把我帶回她家。無論我發生了什麼狀況，她顯然認為讓我獨處並不安全。等我們到了她家時，我已經不記得去過急診，也不知道我們身處何方、為何在此。為了讓我冷靜下來，她打了電話給我父母。我母親立刻從邁阿密搭機飛來，我的父親則是因為眼睛動手術仍在復原中，等到他恢復行動能力就會盡快趕來。

我母親直接趕到瑪麗亞的住處，在那裡陪了我們大概半小時左右，然後就把我載回我的小公寓。為了買我們的吃食，她快速去了一趟隔壁的商店。當她回來敲門時，我開了門，看到她以及她手中抱的雜貨用品，我感到很是訝異。「你怎麼會來這裡？」我問。

「我只是出去買點雜貨而已，」她說。「你不記得我去瑪麗亞家裡把你載回來了嗎？」

「不記得。可是你怎麼會在這裡？家裡有人生病了嗎？」

「艾倫，沒有，沒人生病。只是你說不定生病了。所以我才來這裡看看你究竟怎麼了，看我幫不幫得上忙。」

五分鐘之後：「媽，你來這裡幹嘛？」再過五分鐘之後：「你怎麼會在這裡？」之後又一次：「你怎麼會在這裡？」

我母親帶我回去看我的醫生。一開始，他似乎不覺得有什麼要緊——直到他發覺我全然不記得先前曾看過他的門診，還討論了我的頭痛症狀，以及取走調劑處方的事。他立刻叫我母親把我送回醫院去。

所以我們再次回到醫院急診。我就這樣在走道的擔架床上坐了幾個小時。最後在我回答了一系列標準問題後，他們看起來似乎已經準備好要再一次叫我出院回去。但就在那一刻，主治醫師問我：當我抬腿，同時試圖用手指碰觸自己腳趾的時候，會不會感到疼痛？答案是會。醫師很快決定進行腰椎穿刺，結果取出來的脊髓液呈黃色，還帶有已凝固的血。我被診斷為蜘蛛膜下腔出血（subarachnoid hemorrhage）——我的腦部正在出血。

這種出血狀況的致死率大約是百分之五十，不過我當時並不知道這件事。當年我三十二歲，而截至那時為止，我的大腦對待我可以說是既很好，也很壞。

當腦外科醫師走進診察室，時值清晨三點。他要為我進行一項名為血管攝影（angiogram）的程序——這可以讓他觀察我腦內血管的狀況。雖然血管攝影不管怎麼說都是一種具有相當風險的醫療程序，可是在這次的狀況中絕對有其必要。萬一血管攝影的結果發現有動脈瘤，那我就必須立即接受腦部手術。

我還記得聽到那些詞彙當下的情景——頭上有些刺眼的燈光，屬於醫療院所那種機構化的氣味與聲響，母親跟我眼中都含著淚水。「萬一我發生什麼事，拜託你跟爸爸一定要繼續走下去，好好地過生活。這才是我真心想要的。」母親原本的啜泣變得更大聲。我自己雖然也很害怕，但是我更害怕我的雙親會發生什麼事。萬一我死了……

血管攝影的結果仍無法提供結論。通常來說，單次的血管攝影未必能偵測到出血成因；醫師們因此假設可能有某種結構性變異——例如非常微小（因而無法偵測）的動脈瘤或是動靜脈畸形（arterial venal malformation, AVM）——已經因為出血而自行消滅。無論如何，我總算是不用開刀了。聽到這則消息時，我因為終於能放下心來而哭到近乎歇斯底里。

我的父親在我入院後不久趕到，我後來又在醫院一共待了三週；入院一兩天後，我的記憶就有了明顯改善，不過頭痛的症狀過了一段時間才消失。住院期間有著無窮無盡的檢查要做——電腦斷層掃瞄，核磁共振造影，又一次血管攝影，每日採取脊髓液樣本，直到最後我的脊髓囊因脊髓液被抽光而癟掉，暫時無法再抽為止。

在我住院那段期間，他們先讓我把抗憂鬱劑停掉；由於我同時還服用其他鎮靜劑，醫師們認為再加上抗憂鬱劑會對我的系統造成過度負擔。於是，在一路被醫護人員圍繞在身旁對我進行穿刺，一邊指指點點評論著「呃，另一方面來看可能會是如此這般」的過程中，我一直感到無比悲傷而恐懼，以及，無法避免地出現，精神病症狀。

某天晚上，我開始相信自己就是人稱的「碎木機殺手」——就是那名因為被控在康乃狄克州殺害並肢解其妻，再將屍體各部位放入碎木機分解而受審的男性。我扶著點滴架，身上一邊吊著點滴，一邊走到護理站去叫護理師們快快通知警察我的行蹤。而他們只是很溫柔地陪我走回我的病房，讓我上床休息。

隔天早上在醫師巡房時，其中一位住院醫師問我發生了什麼事。「我聽說你昨晚不太穩定，怎麼了嗎？」

「事實上，我以為我是碎木機殺手，」我告訴他。「我現在還是不太確定我究竟是不是。但不管怎麼說，我都是一個很壞的人——事實上，是超邪惡。」

那位醫師的反應是一陣爆笑，音量之大，連走廊尾端的護理師都聽得一清二楚。我立刻感到一陣羞恥。**他覺得我瘋了吧**。

時值夏令，懷特醫師出城度假了，還好他有請託他的同僚，一位在醫院跟他有合作會診關係的精神科醫師過來看我。芬斯坦醫師為人非常溫柔，且令人感覺心安，幾乎每天都會來病房探視我——而這些也正是我所需要的。

「我真的好害怕，」我告訴他。「我現在才知道，生命是可以一瞬間被攫走的，就像**那樣**，」我說著，在空中彈了彈指。

他點點頭。「確實是。這是件很悲傷的事。不過你知道嗎，艾倫，大多數人要到五十歲之後才會有你那樣的生命體悟。你只是比大家更早體會到這件事而已。」

芬斯坦的訪視，加上父母經常陪伴在側（我住院三週期間每天都來），對我幫助很大。我住在紐約的弟弟和他全家也來陪了我一小段時間；我們偶爾會一起到醫院的小咖啡廳去買點心或用餐。等到入夜已深，大家都離開之後，我會推著連在我身上的點滴架走到休息區。在那裡，我會燃起香菸，一邊抽菸，一邊聽著休息區電視上音樂頻道的古典音樂。我的爸媽在我的病房門上貼了一張標籤，上面寫著「此人有潛逃風險」（AWOL risk）。雖然我們自己覺得挺好笑，但顯然醫生們感到頗為氣惱。事實上，我們在醫院的待遇猶如我毋需住院一般；造成這次住院的源頭事件確實相當嚴重（而且我們怕得要命），然而談笑風生卻是我們用以保護自己不受恐懼侵襲的武器。

隨著日子一天天過去，我的記憶損害也逐漸恢復，不過由於這些記憶問題就如同頭痛症狀一般，有時仍會出現，因此醫院又讓我做了些心理測驗——測驗結果就寫在我的病歷內，對我來說也頗易閱讀。來自不同專業的幾個人分別對我目前的狀況進行了判讀，所得出的意見之多元也讓我感到興味盎然。其中有一個人說，測驗結果顯示出我「可能受到持續妄想意念以及自我迫害歷程的干擾」。這還真算不上什麼新聞。

另外一位施測者（讓我做了一套頗長的記憶測驗）是位會在署名後加上「文科碩士」縮寫MA二字的碩士級心理學家，他則提出了一個頗為古怪的論點：測驗結果顯示，我刻意想要顯示出記憶受損的樣子，尤其集中在失憶症狀。而他的督導則是註明：測驗的結果除了可以解讀為我刻意試著讓自己看起來像是記憶缺損之外，也可以被解讀為我是**真的**有記憶缺損狀況。此外，那位文科碩士心理師也認為我的頭痛說不定是營養不良造成，同時，另一個人則是認為這些頭痛症狀是肇因於我「受干擾的思維歷程」。好的，這樣看來，我若不是在裝病，要不就是瘋了，要不就是沒能吃好。奇妙的是，原本確實存在的腦內出血症狀是如此重要，但至此竟無人提及。

那位文科碩士還對我在住處內的自理能力提出了質疑，尤其是針對「營養均衡與個人衛生方面」；另一個人則很好心地轉介我到社會福利部門「以獲取長期照護需求的相關協助」。坦白說，如果真的可以給我長期照護需求的相關協助，那就太好了——畢竟我的長期計畫是要不斷與大出版社合作發表書籍、持續撰寫十數篇法學論文，以及最終在主流大學法學院取得終身教職。就算保持在最佳條件以及最佳健康狀態，任何以上述幾項為目標的人，很可能都需要用上他們有機會獲取的一切協助才辦得到。

三週後，我終於出院了。不過針對我的出血成因，終究是未有定論。雖然我在住院前那段時間的記憶空白再也無法填補，但至少頭痛消失了。我的雙親回到邁阿密，而我則回歸原本的生活——就如它原本一般地如此充滿缺陷，令人困惑，謎團不斷，卻又有無限希望。我曾一度感到無比脆弱；我知道發生在我身上的事確實令人心驚，甚至可能危及生命。但是，事實是，我並沒有死。我活下來了，而今生往後的每一天，我都會提醒自己這件事。這有點像是有顆隕石墜落在你家後院，而你的房子卻毫髮無傷。你可以選擇把注意力放在隕石，以及原本幾乎可能發生的災難上，抑或你也能夠選擇把目光集中在自己幸運逃過一劫。而我下定決心：我要盡全力把注意力集中在自己逃過一劫這件事上。

# 18

九月時，我又回到任教的小型法學院執起第二年的教鞭，同時也一邊準備申請其他有終身教授發展職缺的法學教職。雖然我申請法學院教職的發展軌跡並不像一般傳統法律學術圈會走的途徑——也就是為法官擔任助理，然後利用暑假在大型法律事務所實習——不過當我的教職申請結果呈現絕大多數正面反應（超過三十五家法學院對我的申請表示有興趣）時，我已經感到相當滿意。

我想要保持樂觀（而且從書面紀錄來看，也確實有理由樂觀以對），可是，眼前就是有個小小的生物化學障礙。自從我前一次的醫院大冒險之後，我還沒按照醫囑恢復正常用藥。只不過數日之間，我的狀況已經從感覺到有點鬱悶，直落為嚴重憂鬱症狀發作，之後則是開始出現自殺意念。懷特建議我立刻恢復服用安米替林（那時百憂解還要再等幾年才會問世），史蒂夫則是在電話中嚴肅地唸了我一頓，叫我要正視求職所面對的壓力，同時也必須讓自己維持專注穩定。「你這個人我很清楚，也知道你在想什麼，」他說。「但目前可不是你拿服藥來開玩笑的時候。」雖然我長久盼望可以徹底擺脫藥物，但我必須承認他說得沒錯。

問題是，對我來說，要因為不同的理由脫軌實在是太容易了。舉例來說，在我去邁阿密大學進行一日面談的那趟短程旅行中，我因為壓力過大以及分心，以至於沒正常吃東西，於是那次求職面試我的表現奇差無比。再一次「等同陷入昏迷狀態」。更糟的是，在飛機降落紐約我即將下機時，竟然昏了過去，只好被別人用輪椅推出來。那實在太過尷尬，我只好把這次經驗歸在「自我照顧不良——艾倫，振作點」的範疇。

至於其他求職面談，過程就好多了，最終我也在幾所學校獲得相當吸引人的聘書。最令我動心的來自洛杉磯南加大。以學術而言，南加大法學院聲譽卓著，名列全美前十五至二十名以內。那次面談之旅相當舒適而且毫無壓力（令人驚喜）。至於與我談話的教職員，以那麼聰明的人而言，實在是相當友善隨和（我事先做了研究，哪個人發表過什麼論文，在哪些期刊上，我一清二楚）。再者（這一點可不是小事），校園環境優美，陽光充足且溫暖，正是我的身體所需要的。因此，當南加大給我教職時，這個決定我下得既快速又輕鬆——我當下就接受了。

但距離實際搬遷過去，還有好幾個月。在這同時，我在紐海芬的教職仍有待完成，手上也還有傑佛森的案件在進行（在本案一路經歷州體系的過程中我都持續擔任代理人）。

我試著大概維持一週一次的頻率去探視他——我們會在他的團體之家碰面，然後一起去附近的冷飲店吃冰淇淋，好好聊聊。身為顯然在各方面能力與判斷力都受損或相當有限的巨漢，他經常會嚇到其他人，可是他對我總是溫柔且輕聲細語。他過得很好，也感到很快樂。

事實上，無論是在團體之家或者在特教學校，他的進展都相當不錯，以至於這兩處的人員都認為他已經可以移往團體之家去訓練更高等的功能。既然還要一段時間其他團體之家才會有適合他的空缺，我手上自然也就有了大量的時間可以為他盡一些該盡的義務，其中包括與他在團家以及學校的職員進行深長的談話。我也與他的母親（近期再度回到了他生命中）對談。此外，我還和傑佛森本人深談——此時他不僅對我信賴有加，也把我當作朋友以及知己。對於他日後可能前往的新團體之家，其實他已經有過幾次成功的外宿與週末訪視經驗，而他本人也還挺喜歡的。因此他告訴我，是的，他想要移到其他團體之家。

這一切在紙上看起來都相當美好。問題是，我還必須對抗一些疑慮——來自我內心的疑慮。眾所周知，跟傑佛森一樣會表現出行為失能的智能障礙成年人，會設法取悅其他人（尤其是對他們的生活有著某些決定權的人）。基本上，這些智能障礙者會在能力範圍內拚命講出「正確」的話，讓身邊的每個人開心。而傑佛森看起來似乎頗擔心要怎麼做才能讓我高興，同時也讓職員開心。所以，我的疑慮是：究竟我眼見的這個狀況是否真實？這樣做對他而言真的是正確的決定嗎？對，沒錯，正確，每個人都這樣說。最後，我也同意了——好吧，這樣做是對的。於是，我們把他移往另一個團體之家。

一開始的幾週，狀況都還不錯，每個人也開始鬆了一口氣。之後，某件事讓他發作了。其實究竟是什麼事情，一直以來都不是太清楚，但無論如何，他確實因此而發怒了。他開始大吼大叫，還威脅他身邊的家友與職員。連警察都被叫來了——當警察面對一個憤怒的黑人巨漢，言語不清又不受控的時候，也只好以強制力制服他，隨後將他拖到附近的精神病院去。而最糟的狀況果然就這樣發生了：拘束身體自由、強制施藥，以及隔離監禁——都是從我與史蒂夫接案，讓他移出州立精神病院開始，就想方設法不讓他經歷的狀況。在我的經歷中令我魂飛魄散的一切，現在全發生在傑佛森身上。

很不幸，這樣的狀況觸發了連鎖反應，產生了讓事態每況愈下的作用力，而且看起來一時之間也難以逆轉。他那第一次待在醫院裡面的時間雖短，但卻不是最後一次。他已經無法回去原來的團體之家，因為他的空缺已經被其他人補上。他也無法回到新的團體之家，因為顯然沒有效果，他們也不想要他回去。「暴力」一詞開始出現在他的病歷紀錄上，他被當成人球，在一個又一個的團體之家之間被踢來踢去，直到再度出事，又被送進醫院為止。等我搬到洛杉磯，開始我的新教職時，傑佛森仍無處落腳。

最後，這件事還是以某種方式塵埃落定了——幾年之後，當我再去訪視他時，他已經待在一個看起來運作還不錯的團體之家。但有那麼一段時間，他心裡的某種開關似乎被啟動了，他的狀況再也無法像他還在第一個團體之家時那麼好。那麼，我們這些好心辦壞事的人——我們讓他失望了嗎？「是我造成的嗎？」我問史蒂夫。「是我們造成的，是我們的錯嗎？」

不，不是的，他說。我們已經盡我們所能做出最佳判斷，也以當時的狀況做出看似正確的選擇。問題是，我擔心我們是在為我們自以為看起來最好的情況而奮鬥，而不是從傑佛森的觀點出發。或許在傑佛森身上發生的事無可避免，必然要發生，不管怎樣，這一點也無從確知了。對於初出茅廬的法律人來說，又是一堂艱難的人生課。

隨著春天來到，我在康乃狄克州停留的時間也接近尾聲。我安排在四月春假期間去一趟洛杉磯，與我未來的同僚會面，也讓自己熟悉一下校園與那座都市，同時也要找個地方住。此外，我也拿到了一些西岸精神分析師的名字，這樣我的治療才能順利接上，不至於中斷。我下定決心，要為自己的新生活搭建良好而穩固的結構。

就在我啟程之前，父親打來一通電話。「你的諾姆舅舅去世了，他結束了自己的生命。」他說。諾姆舅舅是我母親的弟弟，去世時不過四十七歲。他人生中多數時間都有精神困擾，這也不是什麼祕密——他因為重度憂鬱症而曾經在堪薩斯州托比卡（Topeka）的梅林格診所（Menninger Clinic）住院一年。有一次，在我的建議下，他到賓州醫院的精神病院找過我的醫師，米勒醫師，住了幾個月的時間。後來他出院了，但那違背了醫療建議。現在，事情終於走到這一步——他親手結束自己的生命，透過服藥過量的方式。

我既震驚，又悲傷，但某程度而言並不那麼訝異。雖然我的父親聽起來還算鎮靜，但我的母親就不是了，她悲痛逾恆——自己的父親先前不久才逝世，而弟弟在與生命搏鬥如此多年後謝世，這樣的打擊更加沉重。我那英俊，和善又年輕的舅舅，走了。就這樣去世。但我無法前往佛羅里達為他哀悼。行程已經排好，我隔天一早就要前往洛杉磯，接下來是一連串緊湊的會面行程，而且只能在這一小段時間內把所有事情處理完。我很想去他的喪禮。我因為無法到場支持我的母親、無法向舅舅的奮鬥致敬，而感到極度抱歉（至今猶然）。

自殺事件幾乎總是會讓那些被逝者留在身後、身心破碎的遺族覺得，自己當初如果有做點什麼、應該要做些什麼，就可以將摯愛之人留下。「要是我有說這個，要是我有做那個……就好了。

我們到底少做了什麼？是怎麼搞砸這件事的？」事件剛發生後的初期，沒有人能做什麼來減輕上述這些悔恨，同時，任何指出「這避無可避」的說法，也會被遠遠推開。

更糟的是，我發現自己對諾姆舅舅的認同太深。是不是有一天我也會像他那樣？會不會有一天我也會到達那樣的臨界點，只要再來一位醫師，多一次衡鑑，一枚藥丸，一場症狀，一次住院，就會讓我選擇離開？

掛上電話後，我在自己的小公寓內獨自佇立良久，身旁圍繞的淨是已經打包的行李箱，以及我即將展開的餘生。我緩緩舉起緊握成拳，決意抵抗的雙手。不！不會的！那是他，在他的人生，以他的種種理由做的決定，而這是我，我有自己的決定。

對於我的生存很重要的一步，同時也是本次旅程的關鍵理由之一，正是要為自己找一位好的精神分析師。在瓊斯太太與懷特醫師的導引下，我了解到：如果沒有先設定穩固的談話治療作為保險機制，那麼不管做什麼，幫助都不大。於是我與四位精神分析師分別會面（這些都是透過我的友人、同僚，以及懷特所引介），最後我選了懷特醫師建議的那位。他的名字是卡普蘭（Kaplan），令人印象深刻的專業資歷當中，包含了與洛杉磯地區醫院的許多嚴重患者共事的經驗。

初次到訪卡普蘭辦公室的體驗令我心安——裝潢隨性、有點亂，其中包含了一系列不搭軋的蒐藏（高低不平的一疊疊書籍、論文、筆記散見各處，檯燈風格突兀，家具毫無個性）。對我來說，這樣的擺設呈現出大量證據，證明他是忙碌的學術專業人士，同時從事各種事務——教書、寫作、治療患者等等。既然我自己的辦公室從以前到現在一直都是一團亂，發現卡普蘭幾乎呈現相同風格自然令我心安。這個狀況某程度也讓我想起瓊斯太太——這裡有個隱含的暗示，也就是外觀並不重要，內在的旅程才真正要緊。

我們才談沒多久，事情就很清楚了：卡普蘭不僅可以理解我的疾病，對於混合精神動力療法與藥物療法也感到相當自在（要知道，並不是所有精神分析師都這樣）。但我不禁尋思：他是否已經準備好面對我的症狀發作時，會時而伴隨的那種張力與暴力。「不用擔心這件事。」懷特告訴我，並告訴卡普蘭：「你不用太怕她。」

清單上其他待辦事項（與即將成為我同事的人共進午晚餐，以及尋找日後的住處）的進展比我想像要來得好，事實上，我最後成功地完成所有流程，平安無事。我聽從史蒂夫的忠告，乖乖吃了藥，該進食就進食，該休息就休息，事實上這一趟還挺開心的。我這次找到的公寓（一間還算大的套房）位於現代風格的四層樓粉飾灰泥建築，那是洛杉磯西側的典型建築，從學校開車大約三十到四十分鐘。既然我很久之前就已經打定主意不住在地面樓層（誰知道窗戶外面到底是什麼東西），那麼住得高一點也挺舒適。在經歷過房屋會說話的高中時期後（直到今日這樣的記憶依然令我焦躁不安），我對於齊整的平房或農舍再也毫無興趣。我也不要庭院、陽台或露台，房屋四周也不要有樹木，那會遮擋我的視線，或者在角落出現奇形怪狀的陰影。我只要安全地待在四面難以靠近的高牆之內就好。

至於我未來的同僚，每一位看起來都很熱心要讓我覺得溫暖自在，而他們也做到了。我們在校園內四處走動，而我也開始掌握方位感（這裡是法學院建築，那裡是圖書館，這裡是教職員停車場）的時候，我竟然也清楚察覺到我雙肩上的溫暖陽光，以及飄浮在空氣中的那股輕柔。這會挺不錯，我想。這會很好。一切都上軌道了。

當然，除了伴隨著我那難以預測的大腦而來的非偶發事件。就算有這樣的病史，經歷了這些診斷與處方，常發的妄想與邪惡勢力入侵的體驗，還有卡普蘭——我還是不能相信我有精神疾病。我也無法相信自己真的需要藥物。如果我承認上述任何一項，不啻於承認自己的大腦已經嚴重破毀，而這件事我就是做不到。我也不能讓任何人知道這一項祕密。

我做了決定：在專業場合（相對於私人生活而言），我不會把自己的精神疾患狀況告訴別人，除非不說出來就會變成公然說謊。舉例來說，在申請法學院教職的時候，只有一所學校問我是否曾因為情緒困擾而必須離校。技術上來說，我在牛津發病的時候，並沒有到非申請離校不可的地步，因爲我當時攻讀的是論文學位，無需到校上課。所以，檯面上我給的答案是「否」，我自己也覺得這沒有什麼問題。不過，史丹佛則是問我是否曾經因為情緒問題而必須申請離校，或減少工作量。這樣的提問我就必須回答「是」，雖然後續的說明中我著重在自己的憂鬱症狀，而非精神病症。要是不這樣做，我取得教職的希望會變得很渺茫——一旦有這樣的紀錄，我一切的思緒與寫作成果可能都會被看作不過是瘋女人的遐想。忽略她吧，她瘋了。我絕不能容許這樣的事發生。

我的大腦既是我賴以成功、建立自尊的載體，但同時也擁有一切毀滅我的工具。沒錯，藥物是幫上了忙，但問題是每次我把藥丸放入口中時，就是在不斷提醒自己，有一些人，我信賴且敬重的聰明人，認為我有精神疾病，我有缺陷。每一劑耐悶錠就如同每一次的妥協與投降。我真的非常希望可以保持身心健全，我想要以真實的自我存活在這個世上，而我也深切地相信，這些藥會破壞我的想望。這就是為什麼我不斷把藥物推開，不停調整劑量，想看自己在出狀況之前能走多遠。沒有什麼意外，我每一次都出狀況，哪怕我不斷否認，我還是知道。但如果令我出狀況的原因代表的是我的毀滅，它也讓我每天早上得以起床，即便在最恐懼的日子，也能前往圖書館。

史蒂夫稱為我「能動小引擎」，而我對這樣的暱稱引以為傲。每一次我被擊倒，我總是可以再次站起來。沒有什麼理由我無法繼續這樣下去。我只需要控制自己的心智，而非放任，如果我夠謹慎的話，我就有可能求得並過著我所想望的生活。

我在紐海芬的日子終於要結束了，我也必須跟當地的所有朋友道別，那心情甘苦參半，尤其是面對懷特醫師的時候。我們一直合作無間——我不僅僅依然昂然挺立，未受疾病影響，甚至還奮力前行。於是，在一九八九年的七月四日國慶日週末假期，正好是我的大腦首次出現出血徵狀滿一週年，我登上前往洛杉磯的班機，不再回頭。而這一次，旅途也平順許多。

當然，真正的問題並不在我的精神病症狀會不會發作，而在於何時發作。

把你的人生打包，全部從頭來過這件事，在人生主要壓力源的清單上想必是名列前茅——就跟離婚、重病確診、任職多年後被解雇並轉換跑道，以及家人逝世的悲痛一樣，都高居前幾名。再者，還有規模比較小的、每日性質的清單：雜貨店在哪裡？銀行呢？到哪裡買牙膏、燈泡及新鮮水果最方便？週五晚上想看電影去哪裡租？裝電話的人何時才來？我的轉寄郵件又到哪裡去了？

除了上述之外，還要再加上思覺失調患者所需的「規範」，以及重新建構這些規範的需求。當身處未知的新天地，一個人該如何建構出全然可預測、讓自己覺得熟悉、可管控的生活，在其中也不會受未知驚擾？而且還必須要快速完成，因為你的人生真的就靠這件事了。

嗯，還好洛杉磯讓我回憶起家鄉——從都市蔓延出來的郊區、棕櫚樹、藍天，以及鄰近的海。事實上，我很快就覺得洛杉磯是升級版的邁阿密，比邁阿密來得更好：天氣更好，食物更好，電影更好，戲院更好，也沒有颶風侵襲（雖然偶爾有地震），還有（一般而言）濕度比較低。話雖如此，除了這些優點以外的一切，基本上都還是一團混亂。

史蒂夫距離我有三千多公里，已經在安娜堡的密西根大學開始了研究所課業。我們幾乎天天通電話，但這還是比不上跟他共享一份披薩，整個下午天南地北地談話。我很思念他，很思念他把手放在我肩上，或者溫柔拍拍我的背，告訴我一切都會沒事的方式。上一次有人像他一樣，或像只有他能做的那樣碰觸我，或者安慰我，是何時的事了？

然後，卡普蘭醫師雖然不錯，但終究不是懷特（能比懷特更厲害的，就只有瓊斯太太）。他的一切都不一樣。尤其令我困擾的是，他辦公室的椅子位置跟懷特的不同，這對某些人可能是微不足道的小事，但對我來說卻像是喪失了視力後走入熟悉的房間，跌跌撞撞後才發現，原來家具都已經換了位置。

我的教授同僚既友善又包容，不過基本上，我一個人也不認識。在好幾種層面上，南加大的法學教職員都算是相對隨性且相處融洽——當我看著他們在往來大廳時相互打招呼、閱讀彼此的論文，以及一起安排工作坊時，我甚至感到嫉妒。什麼時候我才能那樣？我有可能會變成那樣嗎？

我需要擬出一套策略。我需要有條有理、按部就班。我需要製作另外一張清單，列出我的目標以及達成目標所需採取的步驟。首先要考慮的，是終身教職的問題：南加大要求至少要公開發表三篇長論文，而我會有四年的時間去寫。那部分不難，我大部分時間都會待在辦公室工作。這類工作我很熟悉，比起其他我要做的事，也更能夠讓我穩定下來。事實上，四年對我來說應該是綽綽有餘——就那樣的時間來說，我應該可以輕鬆寫出四篇，甚至五篇長論文。這些論文無需寫到相當傑出，只要品質良好、內容充實，提出挑戰性見解就可以了——這些品質就已足夠通往終身教職。然後，如果我夠勤奮認真，工作時間也夠久，我還可以超前部署，給自己一些迴旋的餘地，以防萬一我病情發作需要休養——這幾乎一定會發生。這就像是把提前做好的工作進度存起來，以防不時之需。

南加大要求第一年到職的教師每學期至少要教授一門課程，算下來，一學年就是一門小型的研討型課程，以及一門大型的課。我的運氣挺不錯，第一門課程就是以精神衛生法為主題的研討課，只有八位學生。我對課程內容熟悉的程度遠超過學生的想像。我們將會探討強制住院、拒絕服藥的權利、保密義務，以及就審能力等重要議題。我的計畫就是這樣。沒在備課或者教課的時候，我就把時間拿來寫作。沒問題。

從我們一開始上課，我就發現學生既聰明、活潑，而且投入——整體而言，是很好的一群人。跟他們共度課堂時光對我而言是極佳的時間運用方式，對他們也是——至少我如此希望。我們的討論相當廣泛，過程中我也盡力試著在各色新聞頭條、相關歷史、理論、適用於精障者的法律條文之間找出平衡。我們研讀的案例中，有一則涉及一名罹患精神障礙的醫學生對行政職員發脾氣並因而抓傷、割傷自己，結果因此遭到退學處分。一段時間之後，她向該醫學院請求恢復學籍。

「在這種案例中，施以退學處分是可以的嗎？」我問道。「或者這樣的作法是不被容許的歧視？」有些學生指出，在這個人被退學後的一段期間內，她設法拿到公衛碩士的學位，工作一直很盡責。此外，並無任何證據指出這個人若成為醫療專業人士，必然會對患者造成一定的風險，舉例來說，她也可以選擇進入醫療研究領域。事實上，就算她擔任臨床醫師，也並非不可能——幾乎沒有證據可以證明衝動傷害自己的人，就有極大風險會傷害他人，二者的心理動力全然不同。

有名學生（精神科的護理師）則提出一項觀察，重重衝擊了我。「精障患者當然不能擔任醫師！」她說。「尤其他們還出現了自傷行為。就算不是所有人都這樣，但許多自傷者會繼續傷害他人。有什麼可以阻止這麼衝動的精障醫師不去傷害患者？」

我整理了一下思緒，然後提問，「那如果是律師，也就是沒有掌握他人的人身安全的人，你的看法還是一樣嗎？」

「你會去找一位正在服用抗精神病藥物的律師嗎？」她不可置信地說道。「因為我是絕對不會的。」

「會，」我說。「對，事實上，我會。」不知道你對於修一堂由正在服用抗精神病藥物的精障者所教授的課程，又有何想法？我心想。

然後談到能力的問題。「住院的患者有沒有權利拒絕服藥？」我對全班提問。「如果讓某人住院的目的是治療他，」一名學生回答道，「可是卻又不能治療他，這樣不是很蠢嗎？而且這樣也會花很多錢。」

「可是，」另一位同學緊接著說，「我們不是要讓具有基本能力的人自己做各種與金錢以及風險有關的決定嗎？高空跳傘，不就是個例子？」

我們有進展了，我心想。

就這樣，授課有了好的開始，而我在第一份論文也有了進展，主題是能力的概念。問題是，這也不能保證任何事，而且到了初秋的某個週末，在開始教書的腎上腺素消退後，我感到自己的狀況開始變差。我在自己的辦公室內，隻身一人，正寫作一篇文章。我開始覺得其他人，那些我發病時從來未曾遠離的生物，就在我的辦公室裡。邪惡現身了，而且益發強大。它們怎麼會在這裡？它們是要接管我的心智嗎？它們為什麼要傷害我？

這類念頭變得愈來愈強烈，不過片刻時間，我已經無法把這些念頭擠出腦海。時值午後，我知道史蒂夫的行事曆——距離我能聯繫到他還要幾個小時。於是，我只好打電話給紐海芬的史蒂夫·威茲納。

「艾倫！」他的聲音透過話筒傳來。「聽到你的聲音真好！」

「你好嗎？」我問道。「我是英雄，不是黑熊。英雄很英勇。把一個人的時間都投進去。像是監獄。我看穿生命的稜鏡了。我殺了好多人。」

「你得立刻打電話給你的醫生，現在打。」他說。他知道卡普蘭的事，知道我的主治醫師在懷特的建議下已經換成卡普蘭。

「好吧。」我說，之後就打給卡普蘭的留言機。當我從美國西岸留言的同時，威茲納則從東岸打電話給他，留下緊急訊息，說我的狀況非常急迫。

不到一小時，卡普蘭就回電給我。「史蒂夫．威茲納跟我說你今天下午狀況不太好，」他說。「你發生了什麼事？」

「發生，是一種講話的方式。沒發生可能比較合適。我覺得這一點也不合適，感謝您。我拒絕被殺害。我會殺回去的。大家是不是試圖殺我？」

「我希望你一小時內可以到我辦公室碰面，」他說。「你可以來嗎？」

「可以啊，可是今天是週日，」我說。「日舞小子。落腮鬍加上灰白髮。還有這所有推論。」

「我的辦公室碰面，一小時後，好嗎？」

「好，」我說。「好的。」只有糟到不行的患者才需要週日看診。卡普蘭會不會把我一腳踢開叫我滾蛋？他大可以挑更好的病人。到底是什麼在干擾我的思緒？他們想從我這裡得到什麼？他們要叫我做什麼？

等我到他的辦公室，卡普蘭已經在那裡等我了。「進來吧，艾倫。」

我坐下。抱著自己的身軀，前後晃動，驚魂未定。

「你看起來狀況不太好。」他說。

「我正在蹲苦牢。為我犯下的罪行。可是，是他們操縱我做的。天上那些生物。我只是工具。我只是惡魔的工具。拜託別讓他們殺了我。我頭腦裡面好燙。我好害怕腦會炸開來。」

「你的精神病症狀發作了，」他說。「你擔心的這些事情並沒有真的發生。」

「我知道這些事都是真的，」我說。「在你看來可能很瘋狂，但這些事都是真的。我會把它們都控制住。叫它們走開！」我一邊身體前後晃動，一邊表情猙獰，對空氣舞動我的雙臂，像是正在與異生物的入侵力量奮戰。

「先前當你有這一類的感覺時，懷特提高過你的耐悶劑量，」他說。「所以我希望你先把服藥量提高到三十六毫克，吃幾天看看。」

「這不是醫療問題，」我呻吟道。「這是正邪不兩立。無辜孩童正在受害。外面到處都有商店，架上有什麼。哭聲與細語。致死的恐懼與顫抖以及疾病。」

「好，我知道你現在非常痛苦，」他說。「你有隨身帶著耐悶嗎？」

「有。」

「那請你數出十八顆藥丸，現在先吃，好嗎？」

「好。」我把手伸到包包裡摸索著藥盒，隨後小心數出十八顆藥錠放在桌上。就在那時，我的妄想症開始針對卡普蘭發作了。「你是站哪一邊的？」我問道。「你是要幫我還是要害我的？」

他遞給我一杯水。「我是來幫你的，」他說。「你現在非常不舒服，可是再過一下你就會好多了。我們明天早上的約診時段我會再看看你的狀況，然後今天晚上我會打到你家給你，看你的狀況如何，這樣好嗎？」

「好。」我說，隨後順從地服藥，返回家中。

卡普蘭遵守承諾，當晚就打了電話給我。因為那時我還很害怕，異生物也尚未完全退散，所以聽見卡普蘭的聲音讓我安心了許多。等到隔天早上，我已經感到明顯好多了。

好——現在他也看到了。他沒有被嚇到，也沒有把我送去住院。他做的跟懷特會做的一模一樣，而且他也用談話陪伴我熬過去。這樣連貫的治療方式讓我感到相當安慰。他們倆都說我們可以度過這個過渡期，而我先前總是害怕我辦不到，可是現在我看到我有可能度過了。

不過另一方面，卡普蘭在藥物上的立場要比懷特來得堅決些。而這件事，也成為我們後續幾次約診的主軸。他希望我提高耐悶的劑量，而我總是抗拒，以為我吃藥愈少，就表示我壞掉的部分愈少。我把劑量維持在三十六毫克一陣子，剛好足夠讓自己覺得狀況改善了些，之後我又悄悄減藥。我沒缺半堂課，也在一兩天之內就可以繼續寫作。

因此，就這樣，我跟卡普蘭立刻為我們接下來為期數年的對抗奠定了基調：「他認為我需要用多『多』藥」對上「我覺得我需要用多『少』藥」。我們的關係，就像任何兩個意志堅定又頑固還得經常碰面的成年人的關係。有些時候一切順利，甚至令人開心。有些時候，則是糟到無藥可救。

# 19

我漸漸開始覺得，跟我的幾名新同事相處起來還算挺舒服。當我有機會跟他們一對一，或者三四人一小群聚在一起吃飯喝咖啡的時候，我覺得自己控制得還不錯。事實上，我很快就變成了那個每天召集大家一起外出去吃午餐的人。我之所以逼自己這樣做，是因為我很怕如果我不呼朋引伴，就會被扔下。（事實上，直到今天為止我還是持續邀大家一起午餐，也在法學院得到「午餐媽媽」的名號。我認為法學院委員會應該頒獎給我，不過院長沒有這種獎。）

不過，一次要面對這麼一群人，我也很痛苦——更適切地說，是「為害羞所苦」。無論是置身人群中講話或者是對一群人發言，我都充滿恐懼。我很確信我沒有什麼有趣的東西可以拿出來講。或許南加大聘用我到頭來還是個錯誤。搞不好其他人也開始這麼想。我在面試會談的時候，已經設法讓自己表現得很好，但是要設法維持那樣的第一印象好幾個月，甚至是好幾年，直到我獲得終身教職——我很擔心自己沒辦法撐下去。

或許是感受到我的掙扎吧，一位資深同事，麥可・夏皮洛（Michael Shapiro），對我與我的工作表現出特別的興趣。雖然他外表粗獷，但我很快就發現麥可有著高度的同理心，以及老派的友誼。身為生物倫理與憲法學領域的著名學者，他撰寫了生物倫理領域的第一本案例著作：《生物倫理與法律：案例、素材與問題》（*Bioethics and the Law: Cases, Materials, and Problems*），與小羅伊．G．史貝斯合著）。麥可開始研讀我的論文草稿，並且與我討論有關寫作的想法。每隔幾週，他會邀請我到他家，與他當時的妻子及小兒子共進晚餐（到後來則有兩個小兒子加入我們）。與家人圍坐在桌子旁邊——會不會有朝一日我的生命中也可能有這樣的時光呢？在麥可伸出友誼之手前，我從不知道自己是多麼渴求與他人建立連結，以及這份友誼對我是一份多麼珍貴的餽贈，有如及時雨。他是已經取得終身教職的教授，大可把自己的時間用於他處，但他卻選擇了將其中一部分拿來與我共度。如果像他這樣的人都能在我身上看出價值，那我想，或許我真的還有些許價值吧。

愛德華．麥卡弗瑞（Edward McCaffery）是另一位在我到校初期就以仁慈包容待我的同僚。他可以說是我在法學院的「同學」，我們在相同時間開始任教，研究室相鄰，最後也在同一年取得正教授的終身教職。身為「新生子」，愛德華與我花了不少時數試著理解我們的資深同僚，一同計畫我們該如何拿到終身教職，並且交換想法，教對方如何在各自領域培養好名聲。他的領域是聯邦稅務體系，及其源自拜占庭法典的沿革。他著作等身，全國各地法律學者都會閱讀他的著作，也很敬重他。

第一學期過去，我似乎也還處理得不錯，我開始思索第二篇法學期刊論文。我有一位同僚提到曾經看到一則新聞，報導了一名多重人格疾患的患者[25]因涉嫌殺害雙親而受審。我立刻就被這樣一宗案件引發的法律議題所吸引：法院該怎麼對多重人格疾患的被告進行刑事責任能力的鑑定呢？假設這名被告身上共有十個人格，是不是十個人格都要有罪才能送被告入獄服刑？抑或只要有一個人格有罪就足以定罪？如果一共有十個人格，但是只有其中一個被認定犯下罪行，那麼其他人格在刑事辯護上又有哪些權益可資主張，後續又該如何保障？

這個案件與實務上的複雜議題，我愈前思後想，就愈發為其中隱含的哲學命題著迷：人究竟是什麼？人跟人格之間又有什麼區別？一個人可以有一個以上的人格嗎？我很快發現，縱使這種狀況可能是多年來日間電視肥皂劇的基本情節，但相關的學術研究與書寫少得可憐。我甚至還沒展開任何認真的研究，就已在心裡定好工作大綱。我想，如果我真的認真投入，應該在下學期末之前就可以產出完整初稿。而我先前那一份與能力（competency）相關的論文稿，屆時應該也準備好可以投到法學期刊了。

當然，思索多重人格疾患，也引領我對自己提出相似的問題：在我的核心中，我到底是誰？我主要是思覺失調症患者嗎？疾病是否定義了我？還是疾病是存在的「意外」，對我而言僅屬次要，而非我的「本質」？就我自己的觀察，相較於罹患嚴重生理疾病的患者，精神疾病患者對於上述問題可能有更多掙扎，因為精神疾患會涉及你的心智與你的核心自我。女性罹患了癌症，不會被稱為癌症女；男性罹患了心臟病，不會被叫做心臟病男；青少年斷了腿，不會被稱為斷腿小鬼。但如果，真的像我們的社會所暗示的那樣，良好的健康，在某種程度上是心靈勝於物質，那麼心智破碎的人

25 多重人格疾患（Multiple Personality Disorder, MPD），指一個人身上出現兩個以上不同個性狀態的身分分裂，且常伴隨記憶斷層的一種精神疾病，是精神疾病診斷統計手冊 *DSM-IV-TR* 版本以前的舊稱，目前的 *DSM-5* 版本已經修改（Dissociative Identity Disorder）。本處為符合作者時代敘事背景，以及對「人格」的探問主題，故援用舊版稱呼。——譯注

到底還有什麼希望？

我在第二學期教授的課程是刑法，而我在開課首日遇到的，是一個廣大、無趣的演講廳裡面塞滿了大約七十名學生，而每個人都直勾勾盯著我看。雖說這是一堂講座課程，但我卻因為難以忍受的焦慮而感到如此虛弱，上課不過幾分鐘，我就必須坐下。於是之後的整個學期，我就坐著上課。

我剛開始教書，就知道自己對刑法的了解並不像精神衛生法那樣深，而且從一開始我就幾乎跟任何一個茫然的學生一樣，進度立刻就落後了。學生上課時問到的問題，絕大多數我自己後續都還必須私下研究。我也常發現自己太過焦慮、注意力渙散，以至於大多時候學生所問的問題，或者回答的答案，我都聽而不聞。我也不喜歡大型講座課程的表演面向，心知肚明自己永遠無法精通表演。再加上，我真的不希望那些人一個個盯著我看。

到了學期末，課程評鑑顯示（跟我先前從精神衛生法研討課所收到的正面意見完全不同），我並不是唯一覺得這整個學期課程體驗相當折磨的人。有名同學寫了：「薩克斯教授為人很棒，但作為老師實在極為普通。」另外一則評論意見則更傷人：「在聘用前，到底有沒有人面試過這位女性啊？」我第一次讀到那樣的意見時，實在很想把頭埋進書桌裡。但一段時間後，我終於能再次閱讀這些評論，並從中找到一點幽默。那則意見沒錯，我的表現真的很糟。那名同學申請上的是一所傑出的法學院，也為此花費鉅資（其他人也是），單憑這幾點，他對我的評論沒什麼不對。

在法學評論期刊每年固定的年終搞笑特輯裡，我的刑法講座甚至還單獨「榮獲」一篇搞笑諷刺文，名曰「艾倫．R．薩克斯坐姿蘇格拉底詰辯法：動態課程探討」。

這門刑法課我一共教了四年，雖然每次都有點進步，但我從未真正覺得自在，而每回逼近期末評鑑時分，我總是懷抱著同樣的恐懼。我的評論有變好些，但我老是不喜歡對法學院一年級生授課。就如同我常掛在嘴邊的老話，一年級生的神經線跟我就是搭不上，衝突太多。

在教室之外，我一如往常地對抗在我日常生活中出現的邪惡力量。除了跟與我逐漸變熟的三四人在一起時，我的話還是不多。在某一次難度特別高的教職員訓練工作坊之後，一位同僚把我帶到外面，告訴我，我真的需要在教職員討論時（無論是正式或非正式）多多參與。「艾倫，我講這話不是要讓你難堪，」她說，「可是你在那裡面基本上就是植物人狀態。」如果我不是已經嚇得半死，搞不好我會因為她講這些熟悉的術語而大笑出聲。

「謝謝，」我說，而且我是真心的。「我衷心感謝你告訴我這件事。」我就差沒告訴她，當你的心魔在不斷重擊心門並要求外出的時候，要放鬆或吃頓飯或是跟同僚開會有多麼難。

當我任教的第一年終於進入尾聲時，我大鬆一口氣。於是愛德華與我決定外出吃頓高級晚餐，慶祝一下。我們各點了杯酒（這對我來說頗不尋常，畢竟我不喜歡酒精的影響，再者，酒精會與抗精神病藥物交互作用，這也不太好），為彼此的成就乾杯——我們終於撐過第一年了。

當學期結束，我有將近四個月的時間可以用來規劃自己的抗病對策。當然，我不能不去改變現狀。由於無需掛慮學生，我決定該是認真停用耐悶的時候了。卡普蘭最終心不甘情不願地同意配合，於是我開始緩慢降低劑量。不過一個月的時間，我的精神病症狀再度掌控了我。

這件事除了卡普蘭之外，沒人知道。「我犯了頭痛，」我告訴他。「頭很痛，痛的頭。或許再次流血。血很簡單。哈哈哈。笑聲從幕後出現。我會選布景這條路徑。」

卡普蘭馬上就意識到我真正的憂慮。「你在擔心自己的健康，」他說。「以你先前的病史來說，這是可以理解的。既然如此，何不直面你內心的恐懼，乾脆去看醫生，讓你自己心安？我相當推薦一位內科醫師，艾德溫．傑卡森。」

「血已流乾。對我來說，一切都結束了，」我說。「好，我會去看傑卡森醫師。」

我到達傑卡森的辦公室後，向他解釋我曾經腦出血，現在則有嚴重頭痛。他問了一些問題，我盡力答覆。我所說的有部分還算好理解，不過大部分都很荒誕。「我很擔心自己的頭痛。我的腦可能會從耳朵流出來，淹死很多人。我不能讓這件事發生。」

顯然他已先跟卡普蘭談過——他回應的方式簡直精準無匹。「艾倫，你不用擔心你的腦流出來淹死人。那是不可能的。」他的聲音冷靜、令人安心。「聽起來卡普蘭醫師是正確的，你可能必須增加藥量。這狀況就像你罹患糖尿病之類的疾病，服藥的劑量必須要足夠，才有助於你體內保持恆定狀態。」

他並沒有跟我爭論，也沒有用醫師身分壓人。相反地，他向我保證我擔心的事不會發生，讓我安心。那正是我最需要的，由我的專業醫師來緩解我的焦慮，而他也確實辦到了。他使用的比喻，也是我可以理解的。就如同糖尿病，我的疾病是可控的；也正如同糖尿病，我需要做的就只是乖乖治療。我先前並不是沒聽過這樣的比喻，但直到這一次才真正聽進去。

到了下一次診療，卡普蘭直接明說他要我增加耐悶的劑量。那次診療真的讓我很不安。我的感覺就是很不好，理由有二：第一，卡普蘭那次是直接告訴我要怎麼做；第二，增加劑量這件事讓我覺得自己像是廢物。這兩件事我都很憤慨，但還是勉強同意回到原先三十六毫克的劑量。

那之後不久，我前往紐約陪父母一起度幾天假，並且花了遠遠不夠的時間與小侄女、侄子相處。我並不期待自己會有下一代，有這兩人作為我生命的一部分，已經讓我充滿喜悅。

之後我特別前往紐海芬探望傑佛森，他在團體之家的狀況在某程度來看也已經更加穩定。「嗨，艾倫，」他說，正是我記憶中那樣的燦爛笑容。「我記得你喔，你是我的朋友。一切都不錯。我們可以去吃冰淇淋嗎？你最近去哪裡了？」

「我搬到加州去了，」我告訴他。「就是美國的另一端，所以不容易常來看你。你過得還好嗎？」

「都好，」他說。「現在有工作了。我負責把東西放進盒子裡。挺好的。」

聽起來不錯；我也希望真的是這樣。「我們去吃冰淇淋，好嗎？」我說。「然後下次我到康乃狄克的時候會再來看你。你知道，你要的話可以打電話給我。你的團體之家有我的電話號碼。」

「好的，」他說。「冰淇淋，然後以後你會很快再來看我。」

我很高興他看起來適應得比較好——我總希望他一切順利。從他面對不可測變化時所展現的脆弱性，我也很容易在他身上看見我自己。他若能過得平安開心，就代表或許某一天我也能過得平安開心。

隨著時間經過，傳來了更多喜訊：我最近得知傑佛森因為某些藝術成就而出現在當地報紙的專題報導上，這讓我相當欣慰，或許我們的介入對於傑佛森的人生還是正面的。

當我回到洛杉磯時，暑假還剩下一段相當長的時光。我回到辦公室，幾乎把清醒時的每一小時都花在那裡。我只要繼續服藥，就能夠專心，這樣一來，夏季將盡時我應該就能完成那份多重人格疾患的論文初稿。至於那篇以能力為主題的論文，也就是我終身教職學術專著所需的第一篇文章，已經完成，也準備好交給法學期刊進行發表前審查。

鮑伯．卡佛的法律備忘錄是我身為法學生的第一份測驗，而這篇關於能力的論文則會是我身為法學教授的第一項測試。我一共準備了四十份論文，再附上投稿信，寄出去後就是祈禱好運了。

收到投稿論文後，法學期刊一般會以致電的方式告知接受刊登，如果是拒絕則是用郵件告知。數週內，我的收件匣裡已經滿是郵件，但電話卻從未響過。萬一我的第一篇論文未能發表，日後我追求終身教職的實際機會就會變得微乎其微，我成為真正教授的希望也會隨之幻滅。我覺得自己就像是因為疑似身染致命疾病而接受檢測的患者，宣判厄運的醫師隨時可能前來告知噩耗。我整天盯著電話看，就好像它有生命一般。然後，某一天，電話真的響了。

對方是學術地位並不很高的期刊，論文縱使在那裡發表了，對我日後的終身教職幫助也不大。到了次日，我沒有再接到其他通知，開始相信自己成為法學教授的計畫將會失敗。我最終會流落街頭，孤單又羞慚。不過幾小時，我的失望就演變成精神病症狀。他們那些虛假稱讚都是為了要殺我然後我的腦內好燙好痛。

我打電話給史蒂夫，留了言，然後前往卡普蘭的辦公室。他以迅雷不及掩耳的速度直指問題核心。「你害怕自己的下場最終會像你那位自殺的諾姆舅舅一樣，對吧？」他問道。「萬一你沒拿到終身教職，你只好了結自己的生命。或者，最好的結局也不過是住進某家醫院的精神病房，以慢性精神病患的身分度過殘生。」

史蒂夫也一樣直率，只不過方式不同。「艾倫，你到底搞什麼鬼？」他顯然那天沒有太多耐性。「還有十五或二十家期刊沒有回覆你。那篇論文這麼棒，一定會發表在某一本傑出的法學期刊上的。你現在不過是自以為即將失敗，你真正該做的是不要再這樣胡思亂想了。」他說的話並不令我洩氣，反倒讓我精神為之一振。如果他都這樣想，那可能就是真的。

問題是，接下來一週左右我還是陷入輕微的精神病症狀，而我在這段期間也增加了藥量。愛德華的第一篇論文立刻就有很好的結果，雖然如此，他也全然理解我的狀況（雖然他對於在我腦內盤旋的惡魔一無所知）。他原本可以把我當成競爭對手，甚至對我幸災樂禍，但他卻（一直以來都是）很友好，很支持我。我看得出來他是真的關心我。「一定會有的，艾倫，隨時都可能。耐心等候，電話隨時就會打進來。」

我崩潰之後大概又過了十天，終於接到《北卡法學評論》（*North Carolina Law Review*）的電話——那是本廣受尊重的法學期刊。在那本期刊上發表，對我的終身教職相當有幫助。我成功了。論文終於被接受。我，我被接受了。我可以放鬆呼吸了。我不會變成諾姆舅舅，至少目前不會。

到了次年的第二學期，我又多教了一堂小型研討課，對於刑法講課也更自在了些。我開始可以真的聽見學生的反應，並給予真正的回覆。至於有關多重人格疾患那篇論文，也漸漸成形了。我在三月的一場教師工作坊中進行了初步簡報，收到的回應令人振奮。大家喜歡我的作品。

但是在那之後，另一位終身教職之路走得沒那麼順暢的同僚很快把我拉到一旁，告訴我這篇論文稿或許還需要花上一年左右的時光打磨。

「可是我不懂，」我說。「其他人都說這篇論文已經準備好可以投了。」

「他們當著你的面可能這樣說，問題是，你不能總是相信他們的話。」

我大為震驚，難道我誤解了其他人的回應？還是他們有某些奇怪的目的，想鼓勵我把不合格的作品拿去投稿？說到目的，為何如此資深的同僚要朝顯然還在艱苦奮戰的資淺同事投下這麼一顆令人難受的小型炸彈？我想得愈深，一切就變得愈明顯。相信你的直覺，艾倫，我這樣告訴自己。這是好作品。你的朋友都是這樣告訴你的。

我隨即著手進行第三篇論文，以患者拒用抗精神病藥物為主題，尤其是那些症狀源自非認知障礙，亦即損傷不是由思考障礙所造成的患者在哪些情狀下會「無能力」（incompetent）。身爲因藥物而獲益的人，我很明白何時應該容許患者拒用藥物是相當複雜的議題，但我同樣相信個人的自主性（autonomy）極為重要，甚至珍貴，畢竟，身為地球上擁有自由意志與自我所有權的人類，自主性可說就是我們的核心。

隨著工作逐漸開展、時間漸漸流逝，教職友人的情誼對我也更加重要。那些一起聚首的午餐、晚餐，那些在走廊相遇時的日常招呼，我都滿懷感謝。我覺得比較不那麼寂寞，也覺得自己多了那麼些能動性。或許終會有那麼一刻，我甚至可以向他們揭露我的真相。

然後，又回到與卡普蘭的互動。一如以往，我總是會自行調整藥量，一有機會就減少劑量，然後感受到後果，接著就是卡普蘭益發明顯的惱怒。某個夏末夜晚，我打電話給卡普蘭，告訴他地層塌陷了，他必須出面處理。他嘆了口氣。「艾倫，把藥量調高吧。」只要我精神病症狀發作，這句話似乎就成了他的標準回覆。

當年稍後，我不知怎地得知卡普蘭正計畫要休個長假，前往中國旅行。一時之間，我開始崩塌。惡魔隨處可見，邪惡勢力從四壁汩汩流出。我無力集中思緒，更無法寫作。不過數日時間，我已經在自己辦公室的沙發上縮成一團，在電話中對史蒂夫喃喃訴說一些全無意義的話，而他自然聽得出來我有了麻煩，於是設法聯繫卡普蘭。他從來就不喜歡這樣做，也不覺得這樣做合適，但此時此刻他覺得有其必要。

稍後，史蒂夫把他致電卡普蘭的內容覆述給我聽：「卡普蘭醫師，我很擔心艾倫。她已經很長一段時間沒有像現在這麼嚴重的精神病症狀了，我覺得你有必要知道這件事。例如她告訴我，她要在你之前先去一趟中國，幫你把所有的惡人除掉。」

「她想得真周到！」卡普蘭乾巴巴地回了話。然後，他建議我提高藥量。

依照卡普蘭的思維，我會透過三種濾鏡來凝視自己。用他的話來說，就是有「三個我」，但並不是在說我有三個自我，或三個人格，或三個主體存在之類的，這種說法純粹只是方便快捷的表達方式。三個我之中，一個是艾倫，另一個是薩克斯教授，而第三個我則是「病歷表女士」，也就是身為精神病患的那個我。對於這樣的譬喻，我其實是無力辯解的，畢竟這種說法相當完整地總結了我人生的運作方式：我與朋友家人在一起的時候是艾倫，教學或者寫作論文的時候是薩克斯教授，發病的時候則是病歷表女士。卡普蘭認為，在這三個我之中，最受忽略的是艾倫。

有許多時候，我都深刻相信自己不過就是「病歷表女士」，一個瘋掉的女人，一路偽裝自己、取得教職，而且真實身分隨時會被揭發，之後就會被安置到她真正的歸屬——精神病院。在其他時日，我會否認病歷表女士的存在，因爲我的疾病並不是真的。只要我能成功擺脫藥物，病歷表女士也會隨之消失。因為，我怎麼可能調解病歷表女士與艾倫及薩克斯教授並存？要不就是我有精神疾病，要不就是我可以享受完整而令人豔羨的專業與個人生活，但是這二者無法同時為真，這兩種狀態本質上就是互斥的。承認其一就等同否定其他。我就是不可能接納兩者。難道沒人可以理解這件事嗎？

在診療的第二年春天，我與卡普蘭的關係愈來愈不平順。以往我總是能設法把大部分精神病症狀下的思維保留到診療時。在沙發上，我可以躺下來，真正放鬆。在那裡，我覺得很安全。萬一關著我所有心魔的櫥櫃門爆開了，心魔一湧而出——嗯，那也不要緊。我身處精神分析診療中，在這裡本來就會發生那樣的事。就把你心裡想的和盤托出吧，或者，至少瓊斯太太與懷特醫師是這樣教我的。

但卡普蘭卻認定像我這樣利用精神分析的方式，本身就是一種問題，是我用來逃避的手段，藉此不去處理更加緊要的問題。病歷表女士占用了他所有的時間，而艾倫則裹足不前、一無進展。我用精神病發作下的胡言亂語填滿了沙發上的精神分析診療時段。我已經好幾年沒有約會，在可見的未來自然更不可能締建親密關係或婚姻，但這卻是我目前堅持想要且熱切盼望的。卡普蘭認為分析診療已變得過於欠缺結構，而他也我告知這件事。

然後，因為某些原因，他必須離開一陣子。他不在的這段期間，我去看了另一位精神科醫師，雖然那是卡普蘭的備案，但我認識這個人之後也很喜歡他的診療風格。當卡普蘭在數週後返回時，他告訴我備案醫師跟他說他注意到我嘴唇周邊看起來有震顫動作，而這有可能是遲發性運動障礙的初徵，那是抗精神病藥物造成的一種運動障礙。或許你在流落街頭的精神障礙患者身上曾經看到下列症狀：咂唇、舌頭外垂、無法控制的肢體顫動。遲發性運動障礙的出現代表有什麼地方出了問題，基本上就像在你身穿的T恤外面掛張吊牌，上面寫著「我是瘋子」。更糟的是，許多證據都顯示這是漸進且不可逆的。

很快，卡普蘭把我轉診給這方面的專家，同時也是國際知名的思覺失調研究者——史蒂芬・馬德（Stephen Marder）醫師。他下了診斷：我確實罹患輕微的遲發性運動障礙。根據我在所謂AIMs測試（異常非自主運動；Abnormal Involuntary Movement）所得的結果，我的嘴唇確實出現非自主運動，雙眼也眨動過劇且頻率過高。雖然這些運動很細微，可是沒有人能保證日後不會惡化。我在法學院的朋友後來告訴我，他們注意到一些狀況，但出於善意（再加上他們也不知道成因），他們當時沒說什麼。

雖然有馬德醫師的診斷，但卡普蘭堅持他從未在我身上看過這些症狀。「我不認為你有遲發性運動障礙。」他堅決地說。馬德才是遲發性運動障礙的專家，可是卡普蘭拒絕確認他的診斷，這讓我覺得他對我的深切憂慮相當敷衍，縱使那憂慮是由專家引發，而那專家是他轉介我去看的。還真要感謝這些我信賴的醫師：看來我持續服用藥物的副作用，果然可以消除外界對我的任何懷疑——我就是那個嚴重顫抖的精神病患者，病歷表女士。

我想不起來上一次我感到如此憤怒且沮喪是何時的事了。懷特與卡普蘭堅持我必須服藥，這背叛了我的信賴。當然我自己一直都知道服藥有其風險，但是「背叛」這個詞仍在我耳旁揮之不去。我一向很會隱藏自己的思緒，可是萬一我真的罹患遲發性運動障礙，那我該怎麼隱藏我的外觀？

然後，卡普蘭又用侮辱的方式在傷口上撒鹽。「以後診療時你不可以躺下來。」他說。對我而言，他等於是在說我狀況不夠好，不能接受他的精神分析。卡普蘭堅持真正有效的精神分析無論有沒有躺在沙發上都可以進行，但在我聽來，他等於在告訴我，我連接受分析都不夠格。我不過就是病歷表女士。別了，艾倫．薩克斯教授，再會了。

「我很認真在思考要終止與你的關係。」我對他大發脾氣，同時在這幾次診療前後，也透過電話跟史蒂夫講一樣的話。

「跟他的診療已經沒有任何意義了，史蒂夫。反正他也不想要我去那裡，這很明顯。我惹惱了他，我不遵照他的指示。除此之外，他根本沒有真的把注意力放在我身上。其他人都看得到我的嘴唇在震顫，就他看不見。其他人都看得到我的眼皮嚴重跳動，眼睛眨得厲害，就他看不見。那我要他這個醫師做什麼？」

「我要你有什麼用？」我問卡普蘭。「你不但認為我就**只是**病歷表女士，看起來還已經決定要對世界宣告我就是那樣的人！」

我的憤怒漸漸被全然的絕望取代。我自己的分析師，那個應該理解我最深的人，那個主要任務是幫助我掌握方向進而理解我迷亂世界的人，顯然認為我最終也就只能成為街上遊民。好，那麼，或許我應該直接流落街頭，了此餘生。我注定了會逐漸墮落。街頭才是我的歸宿。其他的一切都只是偽裝。

我想像自己最後真的淪落街頭過著遊民生活，那妄想一天比一天還要強烈。畢竟，這樣的可能性並不是第一次冒出。當我被送進紐海芬的精神病院時，MU10病房的那些專家就做過這樣的預測了。**或許他們對我的想法一直都是對的，或許我才是錯的。**

卡普蘭不為所動，但史蒂夫會給我一些安慰。我們每天花數小時通電話，他聽著我語無倫次的怒吼，盡全力勸我不要走上極端。「我想他的瘋狂是有理由。」他說道。

「**他的**瘋狂？」我說道。

「對。看起來像是他在建立一個全然不同的結構，一種在你們之間與以往全然不同的動力關係，雖然你並不習慣這樣的改變。艾倫，留在分析裡吧，如果有必要，別躺著也沒關係。這樣的變動真有那麼糟嗎？你也持續在寫作、教學，一切都進展得很好。你所渴求的一切都已經在你的掌握之中了，只要你能和他一同度過這個難關。難道你真的要因為生氣而拋棄這一切嗎？」

然後卡普蘭作出了他慈悲的致命一擊：他給出了診斷。思覺失調症。「過去我把你診斷為『非典型精神病』。但那到頭來不過是讓你小看了自己的症狀。現在，我認為我錯了。」他的宣告來得冷酷而突兀，就如同用一把切肉刀將診斷切好端上桌。情況就是這樣，要不要拉倒。「當你發病的時候，你跟最嚴重的思覺失調症患者沒有任何差別。這種狀況不會改變，不可能變好，也不可能變成其他的東西。已經到了你放棄抵抗的時刻，接受這件事吧。」

「放棄抵抗？」如果說我之前是憤怒，現在就是狂怒了。「放棄抵抗？我還以為我才是這房間裡瘋的那一個。」

我會讓他看清楚，是他讓我別無選擇。我會讓卡普蘭跟全世界看清楚，我沒有精神疾病。我是艾倫我也是薩克斯教授，但我**不是**病歷表女士，那個瘋女人不過是**他**想像出來的虛構事物，不是我的。我會讓他們都看見。我會一舉擺脫那些該死的藥物。然後他們都會看清什麼才是真的。

# 20

卡普蘭等於是在要求我降服。我聽來就是這樣，感覺起來也是這樣。要求，見鬼，他根本是在命令我降服。我這一生還未對任何人事物降服過。如果截至目前為止的醫師說得都對，我現在不是早就該在精神病院裡了？我遇過的專家幾乎都曾在某個時刻告訴我，我的命運就是如此。如果我真的相信了，如果我真的向他們看到的我降服了（而非堅忍地緊抓住我眼中的我），我現在就應該還在瓦恩佛精神病院底下的隧道內爬來爬去，用打火機灼燒自己的手腳，等待惡魔利用我的神經傳導物質，以無法解釋的邪惡方式把整個世界炸掉。

但我沒有相信他們，然後你看我現在爬到哪裡：我是律師，是學者，有好幾個學術學位與榮譽獎項，在論文發表上、教學職涯上也都有好的開始。我有辦法獨立生活、交友，每日感受到加州的暖陽照在我背上，並感謝這一切。所以，叫我降服？放棄？停止抵抗？我辦不到。我的雙親教我的，回歸行動戒治中心教我的，是絕不降服。抵抗。奮戰到底。

像「降服後才有勝利」這樣的概念，對我認識的每個人來說是前所未聞，無論他們是貧是富，是患病或健康，是開心或傷悲。降服感覺就像是失敗，感覺上就是被擊敗。更糟的是，這感覺起來就像失去——失去自我，失去自主權，還有，失去希望。降服就等於在作戰時收起帳篷，悄悄逃離戰場。也就是等於在告訴大家，「我不行了。我放棄。」問題是，我不是會這樣做的人。至少目前還不是。

所以我訂了一個計畫。首先，我找了一位認知行為心理學家，班森博士，請他建議我如何在減藥時設法控制精神病性的思考。那次會面以及我們的討論，很大程度讓我想起牛津的漢米爾頓醫師——他協助我平安度過疾病嚴重發作的頭幾個月，此外，班森博士的理論取向也與漢米爾頓一致。她謹慎又明白地盡力向我說明接下來的幾週可能會發生什麼事。「會非常辛苦，」她說道，「而且並不保證真的能成功。」

「但我總得試試看。」我告訴她。

「是啊，」她說。「我想也是。」

我無數次向史蒂夫說明我的計畫。他雖然盡力保持耐性，卻難掩懷疑之情。一如以往，無論什麼事情，只要我下定決心要做，他都願意給我支持，但是他這次非常清楚地表示他覺得我的計畫是很糟的主意。對於他的雙重立場，我們兩人都看不出有何自相矛盾之處。其實我跟他的友情一直以來都有類似的困境——假設，即使有證據證明情況相反，我卻仍要去做某件形同跳崖的事，他還是會先警告我，然後到懸崖下面接住我。「艾倫，你要小心，」他警告道。「這不像調整頭痛的阿斯匹靈劑量那麼簡單。」

我知道卡普蘭絕不會配合我的計畫，因此我用含糊籠統的方式說我打算降低藥量，還有那主要是因為我對藥物副作用的憂慮。我希望最終可以全面擺脫藥物，但會用非常審慎的方式進行，我說，我會做盡可能小的調整，不會有大調整，不會操之過急。

最後，我也跟遲發性運動障礙與思覺失調症專家馬德講了這件事。他說，如果我堅決要調低劑量，應該以每半年降低一毫克的速度來進行。當時我已經自行把藥量調降到六毫克了，依照馬德的建議，我要等上三年才能完全斷藥。這樣不夠快。這樣不夠乾脆。於是我決定每個月調降一毫克，比馬德建議的速度快六倍，但比我自己過去減藥的速度慢上許多。理想中，我到仲夏就可以完全停藥。

於是我就這樣開始了。我在執行任務。到最後，我要不是變成病歷表女士，就是艾倫與薩克斯教授的某種合理混合體。但有人必須消失。

依照班森博士在那年春天給我的建議，我加入了一個支持團體——洛杉磯躁鬱與憂鬱症協會（the Manic-Depressive and Depressive Association of Los Angeles, MDDA）。我曾經試著尋找思覺失調患者的支持團體，可是一無所獲。ＭＤＤＡ是次佳選項。這個團體每週聚會一次，地點在附近一所醫院。

我認為支持團體就代表了完全揭露、有不認識的人在場並發表意見、對抗各自心魔的男女等，以我對這一切的恐懼程度而言，這次的參與出奇地輕鬆自在。幾乎房間內的每個人都在服藥，或進行一種以上的合併藥物治療，而其中絕大多數人（甚至那些接受自身疾病的人）都深切痛恨此一事實。我們變得有瑕疵，我們成為不足，我們不及格。我們每一個人都有許多問題，而房內沒有一人會樂於知道困境的解方就躺在小小的塑膠處方藥瓶內。又或者是兩個藥瓶。也可能是三個。「當我服用這些東西時，我就變得不再是我，」其中一個人說道。「它們把我變成了別人。」

幾位也參與MDDA的人並不相信自己有病，就更別提那些被要求持續保持警覺及服藥的人了。每隔一陣子，就有某位參與者在聚會時處於躁期——每個週期大概就是兩到三星期。然後，不管為了什麼理由，他又會決定繼續服藥；到了下星期，他看起來以及感覺上都會好上許多。然而，他會說，「下一次，我只需要再努力一點。我知道下一次我一定會成功。」我點點頭，非常清楚他在說什麼。

不過，我堅持不懈的「抵抗」在團體內也未必總是受到歡迎。我在MDDA團體內的一位密友是智力頗高的男性，約莫跟我的年紀相當，也跟自己的疾病奮戰多年。雖然在我看來，他的智力與其他方面的能力大致上完好無缺，但是他本人幾乎已經放棄在人生中達成任何進一步成就的希望。相反地，他會依照自己的感覺或需求，以障礙者的身分在不同工作間來去。雖然與他相處頗為愉快，但我發現自己愈來愈不能忍受他對自身疾病與工作的態度。「我覺得你已經放棄了，」某晚一起吃飯時我這樣說。「我認為你已經投降了。你活在精神障礙者的角色中，活得太舒適了。」

這些話一說出口，我就恨不得全收回來。他臉上的表情是顯而易見的受傷，甚至悲痛。他曾經那樣信賴我，但現在他後悔了。

卡普蘭有時會說，只要事情涉及我那些精神障礙的病友，我那個共和黨的超我就會冒出來。我多年來不停驅策自己，而那樣的驅策也幫助我生存了下來。於是我無法允許別人做那些我不准自己做的事。當然，回過頭看，我的不寬容所揭露的更多是關於我自己，而非我的友人。我的不寬容令他痛苦，也讓我失去了這段友誼。

我自行降低耐悶劑量的第一個月就這樣過去了。我感到……不確定。**診間裡除了我跟卡普蘭，是不是還有別人？事情有點奇怪。我不清楚卡普蘭究竟是站哪一邊。**

第二個月來了又過去。我已經把劑量降到四毫克。學期課程已經結束。我還能寫，但也只是勉強能寫——有群一寸法師在你腦內威脅要發動核子戰爭，想要集中精神是很難的事。有人在我的血液中偷偷混入抗精神病藥物，讓我看起來像個精神病人。但我不是。以神之名，我如果是精神病人，**我會告訴你們，真是多謝了。**

我費盡心血在卡普蘭面前隱藏自己的症狀。不這樣的話，只會證明他是對的。於是，我在椅子上坐得直挺挺，也控制自己不胡言亂語。

之後又有一位ＭＤＤＡ團體的成員試圖停藥，同樣失敗了。是啊，是啊，她又開始服藥，現在好些了。「但我覺得，對我體內的化學組成來說，或許時間還未到，」她說。「下次我再嘗試的時候，會用不同方法處理。」

當天晚上，我跟史蒂夫在電話上聊天時，我說：「我知道每個人的疾病狀態都是不同的，因此藥物也有差異。但你知道，我開始覺得我試著做的，跟團體裡這些人試著做的，似乎有某些有趣的相同之處。」

「拜託，你才知道啊？」史蒂夫說。我幾乎可以看見他臉上泛起大大的微笑。

「喔，你閉嘴啦。」

我已經把藥量降到每天三毫克。無論白天或晚上，我愈來愈難受。控制我身體與思緒的激烈努力，感覺就像是試著拉住一群脫韁野馬。睡眠變得斷斷續續，而且充斥著驚醒後汗涔涔的噩夢。但是，我還是把藥劑調降到兩毫克。

幾個月前，我接到前往牛津參加工作坊的邀請，那時我欣然接受了。想在不觸怒他人、不造成他人重大不便，也不讓自己看來既不專業又不負責的狀況下改變心意，看來為時已晚。雖然精神愈來愈錯亂，我還是非去不可。我到場後，就設法咬緊牙關控制自己——雖然我挺確定工作坊的每個人都覺得我是他們所見過最怪異的人。等我撐到搭上回程班機，已經是一團糟了。

我回來後第一天走進卡普蘭診間，便直直走向角落，蹲坐在地板上，開始顫抖。我身旁的盡是邪物的思緒，一個個亮出匕首，準備把我切成一片片薄片，或者把火紅的煤炭塞進我喉中。卡普蘭後來說，我是在「痛苦地扭動」。

「艾倫，你必須把藥量調高，」他立刻說道。「你現在是急性且過度的精神病症狀態。」

「一。努力。數字。炸裂。」

「你會多服一點藥嗎？」卡普蘭問道。

我顫抖不止，但同時也拚命搖頭。我不可以吃更多藥。**我的任務尚未完成**。

之後我立刻去看了馬德醫師。他先前從未看過我發病，也一直以為我只是罹患輕度精神病（我並未設法消除他的誤解），以為我的主要憂慮是遲發性運動障礙。我一進到他的診療室，坐上沙發，就蜷曲成一團，開始喃喃自語。我的衣衫不整，也記不清上次睡覺是在何時，或者自己吃了什麼。我上一次沐浴是——在牛津嗎？還是在那之前？有沒有洗澡又有什麼關係，反正我們終究會死。當時若有任何人進到馬德的辦公室，應該都會認為他正在診治思覺失調的街友。數週之後，他告訴我，我當時看起來確實就是那樣。

「頭腦炸裂，人們試圖殺人。我把你的辦公室砸了可以嗎？」

「如果你覺得自己就要那樣做了，就必須要離開，」馬德說。

「好。小。冰上的火。叫他們別殺我。叫他們別殺我！我犯了什麼錯？一切全都爆了。數十萬個念頭。封阻。」

「艾倫，你覺得你會不會對別人造成危險？或者你自己？」他問道。

「這問題有鬼。」我說。

「不，並沒有，」他說。「我是說真的，我認為你需要去醫院。我現在就可以幫你住進加大洛杉磯分校的醫院，整個過程會非常謹慎。」

「哈，哈，哈。你是在**提議**送我去住院嗎？醫院很壞，他們很菜，又很怪。人一定要避開醫院。我是上帝。要不就是以前是。生命由我予取予奪。我不知道自己做什麼請原諒我。」

「我**真的**認為去醫院會是好主意。」馬德說。

「不用了，喔我還真謝謝你。」我說。

「既然這樣，好吧，但如果我是你，我會先離開工作一陣子。你不會想讓你的同僚看到你現在這樣。」

「謝啦，拉走，走人，再見。很快再見。」我無視他的表情，離開了。

當晚，卡普蘭打電話到我家。「艾倫，馬德醫師跟我說了你們的對話。他很擔心，我也是。現在這樣相當嚴重，甚至可以說是危險。如果你想避免住院，你必須要立刻服藥。」

「噢不，噢不，噢不，」我無意義地重複。「我知道我只要再認真一點，一定可以脫離藥物。藥物跟床鋪。我要上床睡覺了。」我腦內某處記下了卡普蘭達到史上最惱火的狀態。問題是，我的任務還沒完成。病歷表女士仍然活力十足、生龍活虎。

我不知道我那天晚上是如何入睡的。感覺就像我的手跟腳往四個不同方向飛離。也可能我單純是因為精疲力竭而昏死過去。次日早上，我拖著自己的身軀前往辦公室——我的避難所，我的藏身處。

但是我在走廊就遇到愛德華．麥卡弗瑞。幾個月前我跟他提過我的病況，但只是簡單帶過。事實上也沒有什麼能幫他做好心理準備去面對現在站在他面前的這個人，這個煩躁到失控的程度，彷彿剛從龍捲風中逃出來的人。我憑著自己想騙過他的微弱意念，努力抓著前後連貫的思維，但我的思緒其實已經裂成全無意義的內容。

「有這群小人還有爆炸。在我腦裡。語音留言還有封阻還有一定要完成的事情。還有其他人在這嗎？我去那裡，然後他們說『X，Y，與Z』，接著是殺戮戰場，但又有誰知道定罪的事？」

一開始，愛德華微微笑了一下，以為我在開某種玩笑，但隨著我愈來愈認真，他知道發生了什麼。「艾倫，你究竟怎麼了？我一開始以為你在開玩笑，但你不是吧？其他人知道這個狀況嗎？可以讓其他人知道嗎？」

「我不介意讓麥可知道，」我說。「不是大天使那個。另一個。」

「留在這裡，」他堅決地說。「留在原地。我去打電話給卡普蘭。還有唐娜。」愛德華當時的妻子唐娜是醫師。

過了不久，愛德華回來了，同時電話也響起。我接起電話，聽到麥可．夏皮洛的聲音，我那位好心的生物倫理教授同僚在電話另一端。「艾倫，你還好嗎？」他問道。

「噢，可真是太好了，感謝你。可是出現了封阻，而且我必須為很多死亡負責。我殺過你了嗎？」

「請把電話交給愛德華。」他只講了這一句。

我專心聽著愛德華這一端的對話內容。「不，不，我們不能打給副院長，」他焦急地說。「我已經跟她的醫師談過，他再幾分鐘就會打來。我們再按照他說的做。問題是，我跟你說，這狀況真的很嚴重。」他一掛上電話，鈴聲隨即又響起。是卡普蘭。

「我不會增加藥量，」我告訴他。「我辦得到，我只要更努力就可以。」然後我掛了他的電話。

如果我能控制自己反覆無常的大腦，如果我可以再多撐一下，那麼我消滅病歷表女士的任務就不會失敗。我是在為艾倫還有薩克斯教授奮戰。我從未在任何事情上失敗，而我也不打算讓這件事成為第一次。

「我要載你回家，」愛德華告訴我。「然後我會在那裡陪你一下。艾倫，你必須吃藥。」

「不，」我說。「還有，好。不，是指吃藥。好是指搭車回家。」

「你該不會半路跳車吧？」他問道。

「不，我不會。出發了，前進荒野，藍色希望[26]。」

從學校回威斯特伍德的一路上，愛德華不斷說話。「我不懂，」他說。「你的職涯，你的寫作——只要你好好吃藥，這些不是都很好？所以，這些還不夠明顯嗎？我的意思是，這不就表示你非吃藥不可？」

我搖搖頭。「不，」我說道。「沒有那麼清楚。清楚，親近，附近，前進。前方的車頭燈。我不能輸。」

等我們到了我的公寓，愛德華打電話給唐娜報平安，也說明我的狀況。「那你要我怎麼辦？把她壓制在地上嗎？」他對著話筒低聲咬著牙說。他聽起來並不開心。我也是。

我打電話給卡普蘭。「我要擺脫藥物！」我呻吟道。

「我知道你想擺脫，」他說。「但是你現在的所作所為，只會反過來把自己送進醫院。你必須接受你有病並且需要服藥控制的事實。確實不公平，確實不有趣，但事情就是這樣。」

不，不行。我不可以吃藥也不可以進醫院！房間頓時到處是盤旋在空中向我挑釁的惡魔，邪惡力量從牆壁與天花板進逼。愛德華看不到它們，但我知道它們就在那裡。任何一刻都會有極恐怖的事發生在我們身上。

「有東西在干擾我，」我對卡普蘭哭喊。「我好害怕！幫幫我，拜託！」

「你身邊有藥嗎？」他問道。

「有。」我說。

「那麼，現在該吃藥了。三十六毫克——十八顆藥錠。現在吃。」

我抬起頭。愛德華正盯著我看。史蒂夫再過一下也會打電話來，這是他每天的例行事務，告訴我吃藥的時間到了。馬德跟卡普蘭說，應該送我住院。卡普蘭則告訴我，不吃藥，下一步就是入院。

「好吧，」我對話筒喃喃說道。「好吧。」

我輸了。

我一次服用了完整劑量。幾分鐘內，我變得難以行動而且想睡。愛德華走了，我爬上床，之後的幾天除了跟卡普蘭的約診，我都待在家裡。

我再也不能否認真相，也無力改變。那一道將艾倫和薩克斯教授還有病歷表女士隔離開來的牆就這樣被敲成碎片，在我腳邊化為斷垣殘壁。原來病歷表女士是真切存在的。那，才是真相。

後續的幾日，我感覺自己就像車禍倖存者——全身痠痛、衰弱不堪，彷彿一陣微風都可以把我吹倒。我盡量努力避開浴室的鏡子，可是她就出現在那裡，那個先前我在瓦恩佛醫院鏡中看到的大眼女：頭髮髒亂結塊，形容枯槁，只剩一把骨頭。這時若有人猜我的年紀，應該都會比真實年齡多

26《藍色希望》（*The Blue Yonder*, 1985），美國科幻冒險電影，以一名十一歲男孩搭上時光機的時空歷險為主題。——譯注

出二十歲。輸了，輸了。希望已死，我只能哀悼。我想要發怒，像風暴一般砸了公寓，問題是我實在太過疲累，到頭來只剩拿起牙刷以及髮梳的力氣。

精神病會吸乾患者的能量，一如宇宙中的黑洞。而這一次，我對自己的逼迫真的是再上一層樓。當我舉步維艱地在人行道上行走，每一次小心翼翼地放下一隻腳，猶如自己隨時會摔倒而被吞入地心般地輕踩柏油路，我只能想到用這種步履行走的老婆婆，以及我曾經多同情她們。

單是去採買——列出清單、爬上車、實際去到某處，然後達成某樣簡單的目標，像是拿到奶油、雞蛋、麵包、咖啡等，我都幾乎無法負荷。感謝上帝讓我有這些好友在身邊。

在經歷失去之後，人們自然會把重心放在熟悉的事物上，藉此尋求安慰。就如同受傷的野獸一般，我鑽入我的地洞中，讓自己熟悉的事物與聲音環繞自己。我會與史蒂夫通話數小時，重溫我做過的每個決定，抽絲剝繭理出思緒，質疑自己做過什麼，為什麼那樣做，然後試著每次得出不同的結論。而我跟卡普蘭的診療則瀰漫著一股「我早就告訴你」的氣氛，只是沒人點破而已。我也花時間跟那些目擊我發病卻沒離開我的朋友相處，出乎意料，他們似乎還願意關心我。

最後，我回到我在法學院的辦公室，試著寫文章，也準備秋季課程。但絕大多數時間，我都聽著古典樂，在沙發上睡長長的午覺。畢竟，這張沙發還屬於我。四壁屬於我，這些書籍與論文屬於我，而辦公室門上也還有我的姓名。當你擔心自己從高處墜落，自然會牢牢抓住一切你還能掌握的東西。

等到秋季學期課程開始時，我的狀態已經恢復得差不多，注意力能夠集中，也真心期待可以跟暑假離校的學生與同僚打招呼。我猜，要解釋我發生了什麼事，最好的方法就是說我就像得了嚴重流感，要好一陣子才恢復，但每一天我都覺得好一些。即便在陽光普照、只有春夏兩季的加州，九月也總是特別令人覺得一切都會變好。

雖然經歷了我與藥物的這一段醜陋插曲，我還是能堅持原本爭取終身教職的計畫，繼續寫作、發表足夠的論文，藉此「儲存物資」，以防萬一我又因為疾病必須休假。我已經在幾本法學期刊上發表過文章，探討病患拒絕醫療的決策能力，此外我在耶魯大學喬治．莫爾教授所開的佛洛伊德課程中所寫的那篇文章也已經登上精神分析期刊。我已經完成多重人格疾患的刑事責任能力此一主題的第一篇論文，並開始草擬幾篇文章，進一步探究多重人格疾患與法律的相關主題。精神分析與法律自此成為我學術研究的主要關注領域，理由相當明顯。

南加大醫學院的一些教職同僚注意到我發表的研究，當我受邀前往該院任教時，我感到相當高興且榮幸。我開心地接受了邀請，但也覺得我需要離開我的MDDA支持團體了——醫學院的教職邀請來自精神醫學部，而我不能冒疾病曝光的風險，當然，這件事更不能發生在我取得終身教職之前。我打電話給耶魯的史蒂夫．威茲納，告訴他，我已經擺脫了終身都是患者的狀態，成為整個醫學院教職員的同僚。「我已經打入敵營了！」我說道。他的笑聲令我心滿意足。

# 21

我與卡普蘭之間的進展並不順利。無論我做或說什麼，對他而言都是在考驗他的耐性。舉例而言，我去做了體檢，過程中醫師發現我有一個甲狀腺結節，需要做切片。之後有位內分泌科醫師對我做了檢查，說我可能罹患馬凡氏症候群（Marfan syndrome），一種結締組織病變的遺傳性疾病，女性患者的預期壽命只有大約四十五歲（不過近年來此一數據經過修正，已經提高到六十五歲左右）。當時，我已經三十七歲。我受到嚴重打擊，焦慮不堪。

於是我做了我一向會做的事：挖出與馬凡氏症相關的所有論文，瘋狂地全部讀一遍，然後在每一頁的字裡行間瞥見自己的蹤影。我確實有此症的許多生理特徵：高瘦，關節彈性極佳，心跳快，也出現過腦出血。我完了。我就知道。我的大限已近。

「林肯也有馬凡氏症。」我對史蒂夫哀鳴道。

「但那不是他的死因，艾倫。拜託，振作一點。你避開戲院就是了。」

卡普蘭一點時間也不浪費，直接說他認為這整件事就是胡扯，想都不想就否定了。「那醫師根本就把馮京當馬涼。」他說。

「他可是專家，」我抗議道。「加州大學洛杉磯分校的正教授。而且他說如果我沒馬凡氏症，他會覺得『訝異』。你為什麼不肯認真看待這件事？」

後續密集的醫學檢查結果顯示出我事實上並未罹患馬凡氏症候群。不過，那也未能阻止接下來幾天我的精神病持續在我的生活周遭滲出血來。我必須承認，我就是重度疑病症患者。我的身體在過去背叛了我這麼多次，卡普蘭又怎能期待我表現得像是今後不會再發生這種事？

之後不久的某天下午，我又退回一個熟悉的主題。「我一直在想，」我說。「如果我服用抗焦慮劑，或許就可以擺脫抗精神病藥物。」

卡普蘭瞬間勃然大怒。「我一再重複告訴你，你這一輩子都必須持續服藥。我說過試圖擺脫藥物會讓你在原地打轉，就是在病情好轉、出現症狀、病情好轉之間來來去去。」他幾乎已經是在大吼。「我不願意再忍受這件事了！你再自行減藥，就不能接受我的診療。事實上，要接受我的診療，減藥這回事你提都不能提。這件事到此為止。」

以我所見，當時他臉上的表情就是純然的憤怒。就這樣了。今後再也不能跟卡普蘭討論藥物的事。這個議題已經沒有討論空間。

史蒂夫認同他的說法。就史蒂夫的立場而言，在經歷上一次事件後，他已經取得作結論所需的一切資料了。「每次你一調低藥量，判斷力就會嚴重受損，」他說。「每一次，情況都會很快就惡化，一個接一個的糟糕決定，沒有一個符合你自己的最佳利益。這其實……很令人精疲力竭。你自己都不會厭煩嗎？」

噢，天啊，當然會，我很厭煩——煩自己總是孤單，煩自己老是亂揮亂踢，煩自己老是拿頭去撞牆。這麼多年來，我一直抗拒這支藥物做成的「枴杖」——用藥就代表我意志薄弱，人格軟弱。可是現在我也開始質疑自己的堅決。舉例來說，假設我斷了一條腿，必須使用枴杖，我絕對想都不想就用了。那麼，難道我的大腦不值得跟我一條腿同等程度的細心照料與協助嗎？事實是，我已經罹患了某種需要藥物輔助的疾病。如果不用藥，我會愈病愈重；用了藥，我的狀況會有所改善。我不知道我為什麼一定要吃盡苦頭才能得到教訓，但我就是這樣做了。

有個朋友用激流來比喻：一旦你陷進去，第一直覺反應一定是奮力掙扎。而你掙扎得愈激烈，耗掉的氣力就愈多。但事實從來就很單純：激流的力量就是比你強大，硬拚絕對沒有機會獲勝，如果你堅持跟激流鬥力（假設你這時像我一樣有「適應不良的頑固症」），下場就是溺斃。簡單的教訓正是：停止掙扎，暫時讓浪帶著你走（正如加州衝浪者年年必須重複學習的）。保留氣力，先別抵抗，激流反而會很快將你帶離險境，進入較為平靜的水域。到那時，如果你有好好保留體力，你就可以游回來時的海岸。但首先，你必須懂得放手。

縱然我多年來自行調整藥量的歷程在我朋友與醫師的眼中可能很可氣甚至是可怕，但我已然了解這段歷程對我很重要；那就是一個必要的發展階段，我要先走過，才能有發展完全的自我。那也是讓我逐漸與疾病和平共處的唯一辦法。

所以我發誓會好好服用耐悶，不再自行實驗調整藥量。隨之而來的則是令人愉悅的驚喜：我幾乎立刻就開始覺得狀況變好。再一次，我明白了把我的心魔阻擋在外的，不是我的頑固或自律，而是藥物。我知道心魔還在，每一天，無論用多麼幽微的方式，它們總會找到方法提醒我它們的存在。

但這些心魔已被阻絕在門後，而這門也已緊緊關上——至少目前是這樣。除此之外，我也決定了我的人生還有其他更好、更有趣的部分值得我去花心思。

我遇到了某人，很好的人。他的名字是大衛，是微生物學家，而且他看起來對我有好感。他問我要不要來場真正的約會——自從我進法學院以來，這還是頭一次。我們第一次的約會還不錯。第二次約會則是還可以。不過，很快地，他便開始催促我和他上床。我還沒準備好跟他，或者任何人，走到那一步，在這樣的狀態下我們雖然持續交往，但其實不太容易。過了一陣子之後，與大衛相處已經從有趣變成了緊張，而緊張卻是我最不願面對的。

我們不再約會，但至今都還保持良好的友誼。他善良、聰明又有趣，我也相當珍視他的友誼。不再跟他交往的決定是對的，只不過這個決定令我哀傷。倒不是因為我不再與大衛保持浪漫的關係，而是因為一個更大的問題：這世上究竟有沒有適合我的對象？我的許多女性同僚在追求教育與職涯的過程中，固然曾經暫時不顧個人生活，可是最近看來，當中許多人也已經找到伴侶，墜入愛河，養兒育女——過著那種我只能想像的生活。我看著電影，看著人們相遇、相戀，卻也只能坐在那裡感覺自己似乎是來自外星球的異類。真該死，我也想要。親密關係、愛情、信賴、某人手臂環繞我肩膀的觸感、我的手握著他的手。病歷表女士最近相當安靜，而薩克斯教授的生活則過得挺愜意。那麼，我們又該拿艾倫如何是好呢？

我愈深入探究多重人格疾患，就愈著迷，而既然我先前的多重人格疾患相關論文廣受好評，我想或許可以試著就此議題寫本書。作為準備工作的一部分，我需要快速熟悉這種疾患的臨床表現。因此在數月內，我每週一次前往本地醫院，在那裡與確診為多重人格疾患並接受治療的患者會面。

我第一位會談對象是非常討人喜歡的年輕女性，朝氣蓬勃、魅力十足，全心投入治療與康復中。她告訴我，她剛結婚不久，但之前的訂婚期長達兩年——在那段期間，她的未婚夫堅持逐一向她的個別人格求婚並取得同意！

我也看了數百小時的錄影，都是有關於患者接受一種名為「結構式臨床會談：解離性疾患」（Structured Clinical Interview for Dissociative Disorders, SCID-D）的紀錄。即便有人強力主張多重人格障礙有可能遭到過度診斷（而且有時是治療者自身造成的），但是對我而言，前述那些錄影紀錄非常清楚地證明多重人格疾患是一種真實的現象。

奇怪（但令人開心）的是，待在醫院中，看著這些患者進行ＳＣＩＤ－Ｄ會談，全然不會激發我的負面情緒，也並沒有喚醒我的內在心魔。我跟這些患者並沒有太多相同之處，哪怕我確實觀察到有幾人明顯罹患多重人格疾患卻矢口否認（我相當熟悉**那種**行為）。觀察這些過程真的令我眼界大開，得以更加深入理解絕大部分精神疾患共有的特質，原來我們之間仍有些微重疊之處。

當我在撰寫關於多重人格疾患的專著時，與我的侄子在電話中有過一番很好笑的對話。那時他大概十歲，打來問我那天在辦公室做什麼。

「我在寫一本有關多重人格疾患的書。」我告訴他。

「那是什麼啊？」他問道。

天啊，我自忖，我要怎麼做才能度過這關？「嗯，有些人認為，自己的身體裡住著許多其他人，」我說。「那如果其中一人做錯事，其他人都應該被關進監獄嗎？」

他在那個問題上想了一下，然後我們小聊了一會，之後就互道再見。

幾天後，我弟弟打電話來了。「你跟我兒子講了什麼啊？」他問道，聽起來對我不是很高興。「有一天他不乖，他媽媽制止他，他卻不願停下來，最後她受不了，問他說，『你今天到底是怎麼回事！』結果他回她，『我沒有做什麼壞事，是我體內的其他人幹的！』」

在南加大的第五年秋天，我備齊了終身教職的申請文件：五篇長論文、四篇短論文，以及一本專著的提案大綱。愛德華與麥可都表示了相當的鼓勵。後續會有三人小組審閱我的作品，並將這些作品提給十二個左右的審查人，等到審查意見回來，審查委員會就會開會並投票，之後再提交給法學院的所有終身職教員。全體終身職教員都會拿到票，在一週內把票投到院長室。投票結果將會決定我能否成為正教授。

那一年就這樣靜悄悄過去，甚至很平順。我就是教書，還有寫作。我與友人一起打發時間，也前往安娜堡探望史蒂夫——他在那裡完成臨床心理學的博士學位。我持續正常服藥，是卡普蘭也認可的劑量。雖然這段時間我沒跟人約會，還是有人吸引了我的目光。那是圖書館的館員，有一頭金髮，很迷人，是開放、不引人注目的那種——穿著法蘭絨襯衫，留著馬尾。他不像許多學生那麼緊綁，也不像很多教職員那麼幹練。他介於兩者之間，而且看起來在圖書館如魚得水。我後來知道，他的名字叫做威爾。而且，他已經在這裡工作好一陣子了。有人跟我說，威爾閒暇之餘會自製家具及從事園藝。見面一兩次之後，他看到我會露出微笑。看起來很親切的微笑。**不錯**，我想。我可能臉紅了。嗯，我很確定我臉紅了。

我有次跟卡普蘭抱怨，當天稍早與同事一起午餐時，我赫然發現自己是全桌最資深的，這讓我很不開心。

「噢，」他說。「你的意思是，你是拒絕長大的醜小鴨吧！」我跟幾個朋友分享了這段故事。在南加大取得終身教職，在當時被稱為「長成大鴨」。

在二月的某個週五，院長室傳出了我的終身教職申請案開始投票的消息——那是我到南加大法學院的四年半以後。之後過了整整一週。接下來的那個週五，我靜靜坐在自己的辦公室裡——**拜託，可以有人來敲我的門嗎**。或者打電話給我。或者寄電子郵件給我。或者送隻傳信鴿從窗戶飛進來。什麼都好，有消息就好。到那天下午過半，我的電話響了。我發著抖，接聽了電話。

「恭喜你，薩克斯教授。」我們院長這樣說道。

薩克斯教授。我成功了。我終於成為南加州大學古爾德法學院的終身職正教授。我終於長成大鴨了。有位同僚送我一件《野鴨變鳳凰》電影裡的大力鴨球隊T恤，以茲慶賀。

那時，我出現了現在變得很好預測的狀況：精神病症狀發作了。設法面對改變，無論是變好或變壞，從來就不是我的強項。「巨無霸噴射機有能力在強烈不穩定的氣流中平穩滑行，」史蒂夫說。「但如果是小飛機，只要輕微氣流，就足以造成上下震盪。」我是一架非常小的飛機，而終身教職申請通過卻是一陣強風（雖然令人愉悅），於是後續幾週，這陣風都作勢要將我吹翻。

當晚，我的同僚帶我外出用餐慶祝。我自然不想拿當時正有空中異生物利用我的腦在地球表面散布死亡與毀滅這樣的消息驚擾大家，那會毀了那一夜（更別提會讓我的同僚懷疑自己有沒有投錯票）。我把這件事告訴卡普蘭，自願提高了藥物劑量，然後高低起伏了一陣，默默忍受這些魔物在每個房間角落飛舞。然後，一切又平靜下來，恢復原狀。病歷表女士撤退了，薩克斯教授如願獲得終身職。是時候把注意力放在這三人組中最需要關注的成員，艾倫身上了。

「有了終身教職，」卡普蘭告訴我，「你生命的核心議題就會從生存轉向欲望。」

好，我生存下來了。那麼，接下來，我又有什麼欲望？

我整整花了五年才學會如何善用我與卡普蘭的診療時間。起初我把精神病症帶入我們的診療時段，就如同我對瓊斯太太與懷特醫師所做的一樣。同時，我盡力把症狀隱藏起來，不讓絕大多數洛杉磯本地友人看到，至於那些少數知情的朋友，我也只是很偶爾才跟他們分享我受精神病影響的思維，或在狀況最差、失控時才跟他們說。但是面對卡普蘭，我可以放下心防，就像行人可以在漫長上坡路中找到樹蔭下的長椅，坐下來休息。

問題是，正如卡普蘭一再重申的，他認為我在那長椅上坐得太過舒適，於是發出最後通牒：我不能在那裡休息了。用受到精神病症影響的廢話填滿診療時數，是不可接受的。反之，我們應該討論我想要的生活，以及我的疾病有多常阻礙我取得想要的生活。

在這件事情上，卡普蘭相當嚴苛，而一開始我非常害怕。如果我不能把精神病症狀帶進那個診療室，我還能帶去哪裡？然而，他協助我撐過來了。他會打斷我滔滔不絕的廢話，把我的思緒引導到其他方向——我的教學、我的學生、我的寫作、我的友人。我們的診療愈來愈少圍繞著精神病，關於「真實」生活的討論則愈來愈多。到了我們進行診療的第六年，也就是我取得終身教職的前一年，病歷表女士在我的生活中只會零星客串出場，不再占據生命舞台的中央。是該花心思照料其他事情的時候了。

思覺失調症主要攻擊年輕族群，也就是十幾歲後段與二十幾歲前段到中段，而這應該正是年輕人學習如何交友、維持友誼，以及如何在茫茫人世間探索出自己的航道之時。但是思覺失調症卻可能造成重挫，而且一次就長達三或四年——對有些人來說，甚至可能是永遠。事實上，以我們如今在研究與治療方面的進展，近來的統計數據指明：思覺失調症患者中，只有五分之一有機會過上獨立自主的生活，以及有份工作。

在自己的生活中登入登出（或許是因為精神病症發作，又或許是因為住院治療），並不像在某站下火車稍後再登上另一班車。就算你設法回到車上（機率並不高），你也是獨自一人。一開始與你一起上車的人，已經遠遠在你前方，你只能陷入不斷追趕的窘境。

與人培養友誼的關鍵在於分享個人過往，但如果你罹患了思覺失調症，這卻可能是種危險的儀式。你生命中的條條鴻溝，該如何向人解釋？你可以不斷編造故事，問題是，如果你用一段關於生命的謊言來開啟友誼，感覺並不好。或許，你可以隱瞞先前幾年的空白是如何度過，但別人會覺得你很怪。又或者，你也可以選擇告訴別人你的疾病，然後狠狠被現實打臉，發現其他人並未準備好聽你講這些。精神疾患往往伴隨著汙名，而那樣的汙名會引發負面反應，哪怕是那些有著善心美意的最善良的人。即便是那些好人，絕大多數都還是把精神障礙者當成「他者」，而非「我們」。

我在南加大第五年末的某一天，我正跟法學院的一位主管共進晚餐，一邊跟她講述我當時正在寫的一篇論文，主題是關於患者拒絕精神病用藥的權利。

「我會害怕那些精神病患，」萊絲莉說。「他們可能會用暴力，結果傷害了很多人。」

我震驚之餘，開始耐心解釋科學研究告訴我們的事。「絕大多數精神疾患者的危險性並不比一般人來得高，」我說，「相較於大多數人，這些患者的暴力傾向也更低。」

「我不知道，」萊絲莉說。「我忍不住認為，這些人就是有能力做出什麼事來。或許我有偏見。我的意思是，我不認識任何罹患精神疾病的患者。」

我促狹地笑了一下，說道，「你的意思應該是說，你從來不知道你身邊有沒有人真的罹患精神疾病吧。」

萊絲莉回了一個假裝緊張的表情，然後回道，「可以拜託你快把我送回我的車上嗎？」我倆同時大笑。

「瘋子」不會因為成功度過生活中的某些時刻而登上晚間新聞，相反地，我們只會在某些嚴重或可怕的事情發生時，才會聽到這些人的消息。那個溺殺子女的女人。那個為了自殺而把自用車停在鐵軌上，卻在最後一刻跳車，眼睜睜看著列車急馳而來撞上，大量乘客罹難的男人。那個開槍殺害約翰．藍儂的男人。還有那個開槍射擊雷根總統的男人。約翰．納許，那個人生被拍成電影《美麗境界》的諾貝爾獎得主數學家，大概是上述法則唯一的例外吧。

我們每個人都有強大的驅力想談論我們所受的創傷。「每次精神病發作就像經歷一次創傷。」史蒂夫說。當史蒂夫提到精神病發與經歷創傷的相似性時，我認為他是對的。精神病確實會對患者造成創傷，就跟你在戰區拚命躲避槍彈或者經歷嚴重車禍造成的創傷沒什麼兩樣。如果你想奪走創傷掌控你人生的權力，最好的方法就是把事情說出來。

如果可以，而且也到了適合的時機，經歷創傷的人會說出他們發生了什麼事，甚至是一次又一次訴說。對於他們的朋友來說，這些訴說與重複訴說有可能過一陣子就變得單調乏味，可是這樣做不但健康，而且很重要。因此真正的好朋友會鼓勵你這麼做。問題是，以精神病的狀況來說，你必須小心翼翼在這股想要訴說的驅力以及訴說後無可避免的後果之間取得平衡。揭露自身的真相，哪怕是對你認識且信賴的人揭露，必然會伴隨一定程度的後遺症。思覺失調症患者（像我這樣的人）會讀報，也會看晚間新聞。我們很清楚精神疾病是如何被描述，也心知肚明結交中的友人在得知真相後可能會如何看待我們。我們之所以如履薄冰，是因為我們別無選擇。我們如果不那樣做，那一定是……瘋了吧。

為了證明這一點，我們先快轉到西元二〇〇一年的九月十一日。當天一早史蒂夫就從華盛頓特區打電話給我，告訴我發生在紐約市及五角大廈的恐怖攻擊。當時洛杉磯當地時差比事發地點早了三小時。他很清楚我一定還在睡覺，只是希望我以儘可能溫和的方式聽到這些消息，而不是被刺耳的鬧鐘收音機或學校停車場的某人弄得措手不及。

那一天早上，其實我與卡普蘭有約診，但對他來說時間還太早，他還沒聽到這個消息。於是診療時段一到，我便情緒高昂、侃侃而談我們的國家是如何陷入恐怖分子之手，以及成千上萬的人民已經罹難或命在旦夕。當卡普蘭小心翼翼將我們的會談導向另一個方向時，廣播系統開始公告所有人都必須及時離開建築物避難。我很確定，直到那之前，卡普蘭都以為我正處於精神病發作。

除了在牛津那兩年的孤立之外，我都能克服萬難設法交到一些好朋友，他們很忠誠、友好，會和我保持聯繫。不過我個人的感情生活，就不是那麼一回事了。從范德比爾大學一年級開始，我約會的次數用一隻手的手指就數得出來。對於該如何吸引他人注意這件事，我一無所知。我不知該如何調情，我不知該如何讓別人知道我對他有興趣，我不知該如何搞清楚對方是否也對我有意。感覺上就像他們在教「如何當個女孩」那堂課時，我從頭到尾都缺席似的。

就用我先前提過的威爾，那位人很好的圖書館員為例吧。他看到我的時候會發出真心的微笑，但我卻不知道該如何回應。於是，我只好微笑以對。下一次我走進圖書館時，吞了吞口水，深吸一口氣，說了聲「嗨」。

他回了「嗨」。

呃好，然後我怎麼辦？接下來應該怎樣？幾天就這樣過去了。我回到圖書館去。我對他微笑了，他微笑以對。「嗨，」我說道。「嗨，」他說。

「我，呃，我聽說你會自製家具，」某天我設法結結巴巴地開口。「我很想找時間參觀一下。我的公寓裡面幾乎沒有什麼家具，大概是因為我大多數時間都住在辦公室。」**閉嘴，艾倫。閉上你的嘴。**

「沒問題，」他說。「我很樂意帶你參觀。事實上沒什麼了不起的，純粹是我個人喜歡。」我點點頭。「喔，哇，好的，」我說。「說不定我們可以找時間一起吃個午餐。」

「好啊，太好了，」他說。「我們來約吃飯。」

我迅速逃離法學院圖書館，像整棟大樓著火一般。

又過了一段時間，威爾離開了他在法學院圖書館的職位。但我們還是偶爾會遇見，然後某一天，我的辦公室電話響了。

「嗨，」話筒那端是男性的聲音。「我是威爾，之前圖書館那個人。我在想，你這週會不會有空共進午餐。」

我們去了校園附近一家小小的義大利餐廳，而且我還真的設法吞進一些食物。他跟我講家具的事，說他有多熱愛製作這些東西，說他會用最好的木材與染料，以及要花上好多天才能設計好一件家具並且完工。還有他如何愛他親自訓練的鸚鵡。還有他也從事園藝，那給他帶來極大的快樂。我聽到入神，大部分時間我想我大概都在點頭。

隔天，威爾突然來我的辦公室拜訪，手中握著一根五彩繽紛的鳥羽。他走近我的書桌，拿了片膠帶，把羽毛貼在我的電腦上。「這是我鸚鵡身上的。」說完就離開了。

我呆坐了不只十五分鐘，為那美麗的羽毛而著迷。它成為我辦公室唯一的裝飾品——我沒有照片、畫作，也無意營造氣氛或者個人美學，就只有空空如也的四壁。我從來不裝飾辦公室，待過的任何一間都一樣。我不覺得自己有那樣的價值，對我來說，一無所有似乎才最適合我。然後，現在出現了這一根小小的羽毛。在我眼中，它幾乎閃爍著光芒。

當晚，我與肯尼（也就是范德比爾大學時代的朋友）通電話。「肯尼，我有個問題。你覺得如果有男生從他養的鳥身上拔了一根羽毛送我，那他有可能真的喜歡我嗎？」

他笑了。「艾倫，我不知道他是不是真的喜歡你，但有件事我很確定：他喜歡你多過喜歡他的鳥！」

之後大概又過了一週左右，我收到威爾寄來的信，如假包換的信：全手寫，上面還有手繪的小花作為裝飾。他問我會不會想跟他一起開車前往加州蘭卡斯特附近的羚羊谷罌粟花保留區（Antelope Valley Poppy Reserve）。當地的罌粟花正值春天花季，正是美不勝收之時。我會想去嗎？

「想，」我打電話給他的時候跟他說。「我很樂意。」

保留區很美，能夠離開校區一天對我來說也很棒。花海絢爛奪目，一畝畝的罌粟花海散發火焰般的深橘色，還有象牙色、奶油黃等。頭上雖然陽光照耀，但寒意不減。那年的初春來得晚。我頻頻暗示我覺得冷，連我自己都訝異。我想要這個男人用他的臂膀抱著我。我真的很想要他用手臂抱著我。可惜事與願違。

# CHAPTER 21

那天晚上，他把我載到住處放我下車，道別時他略略猶豫了一下，然後身體前傾靠過來，親吻了我。悠長而回味無窮的一吻。很美的一吻。無與倫比的一吻。跟論文登上期刊相比甚至有過之而無不及。

# 22

我先前回紐海芬時，懷特跟我說過，學者要取得終身教職才能解脫去做自己最棒的研究。我真心希望他是對的，因為我還有那麼多研究想進行，而現在我終於有那樣的自由可以著手。這些年來頭一次，我得以深吸一口氣，看看自己眼前的風景，為自己的未來感到興奮。事實上，我對終身教職的殷切期待，就像青少年迫不及待迎接二十一歲的成年生日：恭喜，你終於正式成年了！好——然後呢？

在我的個人生活方面，我正在培養我與威爾間這株幼弱但逐漸茁壯的情苗。初期，我們相處的時間都短暫而甜蜜。他溫柔善良，最重要的是，還很有趣。雖然我自以為有絕佳的幽默感，但發病後我就不曾開心過。不論我到什麼地方，只要聽到人們一起大笑，我總會面朝笑聲的源頭，猶如向日葵總是面向太陽。歡笑、逗趣，不怕說出或做出愚蠢、笨拙的事，因為你明白，即便你哪天做了蠢事，永遠有人愛你——那是什麼感覺呢？完整地安住在自己的生命中，永不寂寞——那是什麼感覺？步行穿越校園，看著我愛的人向我走來，腦中念著，**他來了，屬於我的他**——那是什麼感覺？

我想要那樣的感覺，而慢慢地，我也開始相信這樣的事確實可能發生。我至今尚未告訴威爾關於我自己的事，雖然我心知肚明這非說不可。事實上，我也想告訴他。說出來，心上的大石就會落地，但是我想先確認自己的心意，再這樣做。親密關係對我而言太過可怕，至於承諾這件事，可能就更加嚇人。我下定決心：對有關我倆的事，我都要以現實感還有耐心來對待。我很清楚這不會太輕鬆，還好時間不急。我倆都同意要慢慢來，要邊走邊好好想清楚我們要的是什麼。

這段時間內，威爾會在上班時候帶花給我，還會在我生日為我做蛋糕。我連住處的微波爐要按哪些鈕都幾乎搞不清楚（就別問我爐子是怎麼運作的了），可是威爾不只會下廚，還很愛下廚，而且還真的生出手工椰子蛋糕來為我慶生！蛋糕很美味，而我則是滿心驚喜——我究竟是交了什麼好運？我不禁想著。

然後，威爾再次為我光禿禿的辦公室增添幾許甜蜜——用他在蘭卡斯特之旅為我拍的一張快照，照片內是我站在亮橘色的寬廣罌粟花海中，望向遠處。他甚至還為照片加上了圖說：「波瑟芬尼召喚春之花點亮寒冬疲乏世界。」

如果說，史蒂夫的友誼讓我覺得自己像個人，那麼威爾就讓我覺得自己像個女人。

另一方面，我專業職涯的方向也在漸漸改變。截至目前為止，我所做的一切都經過小心計算，一心朝終身教職前進。我發表的論文大多涉及一個主題：心智狀態嚴重受損者的法律地位，那是因為我在重大醫療決策（諸如手術同意的能力或者拒絕服用抗精神病藥物的能力）的脈絡下檢視了精神疾患與法律之間的關係。當時，我對精神醫學研究的倫理層面相當感興趣，於是一開始就一頭栽進此脈絡下的能力這個議題。事實上，透過與加大聖地牙哥分校醫學院同僚的合作，我開發出一項衡鑑工具來測試這種能力，後續也應用在精神病患者的研究中。（當加大聖地牙哥分校醫學院邀請我去擔任精神醫學兼任教授時，我感到既感動又光榮。）或許客觀的評論者可能會以我處理的議題跟我關係太過密切而提出批判，但反過來看，又有誰更適合？我親身經歷過被強制用藥、遭到人身拘束、哭喊哀求著恢復自由，對我來說，這不只是學術研究的課程，而關乎我的人生。

不過，我成功取得終身教職後，不禁開始想，是否探索不同事物的時間已然到來。我心想，如果職涯精靈能夠給我一個完美的願望，那我會想要什麼？答案來得及時又明顯：我想要接受精神分析訓練。

佛洛伊德與其學說總令我著迷，從我還在高中時期就已經如此。我上大學的某段期間甚至想過去接受精神分析訓練。不過，那是在我的病發之前，之後我就沒怎麼想這件事。我在耶魯上了一年的佛洛伊德課程，最後也成就了我為史瑞伯案寫的那篇論文，所以我不覺得自己在這方面是完全的新手。我很清楚自己不打算變換職涯跑道——我愛我在南加大的工作（至今不改，每一天都是）。但當我回顧自己做過的專業研究（以及我個人同時經歷的生命旅程），我想我的下一步該做什麼就相當明顯了。

法律奠基於「人格性」的理論，其中的概念是：某人有能力做決定並承擔後果，也理解制裁的威懾性。知情同意法則（事實上，是美國政治理論的絕大部分）假定我們不僅是受人指揮引導的客體，更是具備自主性的生物，有能力獨力做出決定。對我而言，要去了解此間真義，精神分析是條最有趣的路徑，因為精神分析問的是最基本的問題：人們行事是出於什麼動機？人在何時可以為行為負起完全責任？無意識的動機跟責任有關嗎？人又是為何沒有能力做出決定？

我想要了解精神分析為什麼對我有效，又是如何做到的。我想知道當精神分析師在治療我的時候，心裡在想什麼。我想體驗坐在沙發另一頭當治療者的感受。如果有可能，我想要找到方式去回報——用上我的知識及經驗，加上我的專業訓練，以及別人幫助我的方式，去幫助那些有需要的人。

問題是，我不確定我的疾病（無論控制到多好）是否容許我去做這件事。隨著時光流逝，我生活中的騷亂漸歸平靜，而我與卡普蘭的診療（以及關係）愈發令人滿意，於是我小心翼翼取出許久之前收入箱子中的念頭，好好省視一遍。畢竟，我設法完成了許多當初以為自己無力成就的事。那麼，為何那張清單上不能再添一筆精神分析訓練的挑戰呢？

我第一次對卡普蘭提到我想進入洛杉磯精神分析學會（Los Angeles Psychoanalytic Society and Institute, LAPSI）時，他給了我負面回應：這不可能，甚至還不適當。此外，我的病史也可能導致我被拒絕，而我們都知道我對於拒絕可能會有什麼情緒反應。不過無論如何，我們還是持續談這個話題，慢慢地，卡普蘭的立場也軟化了。或許……或許，只是或許吧，會有機會也不一定。

卡普蘭的立場改變後，我士氣大振，致電洛杉磯精神分析學會的招生主任，問他是否可跟他碰面。很幸運，我的專業資歷讓他沒有把電話掛上，而他也願意跟我共進午餐，討論我進修該會課程的可行性。

他問了我一些問題，包括為何想接受精神分析的訓練，我至今為止的學術工作，以及我在精神分析治療上的經驗。不過，他並沒有特別詢問我的精神病史。他沒問，我就不會主動提供這方面的訊息，這自然不在話下。等我們喝完餐後咖啡，他便鼓勵我去申請，並暗示我極有可能通過。

直到目前為止，關於我病情資訊對外揭露與否的決定，主要都基於我要保護自己，也就是，不能容許任何事情防礙我完成教育、認真工作，以及有一份受人敬重的職業。我很清楚，精神疾病的汙名總有一天會設法狠狠絆我一跤，但我並不打算認命「讓渡」，只要我還有辦法。即便是國會，當國會通過美國身心障礙保護法（the Americans with Disabilities Act），禁止雇主（包含學校在內）詢問職位申請者有無精神病史的時候，也等於承認這類損害的潛藏風險。

不過，事態演變至此，這個議題已經比我原先設定的目標及期望還要複雜。如果我真的有那樣的機會可以治療患者，那麼我罹患的精神疾病是否會置他們於風險中？萬一我的妄想症狀發作，在那段期間（無論多短）我會不會無法分辨人事物的真假？卡普蘭提出一個至關重要的問題：我有足夠的能力判斷自己是否出了嚴重狀況嗎？當我判斷力受損時，我還有能力看清這件事嗎？那我剩下的能力又是否有辦法採取保護性的措施？卡普蘭與我都認為，我辦得到。

於是，在入學申請表上，我盡責地警告我有心理方面的問題——指的是我早期人生中一段「狂亂時光」，那「激起我對精神衛生議題的興趣」。我也暗自決定，除非有人問起，否則我不打算更進一步說明。換句話說，雖然我並沒有漫天扯謊，但我確實故意隱瞞了他人可能認定至為重要的資訊。

靠著這些年來在試誤之間跌跌撞撞，我學會管理自己及自己在別人眼中的樣子，就如同每個罹患慢性疾病或某種障礙的人為了走入世界所做的嘗試。無論如何，我很清楚，或許脫離治療的那一刻永遠也不會到來——或許這本身就是有效的故障安全裝置。這並不是說相關的倫理議題已然一清二楚——那從來就不清楚，現在也依然不清楚。這議題相當複雜，或許用「有爭議」來形容更恰當，而也會一直如此。可是我從未在訊息真空的狀態下做出決定，無論是擔任教職、接受精神分析訓練，或者治療患者，我都會把這些涉及我所受訓練的議題拿出來，跟懷特及卡普蘭等人進行廣泛討論。

令我開心的是，還好洛杉磯精神分析學會看來更看重我的才能及所受的專業訓練，而非我那段「狂亂時光」，於是我在來到加州的第六年，以第一年受訓者的身分正式進入洛杉磯精神分析學會。我一面準備接受成為精神分析師的訓練，同時也為了生命中各種事件最終如何匯流，並將我帶到此處而感到驚奇不已——藥物雖然幫助我存活下來，但最終還是精神分析讓我了解活著的價值。

我們這班學生在課程開始的前一晚聚在一起，其實也就是五人小組，大家都知道接下來四年每週都會碰面（若決定攻讀博士學位，則是六年）。

與我人生中其他重大改變有所不同的是，這次的改變帶給我的壓力極小。事實上我很興奮，也全然確定這就是我要做的。我也很開心能取得法學院同僚與院長的支持，甚至有幾位同僚認為我要做的事「很酷」。從諸多方面來看，我覺得自己被人生的旅程帶到此處。身處於學會與南加大之間，我覺得我現在擁有至少兩個世界的精華。事實上，第一次聚會我感到如此舒服，以至於竟然還講了俏皮話，說我們會成為堅強的對手，之後又很快說：「開玩笑的啦！」

「喔，噢，你才不是！」某人很快笑著反駁我，而這正是我與艾莉西亞的首次接觸。（我隔天向卡普蘭重述這經過，他說，「你們教室門上應該掛個牌子：『禁止吸菸與詮釋！』」）這時艾莉西亞已經七十有餘，看起來卻像剛過五十歲——苗條、精力充沛，全然投入自己的人生。我很愛聽她父親在她年僅三歲時就給她拳套，並耳提面命「絕對不要讓別人擊倒你！」的那段故事。「好鬥」這個詞近期或許被濫用了，但用來描述她的情況卻相當貼切。

艾莉西亞的丈夫幾個月前才剛因癌症逝世，但她設法把哀慟化為某種關於人類境況的智慧——她的兩個女兒都是醫師，她自己也是天賦異稟的臨床工作者，這其實不足為奇。

珍娜比我年長，既聰明又風趣，丈夫有自己的私人診所，兒女、孫輩俱全。她的專長在成癮及飲食障礙，而我從一開始就覺得可以輕鬆跟她談論我自己的疾病。當我知道她曾與某位認識瓊斯太太的人一起從事精神分析時，感到非常驚喜。我喜歡這類小世界裡的巧合。

在我人生中的大部分時間，我都自認是害羞又粗手粗腳的人——這是拜我的疾病及我對書中世界的執迷之賜吧。我知道時間與環境改變了我的外在生命，但沒有真的意識到我的內在生命也變了，像是新近出現的友誼對我來說不僅成為可能，甚至有機會變成終身珍寶。但艾莉西亞讓這件事成真，珍娜也與她並肩同行。雖然過去幾年洛杉磯精神分析學會已經給了我許多，但這兩位女士卻是我最始料未及，到了最後也是最為寶貴的。

我們小組固定在週三早上碰面，每次上兩堂課，每堂兩小時。我們上課的建築外牆長滿常春藤，頗為賞心悅目，內部則是每排有四間討論室。在一種名為「具體化」的有趣操作方式下，每完成一年的訓練，就可以在物理上移動到更前面的討論室：第一年用第一間，第二年用第二間，以此類推。

訓練課程開始的第一天，我提議大家課後一起吃午餐，從那次起，我們課後總是會前往對街一家氣氛悠閒的日式餐廳共進午餐。我們很快就親近到甚至連週末都經常一兩人相約吃飯或看電影。

我們的課程範圍涵蓋了歷史、理論及臨床。其中有一堂課是「早年的佛洛伊德」，也有「客體關係」，有些課程則與臨床技術相關，還有針對進行中的個案所做的簡報。所有精神分析學派都出場了：古典學派，自體心理學派，克萊恩學派等。就如同所有的教與學，有些老師非常傑出，也有一些再怎麼拚命還是無法將內容講清楚。由於我自己的教學之路也走得跌跌撞撞，深知教學之難，當然不會有什麼評判，反正這地方的知識已經非常豐富。

由於這些課程多是小班制，再加上題材的緣故，課程往往相當緊湊，一般都認為，這樣同學間難免會起衝突。某晚用餐時，課程教務長就對此發了些評論。

「我們這一組從來就沒有那些問題，」我說。「大家相處之融洽，令人訝異！」

「我知道，」教務長開玩笑道，「而且大家都懷疑是不是真的！」

我真正開始治療患者，是在我接受訓練好一段時間之後（當時我第一年的訓練已經將近結束）。之後我有好幾年時間都在密切督導下治療患者。對我來說，這樣的工作很有挑戰性，也帶來許多回饋。如果缺乏「坐在躺椅對面」的經驗，會很難全面了解精神分析。由於分析師對患者而言應該是「無名」的，而本書的撰寫將會讓那樣的關係複雜化，因此我並不打算繼續臨床工作。

我在學會與所有人共事愈久，就愈發覺得，向他們說明我的疾病（對我們所有人而言）極為重要。最後我還是去找了琴恩（她是我們學會的「進展委員會」主任，專責監督學員進展、同意學員升級與接案），一五一十告訴她我的狀況。「等等，等一下。」她說，那一剎那，我的心開始下沉。我完了，我完了。不過事情全然不是我想的那樣。「你不介意我做筆記吧？」她問道。「因為這太驚人了！」當天她就成為我的指導者，而且無論是她還是委員會，都很肯定、支持我的工作。雖然我的臨床工作可能必須暫時中止，但我的博士論文卻已經有相當的進展——論文主題是「知情同意之於精神分析」（informed consent to psychoanalysis）。洛杉磯精神分析學會最近與南加州精神分析學會合併，因此改名為新精神分析中心（New Center for Psychoanalysis）。

卡普蘭自然密切注意我的進展與狀況，顯然，這件事也為我們的精神分析磨坊提供了相當豐富的穀料。他告訴我，精神分析訓練的候選人常大肆抱怨所屬機構，「不過你看起來就像快樂的童子軍。」

「沒錯，完全正確，」我說。「我是非常快樂的童子軍。」

還有件事值得一提：史蒂夫與我在頻繁的電話交談中聊到的，遠遠不只是我的危機。我們經常是在工作，而且非常認真。對於我正在撰寫的人身拘束論文來說，他一直是熟練、有創造性、耐性無窮的教練，並且也與我在頗受好評的《變身怪醫之審判：多重人格疾患與刑法》（由紐約大學出版社在一九九七年出版）一書中合作。

離開密西根後，史蒂夫前往哈佛的麻州精神衛生中心醫院擔任日間部的主任心理師，患者有許多都像那些住在紐海芬中途之家的人。漸漸地，他的主要研究興趣開始轉往倫理，之後他也被提名為哈佛專業與倫理中心的專任研究員。此外，他也在哈佛大學醫學院的醫療倫理部任職，最後甚至成為美國心理學會（American Psychological Association，位於華盛頓哥倫比亞特區）的倫理主任。雖然這些年來，我們各自待在美國東西岸，友誼卻日趨穩固。我們經常交談，一起寫論文，也會在專業會議或我前往東岸探訪家人時碰面。

有趣的是，史蒂夫並不同意（雖然他也有參與）我在多重人格疾患一書的核心主張，也就是多重人格疾患的患者在其他人格支配下犯罪時，應該以心神喪失判決無罪，這是因為其他無辜人格不應受罰。（正所謂「寧可錯放一百，不可冤枉一人」……）史蒂夫則認為「整體個人」不該因此免除責任。他問我，如果他寫篇文章反駁我的主張，我是否介意。我大笑著說道，「請便！」他的論文發表出來時，我們甚至還一起在國家廣播公司電視台的《日線》（*Dateline*）新聞調查節目中針對各自的法律見解展開辯論。

這些年來，史蒂夫付出的友誼、支持，以及在智性方面的陪伴，讓我經歷了許多有趣的旅程，但像這樣雙方據理力爭還是第一次。整件事很嚴肅認真，有些緊張，甚至在某種程度上還有點超現實。製作單位對我們進行了四、五小時的訪談，不過最後只剪了大約三分鐘。要說激烈交火，其實也算不上。我們倆都是可靠的專業人士，也算得上頭腦清楚，更沒有口出惡言——雖然在某幾個時刻，史蒂夫確實講過「你又來了」。我猜那時我或許可以點評點評他的髮型，不過這樣一來，他就可能會嘲笑我竟然為了上電視買新套裝。總之，與史蒂夫這樣對我知之甚深的老友進行辯論，確實相當微妙，尤其我竟然在這麼久之後才想到，史蒂夫完全有本事一人分飾兩角，針對問題左右互搏！我大可舒舒服服跟威爾窩在家裡就好了。

就如同所有藥物，耐悶（這藥我已經服用十幾年了）也有副作用。其中一部分是有風險的，例如會出現抗精神病藥物惡性症候群，這是一種因為藥物對你的身體系統產生毒性而出現潛在致命風險的狀況。其他像是遲發性運動障礙則會讓人變醜且不舒服。此外，還有藥物伴隨的鎮靜效果，好比我會用大量黑咖啡來對抗的嗜睡與暈眩無力等。

對女性來說，耐悶的常見副作用之一則是泌乳素（一種產後刺激身體為新生兒泌乳的荷爾蒙）濃度上升。一般狀況下，泌乳素的正常值是十三。但服用抗精神病藥物的女性大多會增加到三〇甚至四〇。我自己的泌乳素濃度則是常態性處於一三〇到一四〇之間。以目前的研究（雖然該研究並非全無爭議），可能有理由認為乳癌與高濃度的泌乳素有關。我的婦科醫師也認為升高的泌乳素濃度對我而言確實構成風險因子，於是我告訴卡普蘭，我希望考慮其他藥物。

對此，他建議改用津普速（Zyprexa），這是才上市不久、前景看好的新一代抗精神病藥物。先前雖然我聽過不少這款藥的好處，但我對新藥向來很謹慎，原本希望能再等一陣子，看看津普速和其他同類藥品能否維持安全、有效。可是我的泌乳素濃度高達一三〇到一四〇，讓我覺得改變的時刻已到，於是我開始用津普速取代耐悶。

改變來得快而劇烈。首先，這款藥的副作用遠比耐悶還少。我不再感到暈眩嗜睡、全身疲倦乏力，而是覺得警醒、感覺獲得充分休息。那種精力充沛的感覺是我很久未曾有過的。事實上，久到我幾乎已經忘了那些正面的感覺。另一方面，我也快速增重——大約將近十四公斤之多。不過，由於這些年來我一直相當瘦，因此除了因為腰帶突然變緊而感到的些許不悅，我只要下定決心找個方法多運動，讓體重稍微下降就好。

換藥之後的臨床效果，不誇張地說，就像是漫漫長夜之後突然降臨的曙光——我可以用全新的眼光看這世界。雖然耐悶能幫助我暫時「馴服」精神病症狀，但我卻也必須時刻保持警醒。精神病意念總是存在，而我也經常會經歷「破門症候群」(breakthrough syndrome)——精神病症狀破門而出、不再受控，一天會有許多次。然而，現在改用了津普速，我終於可以把門關上，而且是這麼多年來頭一次我有辦法將門關上。我終於可以休息，不再維持警覺，放鬆一下。我不會欺騙自己，疾病還是在那裡，但至少不能再像從前那樣對我為所欲為。最後，我終於可以專注於手中的任務，不受那些潛伏在暗處的魔物所擾、所苦。

改用新藥後，我感受最深的效果是我終於相信自己確實罹患一種真實疾病，不再反覆懷疑。二十年來，我始終因為難以接受那樣的事實而不斷掙扎，有些時候願意迎向真相，但絕大多數時刻則是不願承認。而今，津普速帶來的清明神智已經把我最後僅存的質疑一舉擊潰。

縱使我有這樣的智力與教育背景，哪怕所有的醫師、精神病發作、住院治療帶給我那樣痛切的教訓，我竟然還是堅持相信「基本上我的思緒沒什麼異常」。我以為每個人的心智中都跟我有著相同的混亂，差別只是其他人比我更會處理那樣的狀況。我認為所有人都衷心相信自己受到邪惡力量的控制，腦中被植入思緒，原本的思緒被取走，也都會用自己的大腦殺害全體人類，只不過其他人從來不會說出來。我以為，我的問題多半出自我缺乏社交禮儀，與我的心智無關。我以為，我並沒有精神疾病。我只不過不擅長社交。

當然，以上那些想法都並非事實。絕大多數的人沒有我那些奇思怪想。他們也不是更善於壓制心魔，而是根本沒有心魔（或至少沒有那種足以診斷為精神病的心魔）。多虧目前在我體內流動的新藥，我長時間體驗到其他人的生活，無需受精神病症狀奇思怪想的侵擾。這是津普速的功勞。

如果說這件事對我有如醍醐灌頂，這說法一點也不誇張。有了這樣的藥物，我對於自己有精神疾病此一事實最終也最深切的抗拒開始消融了。諷刺的是，我愈能接受自己罹患了精神疾病，疾病也就愈不能定義我——於是，此時此刻，激流終於放我自由。

我很開心地發現，我精通也真正感興趣的寫作主題（各種法律脈絡下的精神障礙），其他人也很感興趣，包括出版者與期刊編輯。我的另一本著作，《拒絕照護：強制醫療與精神障礙者之權益第三版》（*Refusing Care: Forced Treatment and the Rights of the Mentally Ill*）也由芝加哥大學出版社在二〇〇二年出版。其中的議題都是我關切的重點：強制住院、拒絕用藥的權利，人身拘束與隔離措施等。該書出版後獲得認可，《泰晤士報文學增刊》有篇正面書評，《新英格蘭醫學期刊》的評價則特別高。

雖然我仍感受到教學的壓力，但我愈來愈受到學生歡迎，甚至與其中幾位特別親近，尤其是那些幫我做研究的學生。雖然我並沒有在課堂上公開「出櫃」揭露我的疾病，但學生都知道我對精神障礙者有特別強烈的同理心。毫不意外，有些修習精神衛生法課程的學生也有個人問題。某天我上課上到一半，有名年輕女性傳給我一張紙條，上面寫著「我想自殺」。我迅速協助她前往學生輔導諮商中心。另外一名大學部的學生則告訴我她遭到誤診、被迫用大量藥物（不僅有一般的抗精神病藥物，還有麻醉劑）、強制住院，且在住院時遭她的治療師誘姦。她認為自己被設定了程式，必須在特定日期自殺。她認為，她來上我的課，讓她有機會與我談論她的慘痛經驗，她才沒有那樣做。

我設法將這名同學轉介給另一位注重倫理且對她這類患者有豐富臨床經驗的治療師。她後來對先前的治療師提出申訴，要求倫理懲戒處分。最近這段時間，我偶爾有機會與她談話，看著她漸有進展，我不禁無比驕傲。她最近也通過了司法資格考試。在她拒絕被忽略、被擊敗的身影下，我竟然也看到了一點點我自己的影子——而我喜歡這樣。

# 23

我的人生裡第一次墜入愛河；那年我將近四十歲。

直到現在，哪怕只是凝視著這樣的一個句子，還是能帶給我極大的震驚與喜悅。我知道自己很關心威爾；我也知道他很關心我。但要等我真正說出那些話語，則是在我倆大吵一架之後再和好的時候了。我告訴他：「你是我今生第一個愛上的人。」

「聽到你這樣說，我覺得很悲傷。」他說，然後擁我入懷。

如同我們一開始對彼此承諾的，我們花了充分的時間深入了解彼此，並在放鬆的氛圍下尋求親密感；這樣的作法建立了比起我所知的任何關係更加深入且複雜的親密關係。我們後來決定住在一起，他搬進我的挑高公寓，並與我一起試著解讀我從未用過的那座歐製精美烤爐上所書寫的一堆符號文字。

威爾與我所認識的所有男性相當不同。他親手打造的家具不僅僅不只是「不怎麼樣」，而是根本就美極了，每一件都是獨一無二，由他小心翼翼且充滿愛意的雙手打造而出。堪比博物館藏品啊，我想。他曾以捶打銅片的方式製作過一盞園藝燈，上嵌手工切割的彩色玻璃，會反射出猶如大海一般的藍綠色光線。他有極為豐富的音樂收藏，各式各樣的音樂，還有一組巨大的音響系統。園藝是一項創意活動；烘焙巧克力蛋糕、蛋白酥，或德式千層蛋糕亦然。簡言之，他有著藝術家永不滿足的靈魂，而在那靈魂中的某部分，卻決定對我施以厚愛。

卡普蘭曾告訴我，在親密關係裡，女性可能往往會感覺自己在性方面沒有選擇權；但在我跟威爾相處的時光中，他卻幫助我了解到我有選擇權，無論在何時、跟誰、在什麼情境下都一樣。我很清楚自己的疾病只會讓一切更加複雜——跟他人相比，我必須面對的特定風險要高出許多。對我而言，褪去衣衫的感覺可能好比卸下鎧甲，而暴露出自己的脆弱之處感覺只有危險。事實上，即便是最正常理智的人也必須承認，高潮的生理反應可能令人茫然，甚至某種程度是致幻的——對我而言，那樣的全然放手、任自己在空間內墜落的感受並不總是很好。當空間看來疑似無底洞，而「失去自我感」可能就像精神病發作時，放棄自我控制，有可能會令人驚惶失措。

這些年來，性愛已令我感到失望，我因此決定，日後若要再冒險發生肉體關係，那必然要以相愛作為前提。威爾與我雖然就如其他伴侶一般，在兩人世界的時刻裡有好有壞，但他天生就明白這件事對我的重要性。在他的臂彎裡，我感到安全、被愛、完滿。（而當我在隔天早上走進浴室，看見鏡子上用牙膏畫成的愛心，更是讓我感到心滿意足。）

不過，我還是有最後一個事實必須揭露。即使我們的關係已經發展了這麼多個月，我仍舊無法生出勇氣做這件事。他聽到時會有什麼反應？他會不會受到驚嚇，或覺得噁心？他會不會從此在生理上畏縮？他會離開我嗎？我在心裡把場景排練了一遍又一遍：「威爾，你知道，我有在看精神分析師，不過事實上，我的精神健康狀態算是有點一言難盡。我有相當嚴重的精神疾病……」然而，偏偏就那麼巧，這男人竟還是搶先了我一步。某日，他遞給我一篇雜誌上的文章。「我希望你可以讀讀這個，」他說。那篇文章的主題是關於亞斯伯格症候群——一種高功能自閉症的類型。威爾在那篇文章裡的某些段落畫了線。「文章裡有些部分看起來跟你很像，你不覺得嗎？」

「確實跟我有點像，」我說。「那是因為，某種程度上而言，是這樣沒錯。威爾，有一件事，我想告訴你已經很久了，但我一直很怕。我怕你的反應，我怕你會離開我。事實上，我確實罹患嚴重的精神疾病，我這個樣子也已經許多年了，而這種疾病永遠不會消失不見。」說出這件事時，我小心翼翼地觀察他的表情。截至目前，我並沒有看到任何足以讓我覺得緊張的反應。

「真的嗎？」他問道。「我是有點懷疑你的狀況跟那篇文章提到的有點相似，可是我不想問。我猜想，或許你到了某個時間點會自己告訴我。所以，你到底生了什麼病？」

「思覺失調症，」我說。「你知道那是什麼嗎？那不是人格分裂喔。」

「我想我知道，」他慢慢地回答。「也就是患者會跟現實失去聯繫。對我來說，聽起來有點可怕。但這並不會改變我對你的想法。這種病多久發作一次？有藥物可以治療嗎？」

「我到現在有時仍然會發作，」我說。「然後，有，這種病有藥可吃，算是相當有效的藥物。但我有時還是會出現過渡性的症狀。我的病有可能因為不同的原因而被誘發，像是壓力之類。」

「當病症發作時，你可以告訴我嗎？」他問道。「我會想知道。」

有意思的是，當我吐露自己的病情，絕大多數人（包括精神衛生專業工作者）在得知真相或大致情況時，都感到訝異。單單從威爾並不覺得訝異、還說他一直以來都有這樣的猜測，在某種程度上其實也說明了他這個人。他要不就是比其他人都理解我更深，要不就是他更願意開誠布公說出心中的疑慮，再不然就是他已經觀察到我的怪異舉動，並做過一些研究。「你是怎麼知道的？」我問他。

「嗯，一直以來，你都比稍微怪怪的還要再多那麼一點點，」他溫柔地說。我可以看得出來他正為了用字遣詞而費盡思量。「然後，你人生中的空白實在不少。我指的是文化層面。只要我提到有關一九六五年到一九八〇年之間的事情，你幾乎總是一臉空白，彷彿你在那段時間去了其他地方一樣。你對於許多嬰兒潮世代的東西都一無所知，你知道嗎？」

是啊，我知道。他確實注意到了，而他依照直覺所做出的推測也是正確的。我很難解釋，但是那天晚上，他在現場完全專注於當下的氛圍，就是有些特別之處——他的肢體語言，他的眼神，他的聲音——在告訴我：我們會在一起。他並未因此受驚、沒有發笑，更沒有離去。當然，他還沒有機會目擊我「精神病嚴重發作」，但我有種感覺：就算日後發生那樣的事，他依然會在原處，不離不棄。

某夜，我與一位在我們系列工作坊發表論文的人共進晚餐，回到家後，我告訴威爾：「我真的好嫉妒她。」

「為什麼？」他問道。

「你看，她在一所優秀的法學院有極佳的職位，人又聰明，婚姻也很快樂。人生如此，夫復何求？」

他離開了房間約十分鐘左右，然後再次回房，說：「所以，等一下，你的意思是，結婚在你看來是件好事？那是你會想要的？」

「是的，絕對是。」我還以為我的心臟快從體內跳到客廳地板上了。

「那麼，所以——你會希望我們兩人結婚嗎？」

我一秒也沒有遲疑。「對！」

然後，每對訂婚伴侶都很熟悉的、猶如馬戲團般的世紀大秀就這樣開始了：婚禮流程。以月為單位的婚禮流程，就這樣開始了。有段時間我其實頗為排斥這些流程——感覺讓人深陷其中，又很複雜；這些流程甚至引起我的恐慌發作及頭痛症狀。典禮在哪裡辦、要辦成什麼樣、何時辦；典禮上吃什麼、喝什麼、邀請哪些人——很快地，這一切看起來就變得令人難以承受。然後，突然之間這樣的氛圍又驟然褪去，一切變得清明。對，沒錯，我全部都要——典禮、派對、慶祝活動、家族成員、親友同僚，還要把我們對彼此的承諾公告周知。

我打電話回家，告訴我父母發生了什麼事；當我問我母親要不要來西岸幫忙準備工作時，她遲疑了一下之後便支支吾吾地答道，最好這些事還是由我自己來處理。我震驚了大概有一分鐘之久，然後很快決定了：或許這才是比較好的作法。於是，威爾與我自己擔起了婚禮規劃師的任務——而且威爾還先搶占了一項工作。「我要自己做蛋糕，」他大聲宣告。

當我們去跟同意為我們主持婚禮的朱莉拉比會面的時候，發生了一件好笑的事。大概在開車開了一小時深入聖費南多谷（San Fernando Valley）之後，我們終於抵達她家。她的丈夫招呼我們進門，客氣地請我們脫鞋，以免弄髒了屋內的白地毯。接下來，我們大概花了一小時跟朱莉拉比討論，然後取回鞋子，打道回府。等我們走進我們公寓建築的大廳時，我往下看見自己穿的白色銳跑球鞋，問了威爾：「我去拉比她家的時候，不是穿黑色銳跑的嗎？」結果我竟然把拉比丈夫的鞋子穿回家了！

我跟威爾訂婚之後不久，就接到了一個令人難過的消息：我的至交好友艾莉西亞被診斷出罹患乳癌。

艾莉西亞聽到我們訂婚消息的那瞬間，她就主動提供她家作為我們婚禮場地——在她那綠蔭滿布、花團錦簇的後院裡。但現在一切都天翻地覆。艾莉西亞面對的是必須為自己生命戰鬥的困境，我又怎能在這個時間點當著她的面進行這些喜悅的人生規劃？我們必須另外找一個場地辦婚禮。等等，或者先不要，說不定我們根本不要現在結婚比較好。

「想都別想，」她說。「這會是令人驚嘆的一次體驗啊，能夠把這樣美的一個聚會辦起來。拜託，會沒事的，而且這場婚禮會讓我有開心的事可以期盼啊！」

我看了看自己的行事曆，才驚覺自己接受乳房攝影的時間也到了。但事態就從這裡開始急轉直下。檢驗技師拍了一張又一張；送進隔壁房間後則似乎有某種針對攝影結果的討論正在進行。當朱利安諾醫師終於出面告訴我，有些令人擔憂的「異狀」存在時，我全然崩潰了。我所有的心防瞬間被掃除，整個房間霎時充滿各種精神病症發作的異象。

「羊毛氈鵝毛毯人間充滿巨大比例的腫瘤患者。癌症產業成長蓬勃。」

「艾倫，你在說什麼？」朱利安諾醫師與護理師貝琪．凱萊恩幾乎是異口同聲。

「潮汐已變。無物以對。有人溺水，有人下墜。沒人成活。」

「你的朋友艾莉西亞在另一間診療室，」朱利安諾說。「你跟她講講話會不會對你有幫助？」

艾莉西亞知道我有精神疾病，但她不知道相關細節，更從未親眼見到我發病。當我進入她坐著的檢查室時，我開始用一種恐懼又焦慮的方式叨叨絮絮。艾莉西亞則是以極大的寬容與安慰以對。「喔，親愛的，你怎麼啦？」她問道。「一切都會沒事的啊。不會的，你的頭絕對不會炸開來。」她將我擁入懷中，雙閉緊緊環抱著我。我也緊抱著她。

隔天我就進行切片檢查。再過一天，威爾、艾莉西亞，還有我一起去面對檢查結果：我也得了乳癌。其中有些大型的原位病變（所謂DCIS——ductal carcinoma in situ，乳腺管原位癌），還有一處小型的微侵襲部位（microinvasive part）。那代表著癌症只有一小部分侵入了乳腺管壁；至於癌症的其他部分則是局限性的。當朱利安諾與貝琪告知我這個消息時，我失去了控制，再次開始自言自語。威爾從未見我這樣；幾個月後他終於坦承，當時他實在是被自己親眼所見給嚇壞了。

雖然癌症還算相當早期，但我仍需要動手術，之後則是為時數週的放射治療。這一切的壓力都令我難以承受——我心中的小飛機再次被一陣狂風吞沒。我已經學會在自己人生的每個轉角都預期會有災難出現——我猜，我認為這就是我的命運了——但威爾本質上是樂觀主義者，而他也冷靜地繼續表現得像是樂觀主義者。

卡普蘭那時正好離城外出，這段時間我看的是備位的醫師。據我所知，那位醫師的女兒在成年後不久因為癌症而逝世。當我跟他提到我的診斷，他眼眶中淚水滿盈，讓我感動莫名。等到卡普蘭回來，他立刻就為我診療，並且讓我知道無論何時我需要他的時候他都會在。

最初恐懼與焦慮的強度已經漸漸下降；但在診斷之後的好幾天，我除了在家聽音樂，試著讓自己跟現實有些連結之外，幾乎什麼也沒辦法做。威爾直覺意識到這段期間除了被擁抱之外我無法接受任何形式的親密關係。後來等到我身心準備好再次被愛時，他竟然不知為何也能覺察到這件事。

我的雙親盡快地趕來。朋友與同僚們也聚集在我身旁。許多人送了花。當史蒂夫趕到時，他的視線越過我們相擁的肩膀，落在我的餐桌上，訝異於竟然有那麼多花束。你看，當你得了癌症，大家送花給你；但是當你瘋了，大家避之千里。

再也沒有什麼能夠像癌症診斷一樣令人心智聚焦——哪怕是久經折損的心。在我接受放射治療（一週五天，連續八週）時，除了我身在何處、在做什麼，以及為什麼之外，幾乎無法思索其他事物。我擔心我的朋友在我身邊會感到氣餒喪志；或許我的處境也提醒了他們自己的有限肉身。這種事情是無藥可治的——純粹就是上帝擲骰子，而我也只能日以繼夜地祈禱，盼望運氣可以站在我這一邊。

我居住的處所是世界最大的震央群之一，但我並不怕地震。我不怕車禍，我也不怕在深夜從辦公室走回車上時會被攻擊或被搶。但我的健康、我狀況多變的身體令我膽戰心驚。我在想：來自這堆充滿神經、血管、肌肉、皮膚的臭皮囊的背叛，我究竟還要面對多少次？這樣的念頭讓我腦中充斥焦慮，甚至憤怒。

我親愛的好友珍娜（洛杉磯精神分析學會的那位）曾經在健康社區（the Wellness Community）的洛杉磯分部工作過——那是一個癌症倖存者的利益支持團體，創立於八十年代中期（後來變得廣為人知則是因為它最早的成員之一，吉爾達．拉德納的能見度與參與）。在珍娜的強烈推薦下，我決定去看看。當我初次造訪時，我無法說清楚我究竟需要什麼，但是無論我需要的是什麼，我確實在那裡找到了。

同樣對抗癌症者之間的同理心是相當強而有力的，其中潛藏著力量、團結，以及在「健康」的人身上所欠缺（不管他們有多努力）的一種本質性理解。我在健康社區交了一些非常親近的好朋友。但無可避免地，把我們這些人聚在一起的成因，其本質同樣會讓我失去一些朋友。有時候，有人會問我，去跟一群同樣罹患癌症的人碰面，比起偶爾放自己一次假，難道不會來得壓力更大嗎？但我確實需要見到他們。病情比我嚴重的人比比皆是，患病期間遠長於我的也不在少數，但他們卻能夠以平常心、尊嚴，甚至幽默感，來面對他們的日常生活，我又怎能忽略他們如此無私提供給我的慰藉與教示？此外，隨著時間經過，「新」成員在我之後加入，我又怎能轉過身去，拒絕分享我先前從他們身上學到的一切？

飽受打擊卻拒不退卻，艾莉西亞與我（以及我們各自的家庭）設法撐過了與癌症的戰鬥。經歷這一切之後，我們已經疲憊至極、搖搖欲墜，心志也多少遭到挫折，但感謝老天，我們還是決定要把婚禮辦起來！

威爾早在數週之前就開始烘焙蛋糕、測試食譜，所以每隔幾天就會出現另一個精美蛋糕。記得當你還是個孩子，曾經許下「有天當我長大以後，我想要吃遍全世界的蛋糕！」這樣的願望嗎？嗯，事情就是如此，而且是我們每天下班後的生活。有法式蛋糕，由打發的蛋白與各色果仁所組成。有薑味蛋糕，上面綴著樹莓。有檸檬奶油口味的蛋糕，後來威爾把它改成柳橙口味。沒錯，我們兩人一致同意——就是這個！之後我們開心地聘了一位外燴廚師來準備婚禮所需的其餘餐點。坦白說，要是威爾再設法處理蛋糕以外的事，我怕我們家的廚房還有我們的關係就要遭殃了。

他一直都在修習電腦動畫課程，進度大概是到「進階編輯」這部分課程的一半——我們那製作精美又非常有趣的電子婚禮請柬就在這時完成了。它其實是一段影像，一開始以電視劇《我愛露西》的主題配樂開場，佐以大家對那個節目都很熟悉的慣用字體，以及露西與利奇．利卡朵（Lucy and Ricky Ricardo）家裡客廳的黑白場景，加上已經編寫好的對話。至於背景，他則是從《尼克夜間娛樂頻道》（*Nick at Nite*）節目中「擷取螢幕影像」，然後搭配一格格的影像，再用我跟威爾的影像取代露西與利奇掛在客廳牆上的「肖像」。當他把開車前來所需的方向指示放入影片中時，使用了老電視影集《六十六號公路》的主題配樂；至於請柬的最後，他則是用《傑奇．格利森秀》（*the Jackie Gleason show*）的配樂作為結尾。我們一共寄出了五十張這樣的請柬到全國各地。我才不要用來自蒂芬尼名店的重磅象牙精雕紙；有了這個當代文化精品藝術代我們傳播婚禮喜訊，豈不更美！

我們的婚禮舉辦在一個六月美麗的暖陽天，珍娜與他的丈夫艾爾，以及法學院同僚麥可與愛德華則是擔任我們的見證人；史蒂夫與艾莉西亞是我們的男女儐相。之後，史蒂夫還舉杯講了一段充滿感情又非常好笑的賀詞。

雖然典禮在本質上相當無拘無束，不過典禮本身所蘊含的傳統已經足夠符合我心目中完美的婚禮形象。我的家人都到了。我的弟弟其實罹患嚴重的飛行恐懼症已經好一段時間，卻也設法趕到。這件事本身已經比任何他所能送我的禮物都要珍貴無匹。

不過婚禮全程倒也不是全無波瀾：當天早上，在我的新娘妝髮梳化完畢後，史蒂夫與我到外面坐在我的車上，暫時遠離婚禮籌備的喧鬧，安靜地交談。有個嚴重的問題已經困擾我好幾個小時，最後我終於忍不住必須將它問出來。「典禮的賓客中會不會有異星人來參加？」

「不會，」他鎮靜地說，同時伸出手來握住我的手。「不會有異星人出現的，艾倫。不用擔心這件事。」

我就是需要從他口中聽到這句擔保之言；一旦聽到後，我就能開開心心地度過那一整天。典禮美得就像我所能夢想的極致，而這個典禮也讓我感到相當脆弱，生怕突如其來的動靜或聲響會把整個美夢刺破。結果，這一切都是真的；我結婚了，跟我心愛的男人。

威爾與我後來前往法國與英格蘭度蜜月。我們也與牛津的往日老友們——派崔克，狄娜，與珍妮——盡情享受回憶。珍妮正與一位人很好的美國男士交往，至於她可愛的女兒，奧莉薇亞，現在正是當年我投宿珍妮家的年紀。雖然我們相隔千里之外，我對這些願意持續當我好友之人的愛與珍惜，卻未曾中斷，而我也總是相信他們的心情與我無二。現在呢，我們也可以把威爾加入到這一群人當中了。威爾，我的丈夫。

我在數年內發表了二十多篇論文以及三本書之後，我所任職的法學院認定我的成就足堪獲得「基金講座教授」[27]之表彰——這也是大學可能給予其教授的最高榮譽。春日的某個午後，我的家人與親友齊聚南加州大學法學院，參與我被聘任為歐林．B．埃凡斯法律、精神醫學與行為科學講座教授（Orrin B. Evans Professor of Law and Psychiatry and the Behavioral Sciences）的盛典。愛德華．麥卡弗瑞——我的「同級生」及好友——也同樣得到校方以榮譽講座聘任的殊榮。回憶起我們任職初期，在法學院廳廊間並肩而行，試圖找尋生涯中可行的成功方向，同時也擔心自己是否會因有所不足而遭「揭穿」，點點滴滴，猶在心頭。我與愛德華竟然能以這樣的方式同時接受校方頒贈的殊榮，令我感到非常開心。在我接受基金講座教授榮譽的謝詞中，我甚至還開了個小玩笑，說到對我而言，講座的「椅子」說不定換成「沙發」會來得更合適些。典禮後，在南加大的學術社群大禮堂（Town and Gown；經常被暱稱為學校的「起居室」）還有個美好的午宴，接著，當晚則有我的家人為我舉辦的慶祝派對。那是美好的一日，而當晚也充滿了巨大的快樂及強烈的情感。看來，我的人生也終於走到美好時光多過艱困日子的階段了。

27「基金講座教授」（endowed chair）一詞，一般係指大學以捐贈於特定用途之基金收益，用於聘任有貢獻之領域頂尖學者並支付其薪資、福利，與研究相關開銷等之特定全職教授職位——譯注

# 24

人類大腦占全身重量的比例僅約百分之二，但它消耗的氧氣卻占了全身所需的百分之二十；而大腦也控制了人體所有的動作。是以，如果以大腦占據的物理體積相對於它所發揮的能力來看，嗯，大腦確實是極為強而有力。隨著時間經過，我們人類對於大腦的了解雖然有所增加（尤其最近二十年來），但我們卻還很難說對大腦已有充分了解。每一次的新發現都開啟一系列的新問題；每解決一個謎題卻又導出另一個謎團。對於一位專注於腦部研究的科學家而言，有時一定覺得自己彷彿身處鏡子迷宮。以我自己來說，若要從我的立場對大腦提出一個暫時性的說明，感覺上，某些日子就像是我獨自走在大峽谷邊緣，持續面臨著一步踏錯就葬身谷地的重大風險。此外，就在我跌落峽谷時，同一個問題也總是重複出現：我是怎麼落到這步田地的？

雖然改用津普速以來，我的狀況一直不錯，但我對於藥物副作用的普遍憂慮仍在，畢竟這種藥還是相對較新的產品。此外，還有令人氣惱的體重增加：我試著設法減重，但一直難以達成。於是我再一次把腦筋動到降低藥量上。我可以這樣做嗎？如果可以的話，我可以在安全範圍裡做到什麼程度？當我與卡普蘭討論這件事的時候，他這次同意照我的意思試試看，但有一個絕對條件：依照他的判斷，如果我出現問題，而他認為我需要回復到原劑量的話，我必須立刻照辦——不能討價還價，沒有模糊空間。

「你必須要答應我，」他堅決地說。

「可以，」我同意。「聽起來算公平。」

隨著我在後來數週調降劑量，我隱約感到意識中的濃霧逐漸聚攏，混亂失序的先期徵象再次出現了。我咬牙苦撐，讓自己專注於工作。我可以適應的，我心想。會愈來愈好的。再等等就好。我飛到東岸去參加第十屆的法學院同學會（旅途中依然伴隨著熟悉的嚴重飛航恐懼），不過當晚在耶魯的大多數節目中，我都只能呆坐在史蒂夫身旁，奮力抗拒著自己想從椅子一躍而起，對盤旋在我頭上的可怖生物大聲尖叫的強烈衝動。

當我終於返家，去找卡普蘭看診時，他快速地援引了我們的協議：我需要立刻回復到原本正常、健康的津普速劑量。我們最後同意以我平常四十毫克的劑量為準——這是藥物生產商建議最高劑量的兩倍，但對我一直有相當好的效用。

在那之後不久，我去了舊金山，依照預定行程要在當地一個為期一週的研討會上發表兩篇有關解離性人格疾患的論文。但很顯然，這次津普速停藥所造成的戒斷症狀對我的身體系統造成的打擊比預料中來得嚴重，因此直到這時我仍未回復，甚至覺得有點虛弱。在我抵達下榻旅館後不久，我就開始覺得自己「不對勁」。我再一次咬緊牙關苦撐，逼自己將焦點集中在工作與研討會的任務上，同時心裡暗暗希望不要有人懷疑我出了問題。然而妄想意念還有崩解的思緒愈發甚囂塵上；我已經瀕臨崩潰邊緣。於是，我打了電話給卡普蘭。

「如果可以的話，你何不按照原訂行程在週六發表你的論文，」他說，「然後先回來這裡。之後，你可以在週三上午搭早班飛機回研討會發表另一篇。」

某種程度而言，他的建議言之成理；身處在自己不熟悉的領域，適應從來就不是我的強項，但如果可以回到洛杉磯，回到我的公寓或辦公室的小避風港裡，或許我就可以重拾自我控制。但我對卡普蘭的建議細細思量後，我還是認為只要離開會場，就代表我是個徹頭徹尾的失敗者。在這兩種情境之間——忍受生病，或承認失敗——接受前者對我來說要容易得多。於是，我決定留在原處。

就在這時，我的精神疾病出現了嶄新而嚴重的惡化。不知為何，我竟然認為卡普蘭與史蒂夫都是他人假扮。這兩人雖然外觀上看起來、聽起來，無論在哪方面都與本人無異，但是——他們已經被某些人或物給替換過。這是異星生物的手法嗎？我無從得知，但我感到驚恐不已。

許久之後，我才知道自己當時所經歷的是卡普格拉症候群（Capgras syndrome）。有關卡普格拉症的科學文獻，把這種症狀所製造的感官知覺現象與邪典電影《天外魔花》（*Invasion of the Body Snatchers*）相比擬。在我的心中，我曾經如此倚重的那些人已然消失，剩下來的兩具軀殼卻已非他們所聲稱的原本身分。因此，我不能夠相信他們其中任何一人。

事態對我而言已經發展成一場掙扎，但我還是把我的論文如期在週三發表完才飛回洛杉磯，只是當時我已不斷顫抖，且陷入嚴重的妄想。在我歷時將近十年的治療過程裡，我從未錯過一次跟卡普蘭的約診。但是現在我卻連續錯過兩次，也未曾致電告知原因。於是他打了電話給我。「艾倫，你約了診但沒有出現。發生什麼事了？」

我沒有作聲。這不是他。不要說話，這不是他。

「艾倫，發生什麼事了？」

依舊一片死寂。

「我認為你來看診是很重要的，」他說。「我希望你明天可以準時就診。有沒有什麼我幫得上忙的？」

「我知道發生什麼事，也知道你是或者根本不是誰，」我終於說出口。

「你這樣繞圈子一點幫助也沒有，」他說。「你有話就直說無妨。」

一片靜默。毫無回應。因為你根本就不是你。

「那好吧，我們明天見。」然後他掛上電話。

而我依然沒有前往隔天的約診。

感受到事態相當不對勁的史蒂夫也經常打來。但我一通電話都沒有回。

威爾當然看得出來我處於相當嚴重的激躁狀態，但是他並不知道原因。「怎麼了？」他問道。

「那兩個自稱他們是卡普蘭與史蒂夫的人是假扮的，」我說。「真的人已經不見了，他們兩個被替換過了；那個在電話答錄機上留言的是假貨。」

威爾一如既往地保持冷靜。我曾經警告過他可能會發生這樣的事，而今一語成讖。「或許我該打電話給史蒂夫，」他說。

「既然史蒂夫根本就已經不在了，我不覺得這樣做有什麼意義，」我說。「但你想打就打吧，如果這樣會讓你覺得好一點的話。」他仔細想了好一陣子，還是在夜半打了電話給史蒂夫。史蒂夫次日早上醒來後在答錄機聽到了留言，於是回電。威爾盡其所能地解釋發生了什麼事。

於是史蒂夫開始每天打電話，並且在答錄機上留下十通留言，有時甚至多達十二通。我對這些訊息一概無視——因為他根本就不是史蒂夫。然後我開始憤怒起來——因為他對待我的方式就好像我是個桀驁不馴的孩子。精神分析對這樣的狀況有個名詞：幼兒化（infantilizing）。我看著答錄機，彷彿這機器也被異星人入侵過一般，心想：這人也太過分了。不過當然，他根本沒有其他方法可以處理這種狀況。

我感到既恐懼又孤單。即便我知道威爾仍然是真正的威爾，這一點卻沒能給我什麼安慰。我睡不著，無法工作，而我也根本分不清楚現實與虛幻之間的差別。

隔天，在我第三次錯過與卡普蘭的約診後，他打了電話來要求我調高津普速的劑量。雖然我靈魂深處知道他並非真正的卡普蘭，但我還是會去注意他所說的話——因為我就是那麼絕望與可悲；還好，過了接下來幾天後，妄想意念終於逐漸退去。

如果說我曾抱持任何希望，認為自己某日或許能擺脫抗精神病藥物的需求，那麼這次因為精神病發作而同時失去卡普蘭與史蒂夫，已經完全說服我那是不可能的了。

這是威爾第一次親身經歷我嚴重妄想發作的狀況。他並沒有被嚇得太厲害，也沒有離開；他對我始終如一，仁慈溫柔以待。不過在那之後，他確實承認，親眼見到我發作得那麼嚴重、那麼難過，讓他很震撼，同時也因為無法安撫我或讓我鎮靜下來而感到挫折。「但我還是希望你只要開始出現那些感覺就告訴我，」他強調。「如果你不讓我知道發生了什麼事，那我就幫不上忙。」

有時，甚至到現在，當我發病，我還是不會告訴他——不是為了保守祕密，而是為了不想給他增添負擔。可是他幾乎每次都會知道。單憑我的靜默——或者說是某種特定的靜默，他就能分辨出來。能夠有人知我如此之深，實在是天賜之緣。

卡普蘭醫師與我這些年來一直協力合作得相當好——精確來說，已經十三年了。而我也在這段時間內達成生命中許多成功的改變。不過他也經常嚴厲地對待我（但以一位分析師而言，卡普蘭確實有著諸多優點，以及相當富有人性的一面），於是在積累一段時間後，我終於感到太過嚴苛，甚至像是受到懲罰。而他對我的限制也變得愈來愈多——舉例來說，他不許我在診間內移動，不許我在會談時用雙手蓋住臉，而這是我在跟每一任分析師進行治療時都會做的動作，好讓自己感到被圍繞、有安全感。他也不斷告訴我，如果沒有出現改變的話，他會把我「終結」掉。「我會把你終結掉。」這話聽在我耳裡相當殘酷，他的不斷複述也相當殘酷。他之所以這樣說，是為了從我這邊誘發某種特定答覆嗎？我與他進行診療時已不再感到安全；他變得難以預測、善變，甚至易怒。在某些日子，當我結束診療會談離開診間時，甚至會覺得自己被暴打了一頓。

「我們一點進展也沒有，」他會這樣說。「我們現在做的這個根本已經不能稱之為治療了。」像這樣進行得頗不順利的狀況已經持續兩年之久，他說——大概從我被診斷出癌症以及我與威爾訂婚之後開始。我察覺到這段診療關係出現了某些齟齬，但我以為這樣的情況也不過是最近兩個月的事而已。

然後，卡普蘭甚至威脅要去向精神分析學會舉報說我已經不再接受分析治療。我所屬的學會（一如現在的多數同性質團體）都採取「不呈報」（non-reporting）原則：意思是，你的分析治療師不會向學會的治療進展委員會（the Institute's Progression Committee）呈報你（在分析治療中）的進展。但治療師確實會向委員會呈報「分析時數」（analytic hours）；因此他手中確實握有某種粗略的資訊可以暗示你的治療狀況不及格。最終，我只能告訴我在學會的督導關於卡普蘭的威脅內容。之後再經歷幾次分析治療後，卡普蘭告訴我，他不再需要做他先前威脅的事了。但是我依然放不下心。我無法一一去配合完成那些他指定的惱人要求；於是最後，我再也承受不了這樣的狀況。我覺得我需要去找其他有可能保持中立客觀的人進行諮商，於是便跟弗利德醫師（Dr. Freed）約了診——我曾經把他當作卡普蘭醫師的備位，跟他會談過一次；這位醫師也是我透過學會認識的。

「艾倫，你跟他的分析治療進行得相當好，而且已經行之有年，」弗利德說。「任何關係都一定會經歷轉折，或許你們目前所遭遇的就是。你真的該試試看跟卡普蘭一起解決這個狀況。這對你而言是極為重要的。」

我並沒有把握自己做得到，我甚至不確定我想嘗試。「如果我們沒辦法——如果我沒辦法——繼續接受卡普蘭醫師的治療，那你是否願意擔任我的分析治療師？」

他搖了搖頭。「以我的立場，只要你們的醫病關係尚未結束，哪怕我現在只是跟你討論這件事，都已經有倫理疑慮。回去找他討論這件事情吧，艾倫。你們需要就此達成解決方案。」

我回到辦公室，草擬了一個計畫，算是某種協商方案。我心想，如果要讓我繼續接受卡普蘭的治療，那麼，有什麼需要改變呢？於是我開了一張清單：我需要他不再說我們的診療毫無進展。我需要他停止威脅要「終結」我。我需要他減少對我肢體動作的限制。上述幾項看來都並不特別困難。我告訴卡普蘭，我需要這些改變，這樣我才能繼續與他進行治療。

卡普蘭直接立刻拒絕作出任何改變。

我感到震驚不已。「我很抱歉，」我說道。「我想這代表我們必須要終止我們協力進行的治療關係。」

那次會談剩餘的時間，感覺上就好像在診療室大門上面掛了個大大的「出口」標示。等到會談終於結束，我準備走出門時，我轉身看了看他。「再見，」我說。「謝謝你做的一切。有緣再見。」在那之後，我看到卡普蘭縮了一下。

隨後我打了電話給弗利德醫師，告訴他我已經結束與卡普蘭的治療。我不知道萬一弗利德如果不願擔任我的治療師，我會做出什麼事；但他答應了。

幾天後，卡普蘭打電話來。「你去哪裡了？」他問道。「你已經錯過兩次約診了。」

我深吸一口氣。「我已經告訴過你我要終止與你的治療關係，而且我是認真的，」我說。「我已經轉到弗利德那邊去了。」

電話另一端傳來一陣沉默。是因為訝異？還是因為憤怒？「我認為你需要來找我，跟我討論這件事。」卡普蘭說。

「不，我不需要，」我說，但與此同時，我已經感覺到自己開始顫抖。對峙始終都不是我的強項。或許我的動作太猛了。或許這次我犯了錯。

「我們可以商量一下你要求的那些改變，」卡普蘭說。「不管怎麼說，這樣做都太突然了。如果我們要結束我們的治療關係，應該是要基於某種共同決議，某種合意才對。」

於是我同意在我們終結治療的這段期間，每週與他會談兩次；同時我也持續與弗利德進行治療。但或許是我已經負荷超載，又或許是關係過度的苦痛所致，接下來的四週之間，我在每一堂與卡普蘭的分析治療都淚流不止——而這件事，哪怕以我自己算是相對情緒化的人而言，過去都不曾在我身上發生。我並不是一個只會哭的人。但是與他共處在那間診療室內，就是有些東西從內在將我撕裂成片片，每一次的分析會談皆是如此。我感到悲傷，也很脆弱；我行將離開某個對我而言很重要的人，某件對我很重要的事物，而我所感受到的，是純粹的哀痛。

為卡普蘭說句公道話：他從未利用我們分析會談的時段來試圖迫使我回到與他的治療關係內，而當我告訴他我將會繼續接受弗利德的分析治療時，他告訴我弗利德是一位極優秀的臨床工作者，他衷心祝福我一切順利。然後，我們的治療就此告終。

在我的生命中，卡普蘭醫師給我的幫助或許比任何人都要來得更多；至今我對他的愛仍與生命中其他人並無二致。長久以來，我的內心那股揮之不去的失落感總是明晰不已。離開他的決定是如此糟糕，但我卻看不見任何除此之外的去路。此外，感覺上，這樣的決定總像是由他先下的。藉由拒絕與我協商，透過對我威脅與推逼，他等於實際上已經開除了身為患者的我。他將我拒於千里之外，他對我無情背叛。至於這一番巨變為何並未以我被送院強制治療告終，理由至今不明。

但是即便到今天，在我狀況不佳時，我首先會想到的還是打電話給卡普蘭。事實上，我仍然常會打電話到他的答錄機，只為了想聽聽他的聲音。但我不會留言。因為，那樣的時光，已經不再。

據我估計，弗利德醫師年約六十，而且看來相當和善。與卡普蘭（他與我父親相似，有著相當強勢的人格）有所不同的是，弗利德身上有著某種柔軟與溫和的氣質，但同時卻又能堅守立場。他對我從來不會以力相脅；他總是能準確同理我的感受，同時也協助我去理解我自己有時是如何利用我的精神病性思維去迴避一般人在生活中都會經歷的日常負面感受——悲傷、憤怒、尋常生活中的種種失望等等。

相較於我，弗利德對於精神分析程序也更有信心，他甚至認為我或許有一天可以全然擺脫藥物。此外，他也試著從無意識的動機與意義面來理解我的精神病性思維（這當然也很正確）。在詮釋這些精神病性思維時，他有時會拒絕去討論作為思維表象的診斷。「思覺失調症只不過是張標籤，」他說，「而且這張標籤幫不上什麼忙。」

他上述的這兩種思維相當深刻地撼動了我。我耗費了如此多年與「我是思覺失調患者，而且我需要藥物」這樣的概念抗爭。如今我已然理解我是而且我也需要，他則提出事情未必如此非黑即白的可能性。我相信弗利德有一部分是在試著給我希望，而另一部分則是不全然認同我的疾病當中非常真切的生理因素。他主要關注的領域是在精神分析層面，因為如此，他也將我轉介給另外一位精神藥理學家，吉特林醫師（Dr. Gitlin；他在管理疾病的藥物面向這個領域是國際知名的專家）。

最近我又必須更換藥物。津普速變得有點不太可靠，我開始出現許多的「破門」症狀。提高劑量也已經不是辦法，以我當時服用的劑量而言，已經是最高建議劑量的兩倍。於是吉特林建議我改用氯氮平（clozapine）——一種經常被開給那些某種程度上抗拒治療者的處方。而他開給我的處方劑量高達六百毫克。氯氮平使用起來其實是種相當麻煩的藥物，用這種藥的初期，每週都必須作一次抽血檢查以觀察藥物的副作用，以及有無出現顆粒性白血球缺乏症（agranulocytosis；一種人體白血球數量急劇下降的致命症狀）的徵象。還好，藥物發揮了效用，而且效用很好；如今，有些日子我甚至會因為感覺太好而出現罪惡感。

不過，這種改變也不是一夜之間的事。事實上，藥物轉換的過程中有可能面臨頗大的困難——我剛開始看吉特林醫師並一起試著換藥的過程就是如此。我的精神症狀很快就變得嚴重起來。

「艾倫，你怎麼了？」

「你是正牌的吉特林醫師還是傀儡吉特林醫師？」

「呃，我是正牌的吉特林醫師啊，」他說。

「就是傀儡才會這麼說。」

稍後吉特林醫師告訴我，因為這次的發病，他曾認真考慮過讓我住院治療。還好，他沒有選輕鬆的方法，而是選擇了比較難的路線，等待我的病情發作穩定下來。

所以，更換藥物也可能誘發精神病症狀，因為我體內的生物化學狀態在從一種藥轉換到另一種藥的過程中，會需要時間。急遽的改變也可能誘發精神病症狀，這也是為何對我來說環境的穩定與熟悉至為重要。還有壓力（從我無法控制的外部因子、壓力源或事件所生）也可能造成某種好比某人按下了邪惡的病情症狀「啟動鈕」的效果。

就如同我先前被診斷出罹患乳癌的狀況一般，某次例行檢查結果指出我可能罹患卵巢癌。於是很快地，現實感又一次隨著心魔驟生而崩解。在手術前有兩週的等候期；在手術後，我還必須再等兩週，才會得知最後結果。我聽說在罹患這種癌症三年後的生存率僅有兩成，於是頓時陷入絕望的恐懼深淵，甚至感到哀傷——難道我從漫漫長路走來，一路奮戰，最後只淪落到被自己不可靠的身體再次擊敗的窘境？

再一次，我的公寓中堆滿了大家送來的花朵；再一次，威爾展現了他不變的溫柔與堅定的信念，深信一切終會平安無事。我的朋友們圍繞著我，史蒂夫從華盛頓遠道而至，甚至某位我在耶魯時期曾短暫交往、如今仍是我好友的精神科醫師與律師，也趕來探望我並提供協助。可是，我的父母並未出現。

嗯，技術上來說，他們也不算沒出現。他們打了電話。我父親不想過來，但沒有解釋原因。我的母親則是以一種顯然欠缺熱情的態度說：「說不定我可以過去一兩天。至於你爸，如果診斷結果不好的話，他會過去的。」

我父母親不來看我，對我是沉重的打擊。哪怕我們之間一直以來都有許多錯綜複雜的狀況，但是我這一生確實都將他們理想化了。當我感覺自己已被死神叩門時，他們最初與最終的反應竟然都是留在原地，這對我而言根本是致命一擊。我無法再否認他們其實也有缺陷（人皆如此），以及有些時候，他們是故意選擇讓我無法觸及。或許那是他們對應機制的一部分；或許只是疾病本身對他們而言過於巨大而沉重。又或許，那是我發送給他們的訊息所帶來的結果：我很好，我很強壯，我不需要你們。我不確定；畢竟我們從未就此進行對話。

我赫然發現，在我的人生中，一直有著兩組騙局持續在交織進行。疾病（它的存在本身）一直以來就剛好存在於我視野所及的周邊之外。但我知道它就在那裡。它會試著欺騙我，讓我相信威爾不是真的威爾，史蒂夫不是真的史蒂夫，而現實也不是真的現實；它會讓我相信，我可以在須臾間以意念奪取數千人生命，或者相信自己極度邪惡，並且毫無存在價值可言。

同時，我則是試著去欺騙自己身旁的人們。我沒問題，我功能健全，我很好。而或許，如此堅決欺騙身旁諸人的努力，有時也會欺騙了疾病本身。就像是個計中計的大騙局。史蒂夫說他從未見過有人像我一樣奮力戰鬥。我並不覺得自己是個戰士（而我當然也不會給人勇猛好鬥的印象）。但如果他是對的，那麼，或許在我的童年，在這些與我父母的拉扯當中，第三雙眼不僅會看到我疾病的起源，也能見證我健康狀況與力量的源頭。如果我是個戰士，或許那是因為我被教導成必須如此。

「沒關係，」我對母親說道。「不用來了。等事情結束了，我們再打電話給你們。」

哪怕一開始有著這些令人心生警醒的徵兆，但最後呈現出來的結果非常好；我最終還是進行了子宮切除術以及卵巢全摘除術。大多數接受過如此重大手術的女性可能會感到悲傷與失落，但我所感覺到的則是近乎解放。危險已經消失。而既然我對於自己——以及威爾與我——永遠不能有子嗣這件事的現實早就已經有所準備，那麼，我自然也能平靜以對。

什麼是思覺失調症？在美國，相關診斷大多數是依據由美國精神醫學會的《精神疾病診斷與統計手冊》所建立的分類來進行。*DSM*的體系針對與思維有關的障礙以及與情感有關的障礙，有大致的區分。思覺失調症是屬於會影響思維的障礙之一，也因此它被稱為是一種思考障礙（thought disorder）。雙極性情感疾患（bipolar disorder；以前曾經被稱為躁鬱症〔manic depression〕）則是情緒或情感性（affective）疾患的例子——這種疾患主要是對一個人的感受產生影響。

*DSM*將思覺失調症與精神病之下的其他思考障礙並列。而精神病的一般廣泛定義則是與現實失去聯繫——我以前在耶魯的某位教授曾經把這種狀況稱為「瘋子」。

思覺失調症是在精神病性疾患中最嚴重的，大約每一百人裡會影響一個人。有些研究者認為，這種病症有可能實際上是一整組（而非單一）的疾病，因為如此才能解釋被診斷出同一種病名的患者之間為何會出現巨大的差異。不管怎麼說，無論思覺失調症究竟是什麼，它絕對不是「人格分裂」（split personality）——雖然這兩者經常被一般大眾所混淆。思覺失調症的心智並不是分裂，毋寧說是碎裂來得更加恰當。

有個常見的誤解是，罹患思覺失調症的患者會不分時段一直處於瘋狂的精神病症狀之下。但實際上，絕大多數患者，包括我自己在內，都不會如此。當我出現症狀時，我會深深為妄想和幻覺所苦，而我的思維會開始變得混淆不清、嚴重混亂。雖然以我自己的情況而言，並不會出現大量幻覺（雖然有時我會看見東西，有時則是聽到東西），但我很常進入嚴重妄想狀態。我深以為苦的混亂失序思維，同樣也是思覺失調症的核心特徵之一。

上述這些症狀正是思覺失調症「正性」症狀（positive symptoms）的例子；也就是你身上會出現那些一般人所沒有，但你根本不想要的症狀。此外，大多數思覺失調患者也會出現「負性」症狀（negative symptoms），也就是某種功能的不足或欠缺，像是無情感（apathy）或疏離（withdrawal），也就是一種嚴重的「毫不關心」，或者更精準的描述，該說是對於自己毫不關心這樣的狀況全不在乎（not caring about not caring）。幸而我的運氣大致上還算不錯，除了在牛津的前幾年之外，都能避開負性症狀。

在前述這些訊息中，真正重要的是我罹患思考障礙這件事。我的疾病並不是那種主要由情緒的過高與過低起伏震盪所構成的疾病。我的疾病的那一面——有關這種病，本質上屬於認知面——也對我為何決定要撰寫本書有著核心的影響。

許多因躁鬱症或憂鬱症而受苦的人仍有機會過著充實而豐盈的生活：新聞記者麥可．華勒斯（Mike Wallace）與珍．保利（Jane Pauley），作家威廉．史泰龍（William Styron），心理學家兼作家的凱．瑞德菲爾．傑米森（Kay Redfield Jamison）等等，也只是在有名的例子中略舉數例。歷史上的著名人物同樣也可能因情感性疾患所苦——亞伯拉罕．林肯，文森．梵谷，維吉尼亞．吳爾芙，還有山繆．詹森。只要你去任何一個情感性疾患患者的支持團體，在某種可理解的自尊驅動下，他們很快就會開始一一告訴你有哪些與他們同為患者的前輩，以及當代又有哪些患者是他們心中的英雄人物。

可是，罹患思考障礙的人不會有一張清單，上面列著與他們一樣身為思考障礙患者，但同時又功成名就的人士。他們之所以做不到，是因為像這樣的清單根本就不存在。相較之下，能夠過著快樂而有意義人生的思覺失調症患者沒有幾個；而那些沒有機會過著滿足人生的人，自然也不會急著跟全世界分享他們自己的故事。

話雖如此，有些罹患思考障礙的患者在他們最終因疾病而失能前，還是能成就一番偉大事業。舉例而言，約翰．納許便因為其學術生涯早期的發現而榮獲諾貝爾獎肯定。但在那之後，他身為成年人的大部分人生則是多半處於妄想發作狀態，不斷在普林斯敦校園裡漫步，或漫無目的地在大學圖書館進進出出。過了一段時間之後，納許（還有他的家人與醫師們）建立起一個支持體系，使他大致上可以管理自己的疾患，甚至盡可能從中「恢復」；而這樣的經歷都被記錄在電影《美麗境界》裡面。

不過，罹患思考障礙的人之所以登上媒體版面，比較典型的例子則是像麥可．勞鐸（Michael Laudor）的悲劇。勞鐸跟我一樣是耶魯法學院畢業。一九九五年，在他畢業後不久，《紐約時報》刊登了一則關於勞鐸的新聞，報導焦點則是放在一名罹患情感型思覺失調症的患者如何從全美最優秀的法學院畢業。勞鐸告訴《紐時》：耶魯法學院「是全美僅存對於心理衛生與照護最為支持的機構」。畢業後，他便與人簽約，打算寫一本關於自己的人生、旅程，以及成功種種的書。

之後在一九九八年，因為某些原因（沒有人能夠確定是什麼誘發了他的狀況），勞鐸不再服用藥物。當他已懷孕的未婚妻試著說服他需要藥物，甚至可能是住院治療的協助才能控制病情時，他在廚房餐桌上刺死了她。

當勞鐸的故事為公眾所知後，很長一段時間，我曾考慮是否該寫一本有關我人生的書。對於將一切以白紙黑字寫下，我始終感覺五味雜陳，而這個發生在美國另一端的心碎故事更只是增添了我的矛盾感受。說不定把我自己的疾病公諸於世會改變身旁朋友、同僚，還有學生對我的看法。說不定，一旦他們得知真相，他們會認為我太脆弱或太可怕，因此不能被信任，被視為專業的同僚或好友。又說不定，他們會覺得最終出現那種以暴力崩潰作為結尾的悲劇，終究是難以避免的。

不過到頭來，無論如何，還是勞鐸的故事說服了我去做這件事。圍繞著他的故事的媒體狂熱，最終不過是為精神疾患的汙名化火上澆油：內容不外乎是思覺失調患者都很暴力，有威脅性之類。但在真實世界裡，絕大多數的思覺失調症患者從未傷害過任何人。事實上，就算萬一這種案例真的發生，他們自傷的可能也遠遠超過傷人的可能。

另一個讓我覺得必須揭露自己生命史的理由，則是想要帶給人們希望：縱使你面對精神疾病的診斷，但它並不理所當然就表示你的人生今後只有幽暗苦痛存在，全然與生命中的愉悅、喜樂，或成就絕緣。我也想要破解許多精神心理衛生專業工作者自身的迷思——他們往往以為罹患了顯著思考障礙的人從此就無法獨立自主生活，無法勝任有挑戰性的工作，無法與人建構真誠的友誼，無法身處於有意義且在性方面令人滿足的愛情關係裡，乃至於無法追求生命當中的智性、靈性，或情感面向的豐足。

在幫助我面對並管理自己的精神病方面，藥物毫無疑問地扮演一個極為核心的角色。但是真正讓我能夠正視自己掙扎奮鬥的意義的——讓我得以理解在疾病歷程之中與之前所發生一切事情的意義，讓我得以動員積聚自己僅存之力，並將其轉化為豐足、有創造力的生命——別無其他，唯有談話治療。像我這種罹患思考障礙的人，原本並非談話治療預設會有顯著療效的對象，這是因為談話治療原本是奠基於一段可信賴的治療基礎上，以建構病識感作為重點。可是這樣的治療對我卻產生了莫大功效。或許在世上某處，會有人類連結的替代品吧：可以取代兩個人一起坐在室內，其中一個享受著全然的自由、把內心話全部說出，同時很清楚另一個人會小心而周詳地聆聽——只是我不知道這替代品會是什麼。從事物的本質來看，那就是一段關係；對我而言，它則是我珍視的其他所有關係的核心。我人生的小船大半時候都在險波惡水中前航，我需要生命中的這些人來告訴我哪裡安全、哪些事物真實，以及什麼事物才值得我緊緊掌握。

然後我決定寫出來，因為我很清楚變成精神病是什麼樣子。相較於絕大多數人，我也清楚知道法律如何對待精神障礙者——你是怎麼墮落到無視意願被綁在病床上，強迫灌食那些你並未要求也無法理解的藥物。我想要看到改變發生，於是現在我主動把改變的需求以書寫和演講的方式放聲吶喊出來。我想要為那些罹患思覺失調症的患者帶來些許希望，也盼望那些幸未罹病之人終能理解。

而今我的生命中幾乎已擁有我所願望的一切，但我的疾病仍給我帶來巨大的負擔。我在生命中已然失去多年時光。我錯過了無數次建立關係的機會——無論是親密的友人，或是相知相惜的愛人。我沒有小孩。我從未享受過在位高權重的法律事務所中與極度努力的聰明同事們一起挑戰艱難案件的刺激感。即便到現在，我還是無法按照我心中所想要的方式旅遊——自發性地前往全然陌生而嶄新之處，一次長達數週之久。我會講西班牙文，但我去不了西班牙。我離開所居住的城鎮出遊的容忍度上限是四天——哪怕是跟威爾一起。他甚至威脅說要幫我打造一個「虛擬辦公室」電腦軟體，這樣我們才有可能在離開原處的同時，又讓我感覺像是安全地待在南加大的辦公室裡。工作，它同時是我的慰藉，也是我的映照——當我難以追溯自己是誰的時候，我望向我發表過的文獻：它們提醒我，我就在那裡。當我偏離我的工作時，我同時也失去了前航的方向。

多年來，我將自己的軀體看作是我暫住之所，而真正的我，則藏在我的心智之中；軀體不過就是個過渡的皮囊，而且根本談不上可靠——帶著些許汙穢，猶如禽獸，難以信賴。但威爾已經相當程度改變了我這樣的想法。此外，從癌症存活下來也是。近來我跟自己的軀體已經比較能夠安適共處，說不定甚至對這樣的軀體多抓緊了些——不過，與此同時，我也非常警覺。畢竟這副肉體確實讓我失望過不下數次。

於是我起而對抗因為成天埋首書堆與服用鎮靜藥物之後產生的昏昏欲睡感。對我而言，運動一直都屬於一種挑戰——我從未踏上過跑步機，或者飛輪車；這些東西對我而言實在無趣。此外，與整個加州相左的是，我對跑步更是確定一點興趣也沒有。於是我決定溜直排輪。我的父母在數年前就開始在紐約中央公園溜直排輪，有一次還邀我加入他們。我原本以為他們是不是年老狀態多少走下坡才這樣建議，沒想到，我與他們同行後就即刻愛上了這項運動。所以現在我一邊溜直排輪，一邊還同時修習其他課程——花式溜冰，舞蹈等項目的基礎步伐與姿態。有一陣子，我每週會去兩次，不過現在我的時間只能負擔每週一次，請專業教練為我上課。這樣的運動需要聚精會神，也有其紀律要求，此外也有可預見性，更令我充滿活力。不過大多數時候，它單純就是很好玩。

寫出這本書代表我必須（也想要）開始對眾人揭露，關於我的疾病，我先前並未吐實。在這些人其中，有部分雖是相當親近的好友，但我卻因為某些理由一直遲遲未對他們坦白。舉例來說，這些朋友當中有一位曾經很常拿精障者說笑，我一直以為當他聽到實情時會看不起我。其他友人則是年資未深的專業同僚，我不希望他們對我在學術方面的能力失去信心。

對於這些人揭露自身病情的這份經驗令我大開眼界。絕大多數人對此非常包容。許多人說他們完全沒有察覺，也感到震驚。這是很久以前的事嗎？現在是不是已經不太有影響了？某位法學教授在聽聞之後，則是反過來告訴我他自己罹患雙極性情感疾患，而隨著他對我揭露這件事，再加上我們彼此多年來的相互支持，我們於是變成了很親近的朋友。另一位友人——一位精神科醫師——則是強烈建議我在寫這本書的時候要用筆名，但我覺得這樣做反而會發出錯誤訊息——患病的這一切實在太見不得人，別大聲嚷嚷才好。對此，她則是點出一件令我深思的事：「可是，艾倫，你真的希望在世人的眼中被看作是一位有工作的思覺失調症患者嗎？」我因她的問題而感到震驚。難道我就是那樣嗎？難道我就只是那樣而已嗎？

那時，我需要把兩個重要的意念合併為一：我確實是精神障礙者，而我也可能過著豐富而令自己滿足的生活。我需要與我的心魔和平共處，這樣我才不會把自己所有的精力虛耗在對抗這些無形的魔物上。我需要學習如何在有時對現實掌握不足的狀況下，幫自己在職涯與親密關係裡理出一條路。我需要了解隱藏在我糟糕的思緒與感覺之後的實體是什麼，還有我的精神病症是如何保護著我。透過這些年來努力且密集的協作，瓊斯太太、懷特、卡普蘭，還有弗利德等人都已經幫助我找到一條通往有意義的人生道路。我最後兩次的住院治療所留給我的，只有「狀況很糟」與「病情嚴重」這樣的預斷。而若非我後來有了這些技巧高超、盡心盡力的會談治療師——精神分析師——陪我度過，我恐怕真會落得前述預斷的下場。

我相信（至少我沒理由不相信）在罹患精神障礙的人群裡，具備了特定技藝與才能的人，比例上應該跟一般人群差不多。每個人都有適合其才能的所在。當然，以資源分配的曲線而言，很顯然，對於精神障礙者會出現重度不利的偏移，於是大多數的精障者根本不會有機會去發現自己身上可能有什麼潛力。話雖如此，如果有任何人因為讀了這本書，而對其家人或親友說出「她都辦到了，你一定也可以」這種話的話，我會覺得無比難過。我並不是在說每個罹患思覺失調或者精神病的患者有朝一日都能變成一位成功的學者或專業人士；我自己其實集合了諸多法則的例外於一身，這點我自己很清楚。但我今天能走到這一步，其實有絕大部分來自我呱呱墜地時的運氣：資源豐沛的父母，與飽經訓練、才華洋溢的專業人士大量接觸的機會，以及一連串算不上吸引人又固執無比、到頭來幫我跟害我一樣多的人格特質。

我現今的生活並非安樂無憂。我身患嚴重精神疾病。我永遠不可能從思覺失調症中完全恢復。

我這一生都必須持續服用藥物，還有進行談話治療。我會有順境與逆境，而且我還是會生病。

但是我所接受的治療已經足夠讓我過上一個自覺美好、值得活下去的人生。南加大法學院對我而言是一個寫作與教學的理想所在。我身旁有著聰慧而慷慨的同僚們；這些人所給我的養分伴隨我度過那些艱難時光與重大試煉。學校的法學院院長與副院長都在我的好友之列，而他們對我也給予諸多寬容。校方對於我嘗試去與其他領域（無論是精神醫學或心理學）協力合作，一直給予支持，還不斷發掘資金讓我得以從事與我的法學研究相關的實證研究。二〇〇四年，我獲得南加大研究創意夥伴獎（USC's Associate's Award for Creativity in Research）——此獎項每年頒予兩名教授，是校方對教授學術成就所能給予的最高榮譽。同時，我的著作《拒絕照護》也榮獲南加大美國學術榮譽學會（Phi Kappa Phi）的教職員貢獻獎。根據校方的說法，從來沒有人在同一年贏得這兩座獎項。

最近我的工作職涯則是更上一層樓。除了到職一開始那幾年的刑法教學以外，我一直都算是個滿受歡迎的老師。但隨著時間經過（多希望時間可以倒流），我開始發現教學給我的壓力愈來愈大。還好，感謝我有一位總是試著支持我、接納我的院長，於是我得到一份新職務的邀約：研究副院長（Associate Dean for Research）。接下這個職務後，我現在的主要工作不再是教學，而是協助我的同僚們取得研究獎助。當然，我的最愛還是從事自己的研究，但以擔任一名法律教授所可能必須面對的所有責任而言，為我的同僚們設法取得研究方面的資助已算是上上之選了。

身為一位研究型精神分析師，我的相關研究也得以在豐富的環境以及其中諸多活潑有趣的同僚（其中許多都已變成我的好友）圍繞之下，繼續進行。我積極地參與精神分析學會的委員會工作。

我還是很常跟親愛的史蒂夫談話（幾乎是每天），也很享受與他一起共事。我墜入愛河且共結連理的對象，不但仁慈風趣，同時也理解我、接納我，讓我真正感到自己像個女人。所以，生活中一切的一切，都相當不錯。

不過，最近有個朋友提出了一個問題：如果出現了一種藥物可以立刻把我治好的話，那我會服下它嗎？詩人瑞納·馬力亞·瑞爾克（Rainer Maria Rilke）曾一度被提供精神分析，但他拒絕了。他說：「不要驅走我的心魔，因為我的天使很可能也隨之而逝。」我全然可以理解他的想法。曾有人將躁鬱症中的躁期症狀描述為有時會帶來愉悅感的高潮——因為它會帶來一種無所不能的感覺。不過，思覺失調症的體驗卻並非如此，至少對我而言不是。我的精神病症狀就是一場清醒的惡夢，裡頭的惡魔是如此令人膽顫心寒，以至於所有天使都早已棄我而去。所以，我會服下那樣的藥物嗎？是的，毫不遲疑。

話雖如此，我並不希望別人以為我會因為自己失去了若未患病而可能擁有的人生而感到遺憾。我也並非在請求他人的同情。我真正想表達的毋寧是：比起並非人人都有機會理解的精神疾患，我們生來皆同的人性更加重要。就算是對我們這些持續與思覺失調症奮戰不懈的障礙者而言，真正讓人生美好的事物——好朋友，令人心滿意足的工作，親密關愛的關係——與任何人均無二致。

如果你是一個罹患了精神疾病的人，那麼，你所面對的挑戰會是找到適合你的生活。但話又說回來，無論有無精神疾病，難道這不是我們所有人所共同面對的挑戰？我的幸運之所在，並非在於我已經從精神疾病中復原——事實上我沒有，而且也永遠不會。我的幸運，在於找到自己的人生。

# 後記

一如我的人生，本書也是眾人協力所得，是我諸多朋友與同僚貢獻的結果。以本書的實際書寫而言，有兩個人確實扮演了核心角色。拉金・華倫（Larkin Warren）以一種能讓我在書中躍然紙上對更多人「說話」的方式，賦予了本書生命。身為才華洋溢的作家，也是我至交好友的史蒂芬・班基，對於我本人與我的精神病性狀態有著無人能出其右的理解——「魔咒」——史蒂夫在逗我說笑時，有時會這樣稱呼我的發病。書中為了協助讀者理解我的疾病，有諸多譬喻也出自史蒂夫的建議。

我想感謝讓本書終得實現的出版團隊：我的經紀人珍妮佛・喬爾（Jennifer Joel），還有我的編輯萊斯莉・威爾斯（Leslie Wells）。這兩位在各自的工作崗位上的表現都極其傑出。如果不是他們兩位的努力，本書無以付梓。

我也想感謝我的出版商，勞勃・米勒（Robert Miller），想出了這麼棒的一個書名。

在本書的創造過程中，還有其他作家也扮演了舉足輕重的角色：崔斯汀・雷納（Tristine Rainer）是一開始教我寫「回憶錄」的老師；莎曼莎・鄧恩（Samantha Dunn）是教過我兩堂「回憶錄」寫作的老師；還有葛萊蒂斯・托普金斯（Gladys Topkins）是閱讀我的初稿，並給出回饋意見的編輯朋友。此外，還有諸多朋友都在閱讀過本書初稿後慷慨給予建議。我想特別對以下這些人致謝：史考特・阿特曼（Scott Altman），茱蒂絲・阿姆斯壯（Judith Armstrong），凱瑟琳・布洛吉（Catherine Broger），狄娜・卡奈爾（Dinah Cannel），肯尼・柯林斯，傑洛・達維梭（Gerald Daviso），蘇珊・愛絲翠吉（Susan Estrich），艾斯特・范恩（Esther Fine），蘇珊・蓋瑞特（Susan Garet），麥可・吉特林（Michael Gitlin），珍妮・霍爾（Janet Hall），詹姆斯・海（James High），麗西・賈維克（Lissy Jarvik），狄力浦・傑斯特（Dilip Jeste），珊儂（Shannon），凱莉（Kelly），史蒂芬妮・洛西（Stephanie Losi），愛德華・麥卡弗瑞，亞歷山大・麥可強，湯瑪斯・莫拉維茲（Thomas Morawetz），史蒂芬・摩斯（Stephen Morse），麥可・沙皮洛，大衛・修爾（David Shore），賴瑞・賽門（Larry Simon），珍娜・史密斯（Janet Smith），馬修・史不哲（Matthew Spitzer），菲利普・史提瑪克（Philip Stimac），諾米・史托仁保（Nomi Stolzenberg），藍迪・史特曼（Randy Sturman），卡爾麥洛・瓦隆（Carmelo Valone），馬琳・華格納（Marlene Wagner），茱恩・伍爾芙（June Wolf）。

我也希望對南加大在行政事務上給我協助，讓我可以專心致志於寫作的朋友們表達謝意：我的助理奇斯・史蒂文生（Keith Stevenson），以及參考書部圖書管理員布萊恩・拉斐爾（Brian Raphael）和傑西卡・威莫（Jessica Wimer）。

在我攻讀學位的過程中，有些人開啟了我的心智。回首望去，讓我能夠踏上「以己心療己心」（using my mind to heal my mind）這條路的，正是這些人。我在范德比爾大學的哲學教授約翰・拉克斯（John Lachs），帶我認識了思辨與學習之樂。耶魯法學院的約瑟夫・高斯汀與傑・凱茲（Jay Katz）則是在我原本對精神衛生法既有興趣的基礎上再為這門課錦上添花。史蒂芬・威茲納教我將思辨能力運用於協助弱勢人群——而史蒂夫不僅是以講授的方式，更親身以生命實踐了這一課，流傳在代代的耶魯法學生身上。喬治・莫爾講授的佛洛伊德課程之精采為我所生平僅見，同時也點燃了我對精神分析訓練的熱情。

朋友，是一群讓生命變得更值得活下去的人；我何德何能，竟然擁有這許多。我最親近的朋友有：羅斯・亞伯特（Russ Abbott），史考特・阿特曼，茱蒂絲・阿姆斯壯，美莉安・班達特（Meriam Bendat），凱瑟琳・布洛吉，喬爾・切樂（Joel Cheler），瑪麗亞・雀薇柯（Maria Chvirko），肯尼與瑪姬・柯林斯，保羅・戴維斯（Paul Davis），派崔克・丹尼斯（Patrick Dennis），艾斯特・范恩（Esther Fine），保羅・福爾貝斯（Paul Forbath），隆納（Ronald Garet）與蘇珊・蓋瑞特，伊莉莎白・蓋瑞特（Elizabeth Garrett），湯瑪斯・葛瑞菲斯（Thomas Griffith），珍妮・霍爾，諾拉・希南（Norah Heenan），凱芮・漢波（Carrie Hempel），喬書亞與塔瑪・霍夫斯（Joshua and Tamar Hoffs），麗西・賈維克（Lissy Jarvik），愛哈德・卡馬（Ehud Kamar），肯・克列斯（Ken Kress），馬丁・樂維（Martin LeVay），安德烈・瑪墨（Andrei Marmor），愛德華・麥卡弗瑞，亞歷山大・麥可強，湯瑪斯・莫拉維茲，克雷格・派里須（Craig Parrish），埃倫・拉賓諾維茲（Allan Rabinowitz），諾埃爾・拉克斯戴爾（Noel Ragsdale），達利亞・羅斯梅爾（Daria Roithmayr），凱瑟琳・薩巴提尼（Catherine Sabatini），山姆・席爾（Sam Scheer），吉恩・史考特（Jean Scott），麥可・沙皮洛，拉利・賽門，（Larry Simon），大衛・史勞森（David Slawson），珍娜・史密斯，愛德華・索可尼奇（Edward Sokolnicki），馬修・史不哲，諾米・史托仁保，克里斯多夫與安・

索尼（Christopher and Ann Sone），藍迪・史特曼，珍妮佛・厄本（Jennifer Urban）勞勃・馮・巴根（Robert Von Bargen），凱薩琳・威爾斯（Catharine Welles），理查・威登波恩（Richard Wittenborn），史蒂芬・威茲納，約翰・楊恩（John Young），以及馬克與瑪莎・楊恩（Mark and Martha Young）一家。

此外，我想要對我在南加大法學院的所有教職員同事致上謝意。你們知道你們對我的重要性，同時，我也深深感謝你們的友誼與支持。

在健康社區（Wellness Community），一個專為癌症倖存者提供支持的社群團體，我也交到了許多好朋友。我們的團體領導者，卡拉，在我與其他人掙扎的艱困時分給予我們協助；此外，我也與團體裡的許多人建立了緊密的連結，包括：艾力克斯，安，布拉卡，卡爾，克里斯蒂娜，西安姆，珍娜特，茱莉亞，瑪姬，米拉，莎拉，崔西，以及楚迪。沒有人會比其他的癌症患者更加理解癌症；而我的團體夥伴們一直以來總是啟發著我。

我在精神分析新中心最重要的導師們，是傑洛・亞朗森（Gerald Aronson），海倫・戴斯蒙（Helen Desmond），麥蒙・利維特（Maimon Leavitt），以及海曼・范・達姆（Heiman Van Dam）。他們協助我理解精神分析的思考所要告訴我們的，潛在於所有人類互動之下的複雜性。

我的精神科醫師與治療師們拯救了我的人生。對於這些聚焦於我疾患生理層面的精神專科醫師們，包括麥可・吉特林與史蒂芬・馬德，我內心常懷極大的感謝。這些人幫助我在惡疾當前的時刻設法面對，也讓我的狀態恢復到足以從精神分析當中獲得極大助益。至於我的四位精神分析治療師，在此請容我姑隱其名（本書內所使用的名字皆為假名）；這是因為，一旦揭露這些人的名號，有可能會讓他們與目前患者的關係更趨複雜。我但凡有任何成功與健康之處，均有賴於我與這些人協作的精神分析會談，而這是一份我永難回報的恩情。

最後，對那些我最親愛的人們，我想說幾句話。我的雙親與弟弟們給了我愛與支持，讓我的生命得以前行。雖然過往基於種種複雜的理由，以及我們各自的需求，我並未對他們揭露我的一切，但絲毫無損於我對他們無以復加的愛。史蒂夫一直是我的同儕，我的知己，我的摯友，我一切掙扎的見證人。史蒂夫理解我至深，更在許多狀況下多次賦予我前行的力量。威爾——嗯，關於威爾，我還能說些什麼？他是我的真愛——他用一種我從未夢想過可能成真的方式，賦予我的生命新的意義。每晚我上床睡去時，每天早上我醒來時，都不斷在想我遇到了他，是一件多麼幸運的事。

從上述這些以及更多更多感謝不完的人們身上，我獲得了讓自己的人生值得繼續活下去的一切。我希望藉由本書的書寫能幫助其他人略有所獲，讓他們足以在生命的路程前行，也過得好一些。

# 現在的我（二〇一五年版）

我開始認真思考寫作回憶錄，大概是從二〇〇二年左右開始。就算以最輕描淡寫的方式描述，把我自己的一切披露出來的可能性仍令我深感不安。問題是，這之前的三十年間我始終與一個祕密共存，而這樣的祕密卻只有我極少數的密友知道：我的生命中一直都有思覺失調症的存在。到了那時，我已經感到疲憊。背負著祕密活下去，令我疲憊；將自己所思所覺的大多數時刻掩蓋起來，令我疲憊。日夜都為了萬一有人發現我原來是這樣的人而感到恐懼，令我疲憊。為了尋求些許慰藉，我轉向我最熟悉的事。我開始寫作。

在二〇〇九年九月的某個早晨，電話響了。一位表示自己來自麥克阿瑟基金會的女士致電告訴我，我以《核心崩解》一書贏得「天才獎助金」（genius grant）[28]。由那一通電話開始，我便開啟了一趟帶我到全美各地的旅程，讓我得以與眾人分享我如何與精神病症共存的經驗。

自從書寫《核心崩解》一書開始，我的旅程一路上便充滿了挑戰，與極大的回饋。以最為世俗的角度來看，旅行對我一直都是（現在還是）相當不容易的，尤其是當我得在不同時區之間來去的

28 此即麥克阿瑟基金會的年度傑出人士獎MacArthur Fellows Program，俗稱麥克阿瑟天才獎助金。——譯注

時候。那樣的旅程會讓我失去平衡，我的症狀會因而逐漸浮現。回到家後，我無法回覆自己所收到所有關於本書的信函；而這樣的狀況讓我覺得失望且壓力巨大，於是我的症狀又會再次浮現。某位原本被我視為朋友的人會說，她當初要是知道我有思覺失調症的話，就不會跟我分享餐點——這令我感到黯然神傷。某位校友因為大學聘用了一位罹患精神障礙的法學教授而大加撻伐——這則是令我怒不可遏。有某家評價甚高的媒體竟把對我的訪談專欄命名為「是思覺失調，不是弱智」（Schizophrenic, not Stupid），而這樣的專欄竟然也刊登到我終於設法說服他們把上述標題改成較為正向的描述為止。

甚至我自己，也難免被無所不在的精神疾病汙名化影響。我收到「從心改變」（Bring Change 2 Mind）這個機構所寄來的一件T恤——該機構是由名演員葛倫．克蘿絲與其妹傑西所創，以對抗精神疾病與障礙的汙名現象。T恤的正面用大大的字母寫了「思覺失調症」。其他T恤則是寫了例如「思覺失調症患者之姊」或者「雙極情感障礙者」這樣的字眼。正當我尋思我是否真想在公共場合穿上這件衣服的同時，我才突然驚覺（同時也感到羞恥）：如果今天寫在T恤上的字眼是「癌症」而非「思覺失調症」，我根本連想都不會去想這樣的問題。事實上，當我告訴別人我是癌症倖存者的時候，我根本從未遲疑。

微小的壓力源以及個人生活中的小困境除外，《核心崩解》一書的成功也為我提供一個獨特的機會以精神障礙者的身分發言。本書登上《紐約時報》暢銷書排行榜，在《時代》雜誌年度選書非小說類前十大也榜上有名，並且贏得「改變人生的書」獎項。另外，我在蘇格蘭的TED演講近來也已獲得近兩百萬次的點閱。有一系列學校（哈佛大學在內）在開課時也將本書納入課程的指定閱讀書單中。每當這本書獲得某項榮譽或獎項，也就代表著有更多更多人可以接觸並進入思覺失調症患者生命的皮相之下。而我想，這是件好事。

金錢通常伴隨著獎項與榮耀而來。我利用這些獎金在南加大法學院創立了薩克斯精神衛生法律政策與倫理協會（The Saks Institute for Mental Health Law, Policy, and Ethics），致力於探究本書所提到的各項核心議題。這個協會匯聚了來自多重不同領域的學生針對精神疾病進行研究與寫作；而我們協會每年都會選出一個年度大會的主題。我們第一年的大會主題是「機械性人身限制措施之施用」（the use of mechanical restraints）；次年則是「精神醫學用藥與法律」（psychiatric medication and the law）。這個協會也曾獲得鉅額的慷慨捐贈——這些捐贈來自於那些生命與精神疾病有所交會的贈與人；對於協會在未來多年仍能持續我們的工作，我懷抱希望，也充滿自信。

除了在協會的工作之外，我還有其他研究案。目前我研究的焦點放在那些已經取得相當程度專業成就的思覺失調症患者。一次又一次，無論是公眾，甚至是精神衛生專業人士自己，都認為如果某人有著專業學位以及挑戰性的工作，那麼，這個人不可能「真的」罹患思覺失調症——因為思覺失調患者是不可能達成那些事的。錯了，我們可以。事實上，我們當中有許多人每天起床上班，以醫師、律師、教授，或者醫療實務工作者的身分工作。

薩克斯協會在二〇一三到一四年間的主題聚焦在高等教育。在二〇一四年三月，我們舉辦了一個為期兩天的會議：「眾多聲音，專一視界：協助罹患精神疾病的大學與學院生由學術體驗中獲益」（“Many Voices, One Vision: Assisting College and University Students with Mental Illness Make the Most of Their Academic Experience.”）。我們在七場不同的研討會當中都分別安排了一位學生參與；另外有一場研討會是完全由學生所組成。當會議開始後，我才猛然醒覺：我為自己的病情出櫃，其實是在我已經達到自身學術生涯巔峰以後的事了——那時我已經是一位終身職的榮譽基金講座法學教授，而在我職涯的那個時點，已經不會有什麼損失的風險。但是前來參與會議的學生們卻並未等待，他們現在已經在講述他們的故事，而他們為這個大會所帶來的動人分享以及深刻洞見，在在令我震撼。當他們講述自身在學校內的體驗，如何必須在繁重的學術壓力之上再去承受因為大眾無知與精神疾病汙名所形成的雙重負擔時，我深深地為之觸動。

大會結束的那個春日午後，我在南加大校園內漫步，為這些學生們的所作所為感到無比驕傲。他們是我們的下一代，也正無畏地推進這些重要議題。當我思及《核心崩解》一書曾給他們些許鼓勵，並幫助他們奠定一些前進的基礎時，我內心深處感動非常。當我回到辦公室，我感到疲倦不堪。但那卻是有史以來我曾感受過最棒的一種疲倦。

艾倫・R・薩克斯
南加州大學古爾德法學院
洛杉磯，二〇一四年四月

# 《核心崩解》讀書小組指引

## 序論

艾倫．薩克斯這本深刻又充滿希望的回憶錄《核心崩解》，記敘了一段與思覺失調症共存的生命；無論對於家庭成員，因疾病而受苦，或是各式各樣的讀者，都是一段充滿啟發的旅程。

本書除了是一本獲獎無數的全國暢銷書，也被《娛樂週刊》（*Entertainment Weekly*）評為「深刻動人」，奧立佛．薩克斯醫學博士的評語則是「明朗而充滿希望」。《核心崩解》一書為數以百萬計的精神疾患者不為人知的艱辛日常生活，投下了一束光明。該書也從個人與公眾面向針對社會目前如何面對這些挑戰提出諸多深刻議題，同時也為我們可以如何透過不同角度去面對精神疾患者提供了相當的洞見。本書也是一本深刻觸動人心、令人輾轉反側，同時又具高度啟發性的個人回憶錄。

## 問題與討論

1 本書以艾倫提及她自己在耶魯法學院樓頂的嚴重發病狀況作為開場。她選擇以這樣的敘事將你帶入具有行動感的場景當中，是否讓你受到吸引而更想深入閱讀？你對於她的敘述有什麼樣的反應？

2 在第一章裡，艾倫寫道：「每個家庭都有自己的傳說，那些有如護身符的傳家故事將我們編織在一起，無論是夫妻，親子，或手足。族裔淵源、最愛的食物、藏在閣樓上的木箱或剪貼簿，或是某次祖母講了什麼，抑或是弗雷德叔叔何時當兵上前線、回來時又如何……對我的兄弟們與我來說，我們被講述的第一個故事，就是我的雙親如何一見鍾情。」你認為艾倫的家族傳說在她生命中扮演了怎樣的角色？你的家庭又有著怎麼樣的故事流傳？而這些故事在你的生命裡又扮演了什麼角色？

3 思覺失調症的病況往往相當複雜；此外，更是常遭一般大眾嚴重誤解，一如本回憶錄所釐清的那些狀況。你從這當中學到了什麼？這本書有改變你原本的看法嗎？

4 本書中提及多次向各種醫學專家諮詢的過程；你對此有何看法？這些向醫學專家諮詢的過程，最讓你感到訝異的是什麼？讓你印象深刻的又是什麼？如果你曾有接觸慢性疾病的經驗，作者在本書中所揭露的經歷跟你自身的體驗有何異同之處？

5 來自第十九章的下列文字段落提到：艾倫正在考慮她下一篇法學期刊的主題；請思考後就上述段落進行討論：

「當然，思索多重人格疾患，也引領我對自己提出相似的問題：在我的核心中，我到底是誰？我主要是思覺失調症患者嗎？疾病是否定義了我？還是疾病是存在的『意外』，對我而言僅屬次要，而非我的『本質』？就我自己的觀察，相較於罹患嚴重生理疾病的患者，精神疾病患者對於上述問題可能有更多掙扎，因為精神疾患會涉及你的心智與你的核心自我。女性罹患了癌症，不會被稱為癌症女；男性罹患了心臟病，不會被叫做心臟病男；青少年斷了腿，不會被稱為斷腿小鬼。但如果，真的像我們的社會所暗示的那樣，良好的健康，在某種程度上是心靈勝於物質，那麼心智破碎的人到底還有什麼希望？」

6 整部回憶錄中，我們眼看著艾倫不斷抵抗醫師為了控制她的病情所下的服藥醫囑。她的頑強拒絕對於她的疾病有什麼影響？你認同她的選擇嗎？如果不認同的話，理由是什麼？以你之見，她的醫師當時應該強迫她服藥嗎？還是，容許她隨著時間以自己的方式做成那樣的決定，才是正確的作法？

7 艾倫已經證明了她有能力與她生命中的人建立起長久的關係。你可以從她自己還有其他人的觀點出發，理解這樣的作法嗎？

8 「回歸行動」戒治中心那段體驗，在艾倫的描述下是「此計畫在國內一向以對物質成癮者使用『單刀直入，鐵血之愛』的戒癮方法而聞名。……（她）很快就學會稱呼這地方為『中心』」。你會如何描述她在中心期間的體驗？你認為她的雙親把她送去那裡的決定是對的嗎？在中心這段期間的體驗，對於艾倫的生命以及她日後對應疾病的方式，留下了怎樣的長久影響？

9 你認為有哪些不同的因素協助艾倫去對抗她所面對的「嚴重病情預後」？

10 本書作者將本書的出版描述為「有點風險」。你認為是怎樣的風險？還是沒有風險？過去幾年的社會對於精神疾患的看法有出現進步嗎？你有沒有讀過其他探討此一議題的書籍？時至今日，哪些（現代事件，醫療進展，流行文化……等）事會經產生（或未產生）正面影響，使得出版這本回憶錄的風險降低？

11 在一篇廣受閱讀的《紐約時報》專欄（標題是〈思覺失調症與成功〉；二○一三年一月二十五日刊登）中，艾倫細數自己與其他患者如何透過有意義的工作去幫助對抗疾病症狀。她寫道：「透過投身工作，那些狂思癲想常常就此退居邊緣……一件件的工作——使用我的心智——正是我的最佳防禦手段。它讓我得以集中注意力，它助我抵拒心魔於外。於是我終於知道：我的心智既是我的大敵，也是我的摯友。」你認同她這樣的說法嗎？你的工作對你的人生又有什麼正面影響？你的心智同時也是你的大敵與摯友嗎？

12 評論者在評論到艾倫對她某些發病狀況的描述時，稱之為「引人入勝」、「膽顫心寒」。在那些有關發病狀況的敘事中，哪些對你的影響最大？你有因為那些描述而感到訝異嗎？

13 艾倫將她的回憶錄命名為《核心崩解》（*The Center Cannot Hold*）。到了本書最後，這樣的書名又帶給你什麼樣的意義？

# 附錄：訪談艾倫・薩克斯

問：關於思覺失調症，最常見的誤解觀念為何？哪些又是真正的疾病症狀？

答：許多人會把思覺失調症與人格分裂或多重人格疾患混為一談。當他們在談話中說到「在某議題上精神分裂得很厲害」的時候，通常是指「對該議題心有二念」（of two minds）。問題是，真正罹患思覺失調症的人的心智，最好是用「碎裂」（shattered）而非「分裂」（split）的方式來理解比較恰當。思覺失調症被稱為一種思考障礙或者是精神病性障礙（psychotic disorder），且會出現諸如妄想、幻覺，以及言語不連貫等症狀。

問：透過講述你自己的故事，你希望去改變哪些既有的觀點？

答：我希望我的書可以給那些因為思覺失調症而受苦的人們帶來希望，同時也為所有人帶來更深入一點的理解。我的故事應該可以幫忙破除某些精神衛生專業人士與一般大眾都持續懷抱的迷思，也就是：罹患思覺失調症的患者經常有暴力風險；這些患者無法獨立生活；這些患者無法擁有工作或者建立家庭。

被診斷出罹患思覺失調，未必代表你的人生從今而後就被判定除了痛苦之外別無他物。由我親身的經歷出發，為這樣的迷思開一扇窗，應該可以藉此減少無謂的恐懼與敵意，從而減少社會對精神疾病的汙名化。

問：當精神病症狀發作的時候，是怎麼樣的感覺？

答：精神病發作就像是親身經歷一場惡夢——但是你是清醒的。病發時，全世界充斥著無邊的恐怖與混亂。也會有我後來稱之為「混亂失序」的狀況。發作時，你自己會失去連貫性——就像是原本的一座沙堡，但是所有的沙子都被海浪沖刷而去。簡言之，一個人的核心本質隨之分崩離析。

問：對於跟無法治癒的精障者交往這件事，你的丈夫是否會有任何的保留？

答：當我和緩地對他揭露我患病的消息時，他——與其他人完全不同——竟然說他一點也不訝異；他對我的理解就是那麼深。而且他也沒有因此逃離。我深知讓他親眼目擊我的精神病發作對他來說會有多麼艱難。但是他一直在我身邊。他曾對南加大的某人提到，用他的話來說：我的精神疾病在他心裡，被我其他良善的特質，像是智力與溫暖，給「蓋過了大部分」。

問：以日常層面而言，你的疾病會對你的生活產生什麼影響？

答：當一個人罹患精神病時，她會很容易把刺激放大，因而導致遭受過度刺激，因此我會試著降低生活中的刺激源。我不喜歡自己日常例行事項出現變數，而且我也需要很多獨處的時間。這一點對我的丈夫來說其實是很辛苦的，因為他喜愛旅遊，更希望我們有週末的時間可以相處——這是因為我一週七天都需要待在辦公室裡。我對壓力的抗性極為脆弱，因此我有時就是會需要從生活中抽離，回到從前的時光——哪怕只是一下子也好。

問：是什麼讓你最終接受了自己思覺失調症的診斷？而你又為了什麼對此抗拒如此之久？

答：要接納一個生病的自己，是非常不容易的事；當你生的病是會根植於你的人格深處的精神疾病時，更是極度困難。因此我花了多年時間去抗拒那樣的事實。

我最終接受了自己患病的事實，是在兩件事情發生的時候：一是我最後一次用盡全力試圖要擺脫藥物控制，卻仍以慘敗告終；二是我換了新藥後，我的心智比先前要來得清晰許多。因為上述發展，我內心根深柢固的念頭——以為人人腦中都有跟我一樣的可怕思緒，只不過他們比較會隱藏——終於離我而去。諷刺的是，當我接納自己患病的事實那一刻，這個疾病竟然再也難以定義我了。

問：你認為你真的可以接受自己的疾病永遠難以完全治癒嗎？

答：其實一部分的我已然接受這件事了。接受之後，我的生活也隨之改善許多，因此就算只為了實用性的理由，我也會接受它。不過我必須坦白：我內心還是有一個極小的部分覺得——該說希望吧——這一切只是一場天大的誤會而已。

問：你對你身旁的人，是否曾經構成任何威脅？

答：當我精神病發作狀況最嚴重的時候，無論是我在牛津最後那幾年，還是我到紐海芬的第一年，都會出現許多恐怖至極的暴力意念。人們之所以出現暴力意念，絕大部分是因為他們感到恐懼——而那些隨之而生的意念則是會被用於防禦那樣的恐懼。到頭來，我想那樣的狀況是會伴隨某程度的風險；但是這風險並未大到無法承受。我自己從未傷害過任何人，對此我也非常感激。至於近期來說，像這樣的問題根本已經完全不是問題了。

問：在《核心崩解》一書中，你首次公開揭露有關自己所罹患的精神疾病。你會不會擔心人們會有何反應，像是你以前教過的學生或是他們的家長？

答：你永遠無法預測人們會說什麼，但我一點也不認為自己的症狀曾經影響到我的教學能力。事實上，我在精神衛生法那堂課的學生可能會因為我比他們原先所想像的要具備更多實際經驗與有力說法，而更能深入理解。我的親身經歷反而可能讓我成為一位更優秀的精神衛生法教師。不過我還是得說，到目前為止，我揭露病況的每一位對象都是以令人讚嘆的關愛與支持態度接納我。以我所得，其實我也不可能再從我的學校與精神分析學會（就是我受訓成為研究型精神分析師的機構）要求更好的回應了。

問：你認為每一位思覺失調症患者都有可能跟你一樣成功嗎？

答：我的意思並不是每個人都能成為專業人士。不過，我確實認為，只要有適切的資源與助力挹注，應該會有比一般人期待多出許多的患者，能夠達到他們自身在發病前所具潛力的相當水準。低估患者的能耐到頭來會造成負面期待，而這是很不利的——因為工作才能賦予大多數人一種自身狀態良好且聚焦充分的真實感受。

問：你最後一次精神病症狀發作是什麼時候的事？

答：這要看你所指的精神病發作是什麼意思。我會有所謂「破門」型的精神病症狀——相當短暫性的症狀——也算得上頻繁。我也算滿常經歷一些為時略久一點的症狀。就在上個月，我因為家裡來了訪客而離開辦公室兩天；等到第二天結束，我的症狀已經頗為嚴重，不過也就那一個晚上而已。我想，上一次出現非常嚴重又為期長久的精神病症發作，是我在二〇〇一年秋季換藥的那段時間。目前我是希望盡可能讓病發的頻率降到愈低愈好。

問：你一生職涯聚焦於維護精障患者的法律權益。自從你投入之後，整個體系出現了哪些對你而言最重要的改變？

答：我認為有兩件事。有關對精障者施用機械性人身拘束措施——也就是把患者四肢以大字型四點拘束綁在床上——的相關法令，對患者的保護已經變得周全許多。由於物理性的人身拘束措施曾經是我個人最痛切的夢魘來源，這樣的改變讓我感到由衷欣喜。

此外，有愈來愈多的司法轄區也逐漸賦予具備能力的精障患者——甚至包括那些住院接受治療者——拒絕藥物施用的權利，這也讓我很高興。雖然藥物通常非常有幫助，對我來說也是如此——但這個議題應該從每位患者的個人決策角度來看。我們除了保護患者的福祉之外，也需要保護他們的自主性與尊嚴。

問：在我們目前的精神衛生體系內，你最想看到什麼樣的改變？

答：有兩個主要的改變：第一，為這個體系挹注更多資源，這樣患者才能獲得他們真正需要的治療，而後活出一個快樂而具有生產力的人生。第二，把資源投注於如何讓患者自願尋求治療的相關研究，這樣我們才能盡可能把強制力的使用最小化。英國在這方面做得比我們好得多，我們應該去研究他們的作法。

另外一個重要議題則是：在生理衛生與心理衛生的治療之間，應該要有所謂的平等性（parity）。精神疾病也是病，就跟心臟病、癌症、糖尿病沒有兩樣；我們當然也應該平等對待它們。再者，如果有了更多更好的治療，我們就可能更有機會讓這樣的資源平等化變得更符合成本效益。

問：你在什麼時候才發現你過的生活已經是自己想要的？

答：我並不是突然之間，在換了新藥或者是治療中浮現重要的新觀念之後，才突然醒覺：「我已經在過著自己一直想要的生活了。」這一切都隨著時光流轉而非常緩和地逐漸改變——這裡一步，那裡一腳印。但我確實認知到我幾乎在各方面都已不虞匱乏，無論是否以精障者的立場來看。我擁有一份熱愛的工作，一個很棒的丈夫，親近的家人與朋友。夫復何求？就像我一位很好的醫師朋友曾經說過的（別忘了我也曾經罹患兩種嚴重的生理疾病）：「以一個運氣不佳的人而言，你的運氣算是非常好的。」

問：你的人生可圈可點，精采異常。那你的下一步會是什麼？

答：很謝謝你這樣說。我目前的研究案之一是針對高功能的思覺失調症患者進行研究，研究對象包含一位博士級心理學家，一位具有醫學博士學位的研究者，還有在洛杉磯郡心理衛生部任職的高階官員。我們對於這些人如何發展出幫助他們自己對應或者管理自身症狀的技巧，很感興趣。在第二個研究案裡，則是以我自己作為研究對象（同時也是調查者）：我會接受精神醫學方面的衡鑑評估，神經心理學的相關檢測，並且進行腦部掃描。希望可以透過這樣的研究找出能幫助他人的蛛絲馬跡。

Common 69

# 核心崩解

## 一位教授與思覺失調症奮戰並共存的人生

# The Center Cannot Hold

## My Journey Through Madness

作　　者　艾倫．薩克斯（Elyn R. Saks）
譯　　者　黃致豪
責任編輯　賴逸娟
封面設計　蔡佳豪
內頁排版　黃暐鵬
行銷企畫　陳詩韻
總 編 輯　賴淑玲

社　　長　郭重興
發 行 人　曾大福
出　　版　大家／遠足文化事業股份有限公司
發　　行　遠足文化事業股份有限公司
231新北市新店區民權路108-2號9樓
電話：(02)2218-1417　傳真：(02)8667-1065
劃撥帳號：19504465　戶名：遠足文化事業股份有限公司
法律顧問　華洋法律事務所　蘇文生律師
I S B N　978-626-7283-16-5
定　　價　500元
初版一刷　2023年3月



核心崩解：一位教授與思覺失調症奮戰並共存的人生／
艾倫．薩克斯（Elyn R. Saks）著；黃致豪譯.
一初版.一新北市：大家出版，
遠足文化事業股份有限公司，2023.03
面；　公分.一（Common；69）
譯自：The center cannot hold : my journey through madness
ISBN 978-626-7283-16-5（平裝）
1.CST：薩克斯（Saks, Elyn R., 1955-）　2.CST：傳記
3.CST：精神疾病　4.CST：精神分裂症
415.983　　112003355